中医学笔记系列丛书

中医基础理论笔记

第3版

主编 谢 宁 刘 锐

编委 （按姓氏笔画排序）

于 淼 王 涛 关慧波 宋 琳

狄舒男 林晓峰 郑 杨 周妍妍

桑希生 符 强

科学出版社

北 京

内 容 简 介

本书是《中医学笔记系列丛书(第3版)》中的一本,结构概括为"两栏四框":①板书与教案栏:针对现行中医各种考试参照教材不一的情况,本书与现行最新国家规划教材《中医基础理论》相配套,综合浓缩教材精华,省去记录及相互参照时间,使学习效率倍增;②测试与考研栏:采众多中医院校、研究院所考研真题及中医综合历年真题,迅速提高考研应试技能,帮助成就高分理想;③医著精要框:介绍古典医籍中中医理论的名言名句,拓展知识结构,提高应试能力;④轻松一刻框:精选中外幽默笑话,激活麻痹和沉默的神经。

本书是全国高等中医药院校学生专业知识学习、记忆及应考的必备书,也可作为中医院校老师备课和教学的参考书,也可供中医考研及执业医师考试考生复习使用。

图书在版编目(CIP)数据

中医基础理论笔记/谢　宁,刘　锐主编.—3版.—北京:科学出版社,2014.8

(中医学笔记系列丛书)

ISBN 978-7-03-041575-2

Ⅰ.中…　Ⅱ.①谢…②刘…　Ⅲ.中医医学基础　Ⅳ.R22

中国版本图书馆CIP数据核字(2014)第174312号

责任编辑:刘　亚　曹丽英/责任校对:刘小梅

责任印制:赵　博/封面设计:范璧合

科学出版社出版

北京东黄城根北街16号

邮政编码:100717

http://www.sciencep.com

保定市中画美凯印刷有限公司 印刷

科学出版社发行　各地新华书店经销

*

2006年9月第　一　版　　开本:787×1092　1/16

2014年7月第　三　版　　印张:11 1/2

2018年1月第十四次印刷　　字数:310 000

定价:34.80元

(如有印装质量问题,我社负责调换)

第3版编写说明

中医基础理论是中医（药）学的专业基础课，《中医基础理论笔记》自2006年出版发行后，受到广大中医院校师生们的认可。为从内容和形式上进一步完善，我们进行了《中医基础理论笔记》（第3版）的修订。修订原则如下：本书主要是根据现行最新国家规划教材《中医基础理论》教材为版本；将一些文字性的表述或者比较烦琐的表格进行修改，并增加一些示意图；根据最新教材内容增加一些记忆歌诀或记忆提示；在内容上补充了部分最新的全国硕士研究生入学考试中医综合科目考研真题。

另外，有各大中医院校中医基础教研室一线老师参加编写，提供本科生结业试题，供读者参考和自测。

我们希冀通过修订，使本书层次结构更加清晰明了，重点突出，成为中医院校学生复习应试和研究生应考的必备辅导丛书，也是临床医生及教师很好的中医基础理论参考书。

编　者

2014年6月

目　录

绪　论

板书与教案栏——浓缩教材精华，打破听记矛盾

一、中医学的学科属性

- 1. 中医学
  - 含义：是发祥于中国古代的研究人体生命、健康、疾病的科学。是以自然科学知识为主体、与人文社会科学知识相交融的科学知识体系
  - 内容
    - 中医基础理论
    - 中医预防医学
    - 中医临床医学
- 2. 中医基础理论
  - 含义：是研究阐发中医学的基本概念、基本理论、基本知识和基本思想方法的学科
  - 内容
    - 中医学的哲学基础
    - 中医对正常人体的认识
    - 中医对疾病的认识
    - 中医养生和诊疗疾病的原则
- 3. 中医基础理论学科属性
  - 属于自然科学范畴
  - 具有社会科学特性
  - 受到古代哲学的深刻影响
  - 多学科交互渗透的产物
  - → 中医学是一门以自然科学为主体、多学科相交融的医学科学

二、中医学理论体系的形成与发展

- （一）中医学理论体系的形成
  - 1. 形成基础
    - 社会背景
    - 医药知识的积累
    - 直接观察与整体观察
    - 哲学思想(精气、阴阳、五行学说)的渗透
  - 2. 确立
    - (1) 大体年代：战国至秦汉时期
    - (2) 标志：《黄帝内经》、《伤寒杂病论》、《难经》、《神农本草经》
      - 1)《黄帝内经》
        - 包括《素问》、《灵枢》两部分
        - 注重整体观
          - 人体自身的整体性
          - 人与自然、社会环境统一性
        - 将精气、阴阳、五行学说运用于中医学领域
        - 构建藏象、经络理论体系
      - 2)《难经》
        - 对脉学有较详细的论述和创见
        - 提出81个问题，故称《黄帝八十一难经》
      - 3)《伤寒杂病论》
        - 《伤寒论》——六经辨伤寒
        - 《金匮要略》——以脏腑论杂病
        - → 创立辨证论治理论
      - 4)《神农本草经》
        - 我国现存最早的药学专著，奠定中药学基础
        - 书中载药365种，分上、中、下三品
        - 提出“四气五味”的药性理论

- （二）中医学理论的发展
  - 1. 魏晋隋唐时期
    - （1）晋·皇甫谧：著《针灸甲乙经》，我国现存最早的针灸学专著
    - （2）晋·王叔和：著《脉经》，是我国第一部脉学专著，载 24 部脉
    - （3）隋·巢元方：著《诸病源候论》，是我国第一部病因病机证候专著
    - （4）唐·孙思邈：著《千金方》，是我国第一部医学百科全书
  - 2. 宋金元时期
    - （1）陈无择：著《三因极一病证方论》，系统阐述三因理论
    - （2）钱乙：著《小儿药证直诀》，发展了脏腑辨证理论
    - （3）金元四大家
      - 刘完素：倡导火热论，认为六气皆从火化，治疗以寒凉清热，为“寒凉派”，代表作为《素问玄机原病式》
      - 张从正：认为“邪去则正安”，治病以汗、吐、下三法，为“攻邪派”，代表作为《儒门事亲》
      - 李杲：认为“百病皆由脾胃衰而生也”，善用温补脾胃之法，为“补土派”，代表作为《脾胃论》
      - 朱丹溪：认为“阳常有余、阴常不足”，治疗上倡导滋阴降火，为“滋阴派”，代表作为《格致余论》
  - 3. 明清时期
    - （1）藏象学说
      - 明·张介宾的《景岳全书》、明·赵献可的《医贯》——命门学说
      - 明·李中梓：“先后天根本论”，认为“肾为先天之本”、“脾为后天之本”
    - （2）温病学说
      - 明·吴有性：著《温疫论》，创“戾气”学说
      - 清·叶天士：著《温热论》，创卫气营血辨治理论
      - 清·薛生白：著《湿热条辨》，发展湿热病理论
      - 清·吴鞠通：著《温病条辨》，创三焦辨证理论
    - （3）清·王清任：著《医林改错》，重视解剖，发展瘀血理论
  - 4. 近代与现代
    - （1）近代：提出的新观点如中西汇通等。如唐宗海、朱沛文、恽铁樵、张锡纯为代表的中西汇通学派。张锡纯的《医学衷中参西录》，开中西药并用于临床之先河
    - （2）现代：用多学科理论研究中医，探讨中医理论概念的发生之源与继续发展创新之路
- （三）中医学理论的继承与创新
  - 1. 继承是一切研究的基础和前提
  - 2. 中医学理论的创新思路
    - （1）以整体观念为指导，保持中医学基本理论的特色
    - （2）将中医学理论纳入现代科学研究序列
    - （3）强调中医学思维方法的研究
    - （4）注重中医学在人文社会科学方面的研究
    - （5）创建科学的假说和构建新的理论

三、中医学理论体系的主要特点

- （一）整体观念
  - 1. 概念：整体
    - 整体性——人体自身的整体性
    - 统一性——人与自然、社会环境统一性
  - 2. 内容
    - （1）人体是一个有机的整体
      - 生理上的整体性
        - 五脏一体观：人体是以五脏为中心，各部分在结构、功能上是完整统一的
        - 形神一体观：形体与精神相互依附、不可分割
        - ——结构完整性及结构与功能的统一性

医，仁术也。仁人君子，必笃于情。笃于情，则视人犹己，问其所苦，自无不到之处。（清·喻昌《医门法律·问病论》）

- （一）整体观念
  - 2. 内容
    - （1）人体是一个有机的整体
      - 病理上的整体性：中医学分析病理机制，把局部病理变化与整体病理统一起来进行分析
      - 诊治上的整体性：由外察内，通过观测形体、官窍、色脉等外在病理表现，推测内在脏腑的病理变化，整体调节
    - （2）人与自然界统一性
      - 自然环境对人体生理的影响
        - 季节气候：气血、津液、脉象等呈季节变化
          - 春温——阳气发泄，多汗少尿
          - 夏热——气血趋表，脉多浮大
          - 秋凉——阳气收敛，多尿少汗
          - 冬寒——气血趋里，脉多沉小
        - 昼夜晨昏：人体阳气随自然界阴阳的消长呈生、长、收、藏的变化
          - 平旦——生
          - 日中——长
          - 日西——收
          - 夜半——藏
        - 地方区域
          - 东南——气候湿热，腠理稀疏
          - 西北——气候燥寒，腠理致密
      - 自然环境对人体病理的影响
        - 季节气候：不同季节有不同的多发病
          - 春——多温病
          - 夏——多泄泻
          - 秋——多疟疾
          - 冬——多伤寒
        - 昼夜晨昏
          - 白天病情较轻，夜晚病情较重
          - 旦慧、昼安、夕加、夜甚
        - 地方区域对人体的影响：地区不同多发病不同
      - 自然环境与疾病防治的关系
        - 预防养生：春夏养阳，秋冬养阴
        - 治疗
          - 因时制宜：冬病夏治，夏病冬治
          - 因地制宜
            - 西北燥寒——少用寒凉药
            - 东南湿热——少用辛热药
    - （3）人与社会环境的统一性
      - 社会环境对人体生理的影响
      - 社会环境对人体病理的影响
      - 社会环境与疾病防治的关系
    - （4）整体观与现代医学模式
      - 现代医学模式：生物-心理-社会
      - 中医学医学模式：人体-自然-社会心理；即天人一体观

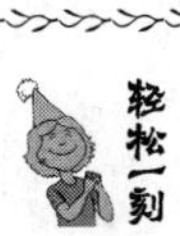

【一片漆黑】吸烟者：大夫，请您对我说实话。

大夫：你想知道什么？

吸烟者：您是不是发现我肺部有阴影？

大夫：请相信我，我什么也没有看见。

吸烟者：真的吗，大夫？

大夫：是真的，因为你的肺部是一片漆黑，哪能看得见阴影。

- (二) 辨证论治
  - 1. 症、证、病的基本概念
    - (1) 症:即症状和体征的总称
      - 症状:病人异常主观感觉或行为,如恶寒、发热等
      - 体征:指病人异常征象,如舌红、脉数等
    - (2) 证:即证候,是疾病过程中某一阶段或某一类型的病理概括。是对病因、病位、病性、邪正关系等方面内容的综合概括。如风寒感冒证
    - (3) 病:是致病邪气作用于人体,正气与之抗争引起的机体阴阳失调、脏腑组织损伤或生理功能障碍的总过程
    - (4) 三者关系
      - 病、证、症三者既有区别又有联系
      - 病与证是对疾病本质的认识,病重点在全过程,证的重点在现阶段
      - 症状和体征是病和证的基本要素,疾病和证候都由症状和体征构成
      - 各阶段或类型的证候组成疾病的全过程
      - 一种疾病由不同的证候组成,同一证候又可见于不同的疾病过程中
  - 2. 辨证论治
    - (1) 辨证论治:是运用中医理论辨析有关疾病的资料确立证候,论证其治则治法方药并付诸实施的思维和实践过程
    - (2) 辨证:是将四诊(望、闻、问、切)所收集的有关疾病的所有资料,包括症状和体征,运用中医学理论进行分析、综合,辨清疾病的原因、性质、部位及发展趋向,然后概括、判断为某种性质的证候的过程
    - (3) 辨证的思维过程:辨病因、辨病位、辨病性、辨病势
    - (4) 论治:是在辨证的基础上,确立相应的治疗原则和方法,选择适当的治疗手段和措施来处理疾病的思维和实践过程
    - (5) 论治的思维过程:因证立法,随法选方,据方施治等
    - (6) 辨证与论治的关系
      - 辨证是论治的前提和基础
      - 论治是辨证的结果,确立治则及方法
  - 3. 辨证论治的运用
    - (1) 同病异治:指同一种病,由于发病的时间、地域不同,或所处的疾病的阶段或类型不同,或病人的体质有异,故反映出的证候不同,因而治疗也就有异,即证异则治异
    - (2) 异病同治:指几种不同的疾病,在其发展变化过程中出现了大致相同的病机,大致相同的证,故可用大致相同的治法和方药来治疗,即证同则治同
  - 4. 辨证与辨病相结合:辨证与辨病都是以病人的临床表现为依据,区别在于一为确立证候,一为确诊疾病。中医学坚持辨病与辨证相结合的诊治思路

四、中医基础理论课程的内容

1. 中医学的哲学基础:①精气学说;②阴阳学说;③五行学说;④中医学思维方法的特点
2. 中医学对人体生理的认识:①藏象;②精气血津液神;③经络;④体质
3. 中医学对疾病及其防治的认识:①病因;②发病;③病机;④防治原则

医著精要

人不穷理,不可以学医;医不穷理,不可以用药。(清·陈士铎《洞天奥旨·卷十六·劝医六则》)

测试与考研栏——驰骋考研战场，成就高分能手

一、单项选择

1.《灵枢·顺气一日分为四时》说:“夫百病者,……多以旦慧昼安”,是因为

A. 人气始生,病气衰

B. 人气长,长则胜邪

C. 人气始衰,邪气始生

D. 人气入脏,邪气独居于身

E. 人气抗邪,卫外为固

(中医综合 A 型题,2005,1 题)

2. 根据“人与天地相应”的观点,下列除哪项外,均对人体产生影响

A. 季节气候变化　B. 昼夜晨昏变化

C. 地区方域不同　D. 饮食偏嗜不同

E. 阴居以避暑　(中医综合 A 型题,2006,1 题)

3. 哪项属于中医学的基本特点

A. 同病异治　B. 异病同治

C. 审因论治　D. 辨证论治

E. 标本同治　(中医综合 A 型题,2002,1 题)

4. 中医学关于证的概念哪项是不对的

A. 对疾病发展过程中某一阶段的病理概括

B. 对阴阳气血失调临床表现的概括

C. 反映疾病发展过程中该阶段病理变化的全面情况

D. 对疾病症状的综合概括

E. 对疾病症状与体征的鉴别概括

(浙江中医药大学,2004;黑龙江中医药大学,2007)

5. 提出“邪去则正安”观点的医家是

A. 张子和　B. 李杲

C. 刘完素　D. 朱震亨

E. 李时珍　(中医综合 A 型题,2004,1 题)

6. 天人相应,四时脉象的变化,如《素问·脉要精微论》所说:“春日浮”,则可见

A. 如鱼之游在波　B. 泛泛乎万物有余

C. 蛰虫将去　D. 蛰虫周密

(中医综合 A 型题,2008,1 题)

7. 中医学整体观念的内涵是

A. 形神合一的统一观

B. 自然界是统一的整体

C. 以五脏为中心的统一观

D. 人体为整体,并与自然界统一

(中医综合 A 型题,2009,1 题)

8. 提出“三因学说”的医家是

A. 巢元方　B. 张景岳

C. 张仲景　D. 陈无择

(中医综合 A 型题,2012,1 题)

9. 下列有关“证”的表述中,正确的是

A. 对疾病所表现症状的综合认识

B. 对疾病症状与体征的综合认识

C. 对疾病某一阶段的病理概括

D. 对疾病某一阶段的症候概括

(中医综合 A 型题,2013,1 题)

10. 首先提出“六气者皆从火化”观点的专家是

A. 朱丹溪　B. 张元素

C. 李杲　D. 刘完素

(中医综合 A 型题,2014,1 题)

二、多项选择

1. 下列各项中,属于中医学整体观念内容的有

A. 形与神俱　B. 因地制宜

C. 同病异治　D. 四时养生

(中医综合 X 型题,2012,121 题)

2. 下列各项中,符合中医学辨证论治的有

A. 对症治疗　B. 同病异治

C. 异病同治　D. 因病选方

(中医综合 X 型题,2013,121 题)

三、填空

中医学基本特点是____和____。

(浙江中医药大学,2001;黑龙江中医药大学,2009)

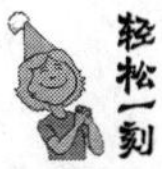

【医学笑话】“大夫,手术成功的可能性有多少?”“哦,已经有 97 次的手术经验了。”“那我就放心了。”“嗯!我也希望成功一次。”

四、改错

张元素提出外感“六气皆从火化”，治病多用寒凉药，后世称他为寒凉派。（浙江中医药大学，2003）

五、名词解释

整体观念 （湖北中医药大学，2002、2004）

六、简答题

1. 何为同病异治和异病同治？

（黑龙江中医药大学，2005、2008）

2. “形神合一”的含义是什么？

（黑龙江中医药大学，2006）

3. 为什么说中医学是独特的理论体系？

（黑龙江中医药大学，2006）

（宋 琳）

医著精要

凡四时之气，顺之则安，逆之则病。（明·张景岳《类经·疾病类·八风五风四时之病》）

第一章　中医学的哲学基础

板书与教案栏——浓缩教材精华，打破听记矛盾

第一节　精气学说

一、精与气的基本概念

- 古代哲学精与气的基本概念及其形成
  - 精的基本概念
    - 泛指气，是指无形而运动不息的极细微物质，是构成世界万物的本原
    - 某些情况下，又指气的一部分，即气的精粹部分，是构成人类的本原
  - 精概念的形成：源于“水地说”
  - 气的基本概念：气，是无形而运动不息的极细微物质，是构成宇宙的本原
  - 气概念的形成：源于“云气说”
  - 精与气的概念是一样的

二、精气学说的主要内容

- （一）精气是构成宇宙的本原
  - 概念演变过程
    - 老子、庄子、淮南子：“道”为宇宙之本原，气是道产生的构成宇宙万物的质料
    - 《易传》：“太极”为宇宙万物的构成本原
    - 气一元论：精气或气为宇宙万物的构成本原
    - 气是哲学逻辑结构的最高范畴
  - 天地万物的生成模式
    - 老子：道—气—物
    - 庄子：道—气—物—气—道
    - 列子：太易—太初—太始—太素—万物
    - 王充：元气—万物
  - 精气生万物的机理：气分阴阳二气，阴升阳降，交感合和，氤氲化物
  - 精气的存在形式
    - 无形——弥散状态
    - 有形——结聚状态
- （二）精气的运动与变化
  - 气机：气的运动。主要有升、降、聚、散等几种，并保持协调平衡关系，气的运动具有普遍性
  - 气化：指气的运动产生的宇宙各种变化的过程
    - 气与形之间的转化
    - 形与形之间的转化
    - 气与气之间的转化
    - 有形之体自身的不断更新变化

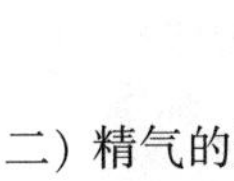

【记性】一位医生专治记性不好。有患者就诊，医生卖给他一大包药。几天后患者又来，说没见好转。医生又卖给他一大包药。患者走后，医生对老婆说：“这包药他又忘记拿了，放起来，等下次仍卖给他。”

- (三) 精气是天地万物相互联系的中介
  - 维系着天地万物之间的相互联系
  - 使万物得以相互感应
- (四) 天地精气化生为人
  - 人类由天地之精气结合而成,天地精气是构成人体的本原物质
  - 人类具有精神活动,故由"精气",即气中的精粹部分所化生

三、精气学说在中医学中的应用

- 对中医学精气生命理论构建的影响
  - 对中医学精气学说建立的影响
  - 对中医学气理论形成的影响
- 对整体观念构建的影响:建立了"同源思维"模式

第二节 阴阳学说

一、阴阳基本概念

- (一) 阴阳的基本概念
  - 阴阳的含义:阴阳是中国古代哲学的一对范畴,是对自然界相互关联的某些事物或现象对立双方属性的概括
  - 阴阳概念的内涵
    - 阴阳是一个抽象概念,无所定指
    - 只有既相互关联又相互对立的事物和现象及其属性,才能用阴阳来说明
    - 阴阳只是一些特殊的矛盾范畴,不等同于矛盾
  - 阴阳概念的来源:原始含义为日光的向背
  - 阴阳概念的形成:概念形成于《诗经》、《周易》,至《左传》开始应用于中医学理论
- (二) 事物和现象的阴阳属性
  - 阴阳属性的确定:宇宙间凡属相互关联且又相互对立的事物或现象,或同一事物内部相互对立的两个方面,都可以用阴阳来概括分析其各自的属性
  - 阴阳既可以标示对立的事物或现象,又可以标示同一事物或现象对立着的两个方面
  - 阴阳属性的相对性和绝对性
    - 相对性
      - 因比较的对象不同而不同
      - 可相互转化
      - 可再分阴阳
    - 绝对性:某些事物的属性固定不变,不可反称

二、阴阳学说的基本内容

- (一) 阴阳对立制约
  - 含义:属性相反的阴阳双方在一个统一体中的相互斗争、相互制约和相互排斥
  - 阴阳双方既是对立的,又是统一的,统一是对立的结果
- (二) 阴阳互根互用
  - 互根
    - 含义:一切事物或现象中相互对立着的阴阳两个方面,具有相互依存,互为根本的关系。阴阳任何一方都不能脱离另一方面而单独存在,每一方都以相对的一方作为自己存在的前提和条件
    - 意义:说明阴阳双方相互依赖而存在
    - 失常:互根关系失常出现孤阴与独阳
  - 互用
    - 含义:阴阳双方具有相互资生、促进和助长的关系
    - 意义:阴阳互用说明阴阳之间在互存基础上的相互资生、相互促进的关系
    - 失常:互用关系失常出现阴阳互损

良医者,常医无病之病,故无病;圣人者,常治无患之患,故无患也。(西汉·刘安等《淮南子·说山训》)

- （三）阴阳交感与互藏
  - 内涵
    - 阴阳交感：阴阳二气相互感应而交合，相互激荡，氤氲化物
    - 阴阳互藏：阴阳双方中的任何一方都包含另一方，即阴中有阳，阳中有阴
  - 意义：是阴阳交感的内在动力根源，也是阴阳消长与转化的内在根据
- （四）阴阳消长
  - 含义：对立互根的阴阳双方不是一成不变，而是处于不断增长和消减变化之中。阴阳在彼此消长的运动过程中保持动态平衡
  - 形式
    - 阴阳互为消长
    - 阴阳皆消皆长
  - 与对立制约和互根互用的关系
    - 阴阳之间的此消彼长和此长彼消的消长形式与阴阳的对立制约相关联
    - 阴阳之间的此消彼亦消和此长彼亦长与阴阳的互根互用相联系
- （五）阴阳转化
  - 含义：指事物的总体属性，在一定条件下可以向其相反的方向转化，即属阳的事物可以转化为属阴的事物，属阴的事物可以转化为属阳的事物
  - 形式：渐变、突变
  - 内在依据：阴阳互藏，即阴中有阳，阳中有阴
  - 条件：随阴阳消长而转化，或在阴阳消长变化到一定程度时产生
- （六）阴阳自和与平衡
  - 阴阳自和：是指阴阳双方自动维持和自动恢复协调平衡状态的能力和趋势
  - 阴阳平衡：是指阴阳双方的大体均势和稳定状态

三、阴阳学说在中医学中的应用

- 1. 说明人体组织结构
- 2. 概括人体生理功能
- 3. 阐释人体病理变化
  - 分析病因的阴阳属性
  - 分析病理变化基本规律
    - 阴阳偏盛
      - 阳偏盛：阳盛而热、阳盛则阴病
      - 阴偏盛：阴盛则寒、阴盛则阳病
    - 阴阳偏衰
      - 阴虚：阴虚则内热
      - 阳虚：阳虚则外寒
    - 阴阳互损
      - 阴损及阳
      - 阳损及阴
- 4. 用于疾病诊断
  - 分析四诊资料
  - 概括疾病证候
- 5. 用于疾病防治
  - 指导养生
  - 确定治疗原则
    - 阴阳偏盛：损其有余
      - 阳偏盛：热者寒之
      - 阴偏盛：寒者热之
    - 阴阳偏盛：补其不足
      - 阳虚：补阳（阴病治阳；益火之源，以消阴翳）
      - 阴虚：补阴（阳病治阴；壮水之主，以制阳光）
  - 分析归纳药物性能

第三节　五行学说

一、五行的概念

- 五行的基本概念
  - 1. 五行含义：即木、火、土、金、水五种物质及其运动变化
  - 2. 五：指由宇宙本原之气分化的构成宇宙万物的木、火、土、金、水五种物质
  - 3. 行：指这五种物质的运动变化
  - 4. 五行的特性：木曰曲直、火曰炎上、金曰从革、土爰稼穑、水曰润下
  - 5. 事物和现象的五行归类
    - 依据：五行特性
    - 方法
      - 取象比类法
      - 推演络绎法

【医学笑话】丈夫："大夫，我妻子整天都担心她的衣服被盗。"

大夫："先生，她有什么症状吗？"

丈夫："有的，大夫。有一天，我下班回家早了些，回到家里之后，竟然发现她雇了一个男人站在大衣柜里当守卫！"

二、五行学说基本内容

- （一）五行相生与相克
  - 相生
    - 概念：木、火、土、金、水之间存在着有序的递相资生、助长和促进的关系
    - 次序：木生火、火生土、土生金、金生水、水生木
    - 《难经》：比喻为母子关系
  - 相克
    - 概念：木、火、土、金、水之间存在着有序的递相克制和制约的关系
    - 次序：木克土、土克水、水克火、火克金、金克木
    - 《内经》：称为所胜与所不胜
- （二）五行制化与胜复
  - 五行制化
    - 概念：指五行之间既相互资生，又相互制约，维持平衡协调，推动事物间稳定有序的变化和发展
    - 规律：五行中一行亢盛时，必然随之有制约，以防止亢而为害；在相生中有克制，在克制中求发展
  - 五行胜复
    - 概念：五行中一行亢盛（即胜气），则引起其所不胜（即复气）的报复性制约，从而使五行之间复归于协调和稳定，又称为子复母仇
    - 规律：有胜则复
- （三）五行乘侮
  - 相乘
    - 概念：指五行中一行对其所胜的过度制约或克制
    - 次序：木乘土、土乘水、水乘火、火乘金、金乘木
    - 原因：太过或不及
  - 相侮
    - 概念：指五行中一行对其所不胜的反向制约和克制，又称反克
    - 次序：木侮金、金侮火、火侮水、水侮土、土侮木
    - 原因：太过或不及
  - 相乘与相侮的关系
    - 区别
      - 相乘：按相克次序发生过度克制
      - 相侮：与相克次序相反的克制现象
    - 联系：发生相乘时也可以发生相侮；反之亦然
- （四）五行的母子相及
  - 母病及子：一般规律为母能令子虚
  - 子病及母
    - 子盛致母实
    - 子盛致母虚
    - 子虚致母虚

三、五行学说在中医学中的应用

- （一）说明五脏的生理功能及其相互关系
  - 说明五脏的生理特点
  - 构建天人一体的五脏系统
  - 说明五脏之间的生理联系
    - 以五行相生说明五脏之间的资生关系
    - 以五行相克说明五脏之间的制约关系
    - 以五行制化说明五脏之间的协调平衡

医著精要

是故多食咸，则脉凝泣而变色；多食苦，则皮槁而毛拔；多食辛，则筋急而爪枯；多食酸，则肉胝䐢而唇揭；多食甘，则骨痛而发落，此五味之所伤也。故心欲苦，肺欲辛，肝欲酸，脾欲甘，肾欲咸，此五味之所合也。（《素问·五藏生成》）

（二）说明五脏病变的相互影响
- 相生关系的传变
  - 母病及子：五行中某一行失常，累及其子行，导致母子两行皆异常，即母脏之病传及子脏
  - 子病及母：五行中某一行失常，累及其母行，导致母子两行皆异常，即子脏之病传及母脏
- 相克关系的传变
  - 相乘：相克太过致病
  - 相侮：反向克制致病

（三）指导疾病的诊断
- 确定五脏病变部位：以事物五行属性归类和生克乘侮规律确定五脏病位
- 推断病情轻重顺逆：根据五色之间的生克关系推测病情的轻重顺逆

（四）指导疾病的治疗
- 1. 指导脏腑用药
- 2. 控制疾病传变
- 3. 确定治则治法
  - 相生规律
    - 治则：虚则补其母，实则泻其子
    - 治法
      - 滋水涵木
      - 益火补土
      - 培土生金
      - 金水相生
  - 相克规律
    - 治则：抑强扶弱
    - 治法
      - 抑木扶土
      - 培土制水
      - 佐金平木
      - 泻南补北
- 4. 指导针灸取穴
- 5. 指导情志疾病治疗

第四节　中医学思维方法的特点

中医学思维方法的特点
- 1. 注重宏观观察
- 2. 注重整体研究
- 3. 擅长哲学思维，包括中和思维、类比思维
- 4. 强调功能联系

测试与考研栏——驰骋考研战场，成就高分能手

一、单项选择

1. 下列阴和阳的概念中，最确切的是
   A. 阴和阳是中国古代的两点论
   B. 阴和阳即是矛盾
   C. 阴和阳代表对立的事物
   D. 阴和阳代表相互对立又相互关联的事物属性
   E. 阴和阳说明相互关联着的事物
   （中医综合 A 型题，1992，1 题）

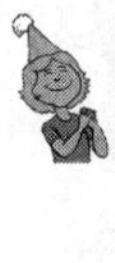
轻松一刻

【不浪费】一次在食堂吃饭边吃边聊，突然发现自己把一块饭掉在了外面，暗自觉得浪费粮食对不起农民伯伯，就捡起来吃了。

可是后来发现那饭……好像不是我的……

2. 自然界用来区分阴阳属性的最主要标志是
A. 内与外　　B. 明与暗
C. 上与下　　D. 左与右
E. 水与火　　（山东中医药大学,2006）

3. 根据阴阳的属性,前半夜为
A. 阴中之阳　　B. 阴中之阴
C. 阳中之阴　　D. 阳中之阳
E. 阴中之太阳　　（湖南中医药大学,2005）

4. 属于阴中之阳的时间是
A. 上午　　B. 前半夜
C. 下午　　D. 后半夜
（长春中医药大学,2003）

5. 用阴阳学说来说明人体五脏则肺为
A. 阴中之阳　　B. 阳中之阴
C. 阴中之阴　　D. 阳中之阳
（长春中医药大学,2003）

6. 言人体脏腑之阴阳,则肾是
A. 阳中之阳　　B. 阳中之阴
C. 阴中之阳　　D. 阴中之阴
E. 阴中之至阴　　（山东中医药大学,2005）

7. 阴阳互损的原理是
A. 阴阳交感　　B. 阴阳互根
C. 阴阳对立　　D. 阴阳转化
E. 阴阳消长　　（山东中医药大学,2005）

8. “阴在内,阳之守也,阳在外,阴之使也”旨在说明
A. 阴阳的对立制约　B. 阴阳的相互转化
C. 阴阳的消长平衡　D. 阴阳的互根互用
（浙江中医药大学,2003）

9. “阴亢者胜之以阳”是阴阳何种关系的运用
A. 阴阳的对立制约　B. 阴阳的相互转化
C. 阴阳的消长平衡　D. 阴阳的互根互用
E. 阴阳交感　　（浙江中医药大学,2004）

10. “物生谓之化,物极谓之变”说明了阴阳的
A. 对立　　B. 交感
C. 消长　　D. 转化
E. 互根　　（山东中医药大学,2006）

11. “无阳则阴无以生,无阴则阳无以化”说明的阴阳关系是
A. 阴阳对立　　B. 阴阳消长
C. 阴阳转化　　D. 阴阳互根
E. 阴阳交感　　（湖南中医药大学,1999）

12. “无阳则阴无以生,无阴则阳无以化”是指
A. 阴阳对立制约　B. 阴阳消长平衡
C. 阴阳互根互用　D. 阴阳交感互藏
E. 阴阳相互转化
（中医综合A型题,2006,2题）

13. 《内经》所谓“动极者,镇之以静,阴亢者,胜之以阳”,说明了阴阳之间的何种关系
A. 阴阳对立　　B. 阴阳互根
C. 阴阳平衡　　D. 阴阳转化
E. 阴阳制约
（中医综合A型题,1997,1题;2003,1题）

14. “阴者,藏精而起亟也;阳者,卫外而为固也”,说明阴阳之间的
A. 对立制约　　B. 互根互用
C. 消长平衡　　D. 相互转化
（甘肃中医学院,2005）

15. 下列符合阴阳对立制约关系的是
A. 寒极生热　　B. 寒者热之
C. 阴损及阳　　D. 重阳必阴
E. 阴中求阳　（中医综合A型题,2002,2题）

16. 可用阴阳对立制约解释的是
A. 阳盛则阴病　　B. 阴盛则寒
C. 阳盛则热　　D. 阳损及阴
（黑龙江中医药大学,2005）

17. 可以用阴阳转化来解释的是
A. 阴盛则阳病　　B. 阴损及阳
C. 阴盛则寒　　D. 重阴必阳
（长春中医药大学,2003）

18. 下列除哪项外,都体现了阴阳互根的关系
A. 阴在内,阳之守也
B. 孤阴不生,独阳不长
C. 阳在外,阴之使也
D. 重阴必阳,重阳必阴
E. 阴损及阳,阳损及阴
（中医综合A型题,2004,2题）

体弱人每事当知所节。节欲,节劳,节饮食,此其大要。(明·黄承昊《折肱漫录·养形》)

19. 阴阳学说认为,各种疾病的病理变化不外乎
A. 互相影响 B. 消长转化
C. 亢害承制 D. 偏盛偏衰
E. 互相格拒 (湖南中医药大学,2005)

20. 阴损及阳的病机主要是指
A. 阴虚不足,虚阳上亢
B. 外感阴寒之邪,伤及阳气
C. 阴液亏损,虚热内生
D. 阴寒壅盛,阳气浮越于外
E. 阴液亏损,累及阳气生化不足
(中医综合A型题,2004,3题)

21. 疾病寒热真假病机主要是
A. 阴阳格拒 B. 阴盛格阳
C. 阳盛格阴 D. 阴阳转化
(黑龙江中医药大学,2005)

22. 形成真寒假热的病机是
A. 阴盛格阳 B. 阳盛格阴
C. 阴阳互损 D. 阴阳离决
E. 阴阳偏盛 (长春中医药大学,2005)

23. 阴盛则阳病是指
A. 阴寒内盛而阳脏受病
B. 阴寒内盛而阳部受病
C. 阴寒内盛而阳气受损
D. 阴寒内盛而阳气不运
E. 阴寒内盛而阳气不升
(湖南中医药大学,2002)

24. 亡阳迅速导致亡阴的主要病机是
A. 阳不生阴 B. 阳损及阴
C. 阳不摄阴 D. 由阳转阴
E. 重阳必阴 (湖南中医药大学,2002)

25. 持续高热,面红目赤之实热病变,若突然出现肢厥面白,脉微欲绝,其病机当是
A. 阳盛则热 B. 阳损及阴
C. 阳虚则寒 D. 阳盛格阴
E. 重阳必阴 (湖南中医药大学,2002)

26. 阳盛格阴是指
A. 邪热内盛,复感外寒,内热外寒
B. 阳热内阻,气机不达,胃浊上逆
C. 热毒内盛,气随汗泄,阴气不守
D. 阳热内盛,乘袭阴位,逼阴于外
E. 阳邪深入,阳气被遏,格阴于外
(湖南中医药大学,2002)

27. 阳盛格阴是指
A. 真寒假热 B. 表里寒热
C. 热证转寒 D. 真热假寒
(中医综合A型题,2006,2题)

28. 阴盛格阳证属于
A. 实热证 B. 实寒证
C. 真热假寒证 D. 真寒假热证
(黑龙江中医药大学,1997)

29. 虚热证的病理基础是
A. 阳盛则热 B. 阴虚则阳亢
C. 阳虚则阴盛 D. 阳盛则阴病
E. 阴盛则阳病 (长春中医药大学,2004)

30. 阴阳互损最易发生于
A. 肾 B. 肝
C. 肺 D. 胃
E. 心 (湖南中医药大学,1999、2002)

31. 适用于"阴盛则阳病"说法的是
A. 阳病治阴 B. 阴病治阳
C. 以阴抑阳 D. 阴阳离绝
(长春中医药大学,2003)

32. 阳盛则阴病是指
A. 阴损及阳 B. 阳损及阴
C. 阳盛伤阴 D. 阴盛伤阳
(黑龙江中医药大学,1997)

33. "阴病治阳"是针对下列何证
A. 阴损及阳证 B. 阳盛伤阴证
C. 阳虚阴盛证 D. 阳液暴脱证
E. 阴虚阳亢证 (长春中医药大学,2005)

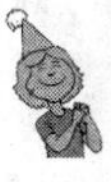

轻松一刻

【医学笑话】一位焦急的夫人给医生打电话,医生的夫人接电话。

"我找鲁塞尔医生,我有要紧事!"

"对不起,医生出去了,您留话好吗?"

"天哪,我10岁的儿子吞了自来水笔,医生什么时候能回来?"

"大概3小时。"

"3小时,这期间我该怎么办呢?"

"恐怕,您只得用铅笔了。"医生夫人慢条斯理地答道。

34. “阳病治阴”中“阳病”是指
A. 阳盛　B. 阳虚
C. 阴虚阳亢　D. 阳盛格阴
（湖北中医药大学，2002）

35. 阴病治阳的病理基础是
A. 阴虚　B. 阳虚
C. 阴盛　D. 阳盛
（黑龙江中医药大学，1997）

36. 从广泛意义来说，所谓调整阴阳是指
A. 调理气血　B. 升清降浊
C. 解表攻里　D. 虚实补泻
（黑龙江中医药大学，2005）

37. 阳病治阴适用于
A. 阳虚则寒　B. 阴虚则热
C. 阳盛则热　D. 阴盛则寒
（黑龙江中医药大学，2006）

38. 针对“格阳”病变的治法是
A. 阴病治阳　B. 阳病治阴
C. 以寒治寒　D. 以热治热
E. 阴中求阳　（湖南中医药大学，2002）

39. “益火之源，以消阴翳”是指
A. 阴中求阳　B. 阴病治阳
C. 阳中求阴　D. 阳病治阴
E. 补阳配阴　（湖南中医药大学，1999）

40. 在补阳药中适当配以补阴药的治法称作
A. 阴中求阳　B. 阳中求阴
C. 阳病治阴　D. 阳病治阴
E. 阴阳双补　（长春中医药大学，2004）

41. 阴邪盛而导致实寒证，其治疗方法是
A. 寒者热之　B. 虚则补之
C. 热者寒之　D. 实则泻之
E. 阴病治阳　（山东中医药大学，2005）

42. 阳损及阴的病机主要指
A. 阳气虚损，气化不利，水湿积聚
B. 外感温热阳邪，伤及阴液
C. 阳虚不能制阴，阴寒内盛
D. 阳气虚损，阴液化生不足
E. 阳热遏伏，阴寒内盛
（中医综合 A 型题，2001，11 题）

43. 阴阳不能相互维系，则出现
A. 阳盛则热，阴盛则寒
B. 阳虚则寒，阴虚则热
C. 阴盛格阳，阳盛格阴
D. 阴虚阳亢，阳虚阴盛
E. 阴损及阳，阳损及阴
（中医综合 A 型题，1998，2 题）

44. 确立“阴中求阳，阳中求阴”治法的理论依据是
A. 阴阳对立制约　B. 阴阳互根互用
C. 阴阳互为消长　D. 阴阳相互转化
E. 阴阳协调平衡
（中医综合 A 型题，1995，2 题；甘肃中医学院，2006，中医综合 A 型题，2008，3 题）

45. “壮水之主，以制阳光”主要是指
A. 以阳中求阴而调整阴阳
B. 以阴中求阳而调整阴阳
C. 以泻阳扶阴而调整阴阳
D. 以滋阴制阳而调整阴阳
E. 以补阳制阴而调整阴阳
（中医综合 A 型题，1994，13 题）

46. “壮水之主，以制阳光”适用于
A. 阳虚阴亢
B. 阳盛伤阴
C. 阴虚阳亢
D. 阴盛伤阳
E. 阴阳两虚　（山东中医药大学，2006）

47. “益火之源，以消阴翳”是指
A. 热者寒之
B. 辛温发散，以散阴寒
C. 补阳之法，消退阴盛
D. 阴得阳升而泉源不竭
E. 阳得阴助而生化无穷
（甘肃中医学院，2006）

48. 五行中“土”之特性，《尚书·洪范》表述为
A. 润下　B. 炎上
C. 曲直　D. 稼穑
（湖北中医药大学，2002）

49. 不属于土的特性的是
A. 承载　B. 生化

动之大者，谓之太阳，动之小者，谓之少阳；静之大者，谓之太阴，静之小者，谓之少阴。（宋·邵雍《皇极经世·观物内篇》）

C. 受纳　　D. 条达

（黑龙江中医药大学，2003）

50. 下列事物不属土的是

A. 脾　　B. 长夏

C. 悲　　D. 甘

E. 黄　（山东中医药大学，2005）

51. 以下属金行的是

A. 风　　B. 暑

C. 燥　　D. 寒

E. 火　（山东中医药大学，2005）

52. “五味”中属水的是

A. 酸　　B. 苦

C. 甘　　D. 辛

E. 咸　（山东中医药大学，2005）

53. 根据五行学说，药用五味，下列属阳的是

A. 辛、甘、酸　　B. 酸、苦、咸

C. 辛、苦、甘　　D. 辛、甘、淡

E. 辛、淡、咸　（中医综合A型题，2005，3题）

54. “水火既济”反映的是哪两脏之间的关系

A. 肺与肾　　B. 心与肾

C. 脾与肾　　D. 心与脾

E. 肝与肾　（山东中医药大学，2004）

55. 下列非五行相生次序排列的是

A. 呼、笑、歌、哭、呻

B. 角、徵、商、宫、羽

C. 青、赤、黄、白、黑

D. 筋、脉、肉、皮毛、骨

E. 酸、苦、甘、辛、咸

（中医综合A型题，2001，1题）

56. 用咸味药养肝阴，体现下列何种关系

A. 相生　　B. 相克

C. 相乘　　D. 相侮

E. 生克制化　（山东中医药大学，2005）

57. 五行相乘是指

A. 母病及子　　B. 子病及母

C. 制己所胜　　D. 侮所不胜

（黑龙江中医药大学，1997）

58. 木气太过，导致金气虚弱的关系，可称之为

A. 气有余，则制己所胜

B. 气有余，则制所不胜

C. 其不及，则己所不胜乘而侮之

D. 其不及，则己所胜轻而侮之

（甘肃中医学院，2005）

59. 下列属于相乘病理变化的是

A. 木火刑金　　B. 木旺土虚

C. 土不生金　　D. 水不涵木

（长春中医药大学，2003）

60. 按照五行生克规律，肾之“所胜”为

A. 肺　　B. 肝

C. 心　　D. 肾

E. 以上都不是　（长春中医药大学，2005）

61. 属于“母病及子”的是

A. 脾病及肺　　B. 肝病及肾

C. 心病及肾　　D. 肝病及脾

E. 心病及肺　（长春中医药大学，2005）

62. 肝病传心属

A. 母病及子　　B. 子病犯母

C. 相乘　　D. 相侮

E. 相克　（山东中医药大学，2004）

63. 肝病传心是

A. 子壮母衰　　B. 母病及子

C. 子盗母气　　D. 母来顾子

E. 胜至则复　（湖南中医药大学，2005）

64. 心病传肝属

A. 母病及子　　B. 子病犯母

C. 相乘　　D. 相侮

E. 相克　（山东中医药大学，2005）

65. 根据五行规律，脾病及肝属于

A. 相克　　B. 相侮

C. 母病及子　　D. 相乘

E. 子病犯母　（中医综合A型题，2004，3题）

66. 肝火犯肺属于

A. 子盗母气　　B. 母病及子

C. 相乘　　D. 相侮

E. 以上都不是　（中医综合A型题，1995，3题）

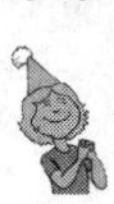

轻松一刻

【仍然有效】一位病人向医生详细地叙述了自己的病情，医生仔细听后，作出了诊断并给她开了药方。病人接过药方，急忙对医生说：“您给我开的药，昨天报上已经公布停止使用了。”

医生听了病人的话，笑着回答道：“不要紧的，你的病是在公布以前得的，所以这药对你仍然有效，请不要担心。”

67. 因心火亢盛导致易怒、目赤者,属
A. 水胜乘火　B. 子病犯母
C. 木火刑金　D. 母病及子
E. 水胜侮火　(山东中医药大学,2005)

68. 临床常见的心火引动肝火之心肝火旺证,属于
A. 相乘　B. 母病及子
C. 子病犯母　D. 相侮
E. 反克　(中医综合 A 型题,1999,4 题)

69. 肺病传肾,谓之
A. 相侮　B. 相乘
C. 母病及子　D. 子盗母气
E. 反克　(湖南中医药大学,2002)

70. 木火刑金属于
A. 母病及子　B. 子病犯母
C. 乘　D. 侮
(天津中医药大学,1997)

71. 按五行规律传变,"受我之气者,其力方旺,还而相克,来势必甚"是指
A. 母病及子　B. 子病犯母
C. 相乘传变　D. 相侮传变
E. 表里传变　(中医综合 A 型题,2006,3 题)

72. 不是根据五行学说确立的治疗原则有
A. 补母　B. 泻子
C. 抑强　D. 扶弱
E. 益火　(黑龙江中医药大学,2005)

73. 按五行相克规律确立的治法是
A. 培土生金　B. 滋水涵木
C. 金水相生　D. 佐金平木
E. 益火补土　(长春中医药大学,2004)

74. 培土制水法的确立,是根据五行
A. 相克规律　B. 相乘规律
C. 相生规律　D. 相侮规律
E. 制化规律　(山东中医药大学,2006)

75. 益火补土法一般是指
A. 滋补肝肾　B. 补肾温心
C. 温肾健脾　D. 温心健脾
(长春中医药大学,2003)

76. "培土生金"的理论基础是
A. 五行相乘　B. 五行相生
C. 五行相克　D. 五行相侮
E. 母病及子　(中医综合 A 型题,1997,2 题)

77. 下列选项中,与相生规律无关的治法是
A. 滋水涵木　B. 益火补土
C. 培土生金　D. 金水相生
E. 培土制水　(中医综合 A 型题,2006,4 题)

78. "泻南补北法"适用于
A. 肾阴虚而心火旺盛　B. 肾阴虚而心阳偏亢
C. 肾阳虚而心火不足　D. 肾阴虚而肝阳偏亢
(甘肃中医学院,2004)

79. 《难经经释》说:"邪扶生气而来,虽进而易退"是指
A. 母病及子　B. 子病犯母
C. 相乘传变　D. 相侮传变
E. 表里传变　(中医综合 A 型题,2005,3 题)

80. 关于五行相侮,下列哪种说法是正确的
A. 母气有余,传乘其子
B. 子气有余,传乘其母
C. 气有余则制己所胜
D. 气有余则乘侮其所不胜
E. 气不及则己所不胜侮而乘之
(中医综合 A 型题,2003,2 题)

81. 五行学说用于精神疗法,何以胜悲
A. 喜　B. 怒
C. 思　D. 恐
(黑龙江中医药大学,1997)

82. 过思之疾,胜之以
A. 恐　B. 怒
C. 喜　D. 悲
E. 忧　(山东中医药大学,2006)

83. 五脏病变若按相克规律传变,何种情况下病情较为深重
A. 相生　B. 相克
C. 相乘　D. 相侮
E. 制化　(湖南中医药大学,1999)

84. 肝气犯脾,属于
肺病及脾,属于
A. 相乘　B. 相克
C. 子病犯母　D. 相侮
E. 母病及子　(中医综合 B 型题,2002,73、74 题)

医著精要

气为阳宜降,血为阴宜升,一升一降,无有偏胜,是谓平人。(元·朱震亨《局方发挥》)

85.《内经》所谓"阴阳之征兆"是指
《内经》所谓"阴阳之道路"是指
A. 天地　B. 男女
C. 左右　D. 水火
E. 上下　（中医综合 B 型题,2001,73、74 题）

86. 肝之变动为
肾之变动为
A. 哕　B. 握
C. 忧　D. 咳
E. 栗　（中医综合 B 型题,2000,73、74 题）

87. 肾阳虚不能温脾,以致脾阳不振,其治疗宜
肾阴不足,心火偏亢,以致心肾不交,其治疗宜
A. 益火补土法　B. 金水相生法
C. 抑木扶土法　D. 培土治水法
E. 泻南补北法
（中医综合 B 型题,1996,2000,75、76 题）

88. 以阴阳互根互用为主的是
以阴阳对立制约为主的是
A. 气与血　B. 寒与热
C. 两者均是　D. 两者均非
（中医综合 C 型题,1997,99、100 题）

89. 气和血之间的相互关系是
寒和热之间的相互关系是
A. 阴阳的互根关系　B. 阴阳的互用关系
C. 两者均是　D. 两者均非
（中医综合 C 型题,1993,99、100 题）

90. "无阳则阴无以生,无阴则阳无以化"说明的阴阳关系是
A. 阴阳对立　B. 阴阳互根
C. 阴阳平衡　D. 阴阳制约
（中医综合 A 型题,2009,2 题）

91. 下列选项中,按五行相生次序排列的是
A. 角、徵、宫、商、羽
B. 呼、歌、笑、哭、呻
C. 筋、肉、脉、骨、皮毛
D. 青、黄、赤、白、黑
（中医综合 A 型题,2009,3 题）

92. 下列选项中,反映阴阳消长平衡关系的是
A. 动极者,镇之以静
B. 壮水之主,以制阳光
C. 善补阳者,阴中求阳
D. 善补阴者,阳中求阴
（中医综合 A 型题,2010,1 题）

93. 子盗母气的理论基础是
A. 五行相生　B. 五行相克
C. 五行相乘　D. 五行相侮
（中医综合 A 型题,2010,2 题）

94. 下列选项中,反映阴阳对立制约关系的是
A. 寒极生热,重阴必阳
B. 热极生寒,重阳必阴
C. 阴在内,阳之守也
D. 动极者,镇之以静
（中医综合 A 型题,2011,1 题）

95. 抑木扶土法的理论基础是
A. 五行相乘　B. 五行相侮
C. 五行相克　D. 五行相生
（中医综合 A 型题,2011,2 题）

96. "阴在内,阳之守也;阳在外,阴之使也"所阐述的阴阳关系是
A. 相互转化　B. 互根互用
C. 消长平衡　D. 对立制约
（中医综合 A 型题,2012,2 题）

97. 按照五行学说,属于"母病及子"的是
A. 土虚水侮　B. 土壅木郁
C. 水不涵木　D. 木火刑金
（中医综合 A 型题,2012,3 题）

98. 泻南补北的含义是
A. 泻胃火补肝阴　B. 泻肺火补肝阴
C. 泻肝火补肾水　D. 泻心火补肾水
（中医综合 A 型题,2013,2 题）

99. "阴病治阳"的含义是
A. 阳中求阴　B. 阴中求阳
C. 补阴以制阳　D. 补阳以制阴
（中医综合 A 型题,2013,3 题）

100. 阴损及阳终致阴阳俱损的理论根据是
A. 阴阳转化　B. 阴阳互根

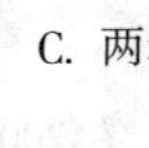
轻松一刻

【医学笑话】一位老实的乡下绅士来到城市看牙医,医生说要打麻药,那位绅士马上掏出他的钱包。

牙医:"先生,现在不用付钱。"

绅士:"喔……我只是想确定一下被麻醉前还有多少钱。"

C. 阴阳对应　　D. 阴阳消长

（中医综合 A 型题，2014，2 题）

101. 下列各项中，属于五行相侮的是

A. 其气有余，则制己所胜

B. 其气有余，则制己所不胜

C. 其气不足，则制己所胜

D. 其气不足，则制己所不胜

（中医综合 A 型题，2014，3 题）

102. A. 握　B. 哕　C. 栗　D. 咳

根据五行归类，肺之变动为

根据五行归类，脾之变动为

（中医综合 B 型题，2010，81、82 题）

103. A. 握　B. 忧　C. 哕　D. 栗

根据五行归类，肝之变动为

根据五行归类，肾之变动为

（中医综合 B 型题，2011，81、82 题）

104. A. 益火补土法　B. 金水相生法

C. 泻火补水法　D. 培土制水法

肾阳虚损以致脾阳不振的治法是

肾阴不足，心火偏亢，心肾不交的治法是

（中医综合 B 型题，2011，83、84 题）

105. A 魄　B 魂　C 志　D 意

根据五神脏论，脾所藏的是

根据五神脏论，肝所藏的是

（中医综合 B 型题，2013，81、82 题）

二、多项选择

1. 五脏分阴阳，属于阳者为

A. 肝　　B. 心

C. 脾　　D. 肺

E. 肾　　（湖南中医药大学，2005）

2. 阴阳互济的补虚方法是

A. 阴病治阳　　B. 阳病治阴

C. 阴中求阳　　D. 阳中求阴

E. 益阴扶正　　（湖南中医药大学，2005）

3. 泻南补北是治疗哪两脏病变的治法

A. 心　　B. 肺

C. 脾　　D. 肝

E. 肾　　（湖南中医药大学，2002）

4. 根据阴阳互根理论提出的治法是

A. 阴病治阳　　B. 阴中求阳

C. 补阴配阳　　D. 阳病治阴

E. 阳中求阴　　（湖南中医药大学，2002）

5. 阴阳属性的相对性表现在

A. 互根互用　　B. 对立制约

C. 相互转化　　D. 无限可分

（长春中医药大学，2004）

6. 说明阴阳相互为用关系的是

A. 阳在外，阴之使也

B. 阴在内，阳之守也

C. 动极者，镇之以静

D. 阴盛者，胜之以阳

E. 无阳则阴无以生　　（长春中医药大学，2005）

7. 如果阴阳双方失去了互为存在条件，则会出现

A. 阴损及阳　　B. 孤阴不生

C. 独阳不长　　D. 阴阳离绝，精气乃决

E. 阴阳格拒　　（长春中医药大学，2004、2005）

8. 用阴阳互根解释的有

A. 气虚导致血虚　　B. 阴中求阳

C. 阳损及阴　　D. 阳病治阴

（黑龙江中医药大学，2006）

9. 下列阴阳失调的病理变化中，阳的含义为阳邪的是

A. 阳胜则热　　B. 阴盛则阳病

C. 阳盛则阴病　　D. 阳盛格阴

E. 阳虚阴盛　　（长春中医药大学，2005）

10. 下列治法中，体现阴阳制约理论的有

A. 寒者热之，热者寒之

B. 阴中求阳，阳中求阴

C. 阴病治阳，阳病治阴

D. 热因热用，寒因寒用

E. 用热远热，用寒远寒

（山东中医药大学，2006）

11. 阳气不足而致阴盛者，宜用下列哪些治法

A. 实者泻之　　B. 虚者补之

C. 益火之源以消阴翳　　D. 阴病治阳

E. 寒者热之　　（长春中医药大学，2005）

12. 下列治法中，根据阴阳互根理论制定的是

医著精要

一阴一阳之谓道，偏阴偏阳之谓疾。阴阳以平为和，以偏为病。（金·张元素《医学启源·卷之中·内经主治备要》）

A. 寒者热之,热者寒之
B. 阳病治阴,阴病治阳
C. 损其有余,补其不足
D. 阳中求阴,阴中求阳
（中医综合 X 型题,2006,121 题）

13. 下列属于阴阳转化的有
A. 阴损及阳,阳损及阴
B. 阳盛则热,阴盛则寒
C. 热极生寒,寒极生热
D. 重阳必阴,重阴必阳
E. 阴盛格阳,阳盛格阴
（甘肃中医学院,2006）

14. 阴偏衰的病理表现为
A. 体内精血津液亏损　B. 机能虚亢
C. 热量不足　D. 阴虚不制阳
（长春中医药大学,2004）

15. 阳偏衰的病机主要表现在
A. 机体阳气虚损　B. 机能衰减
C. 热量不足　D. 阳虚不制阴
（黑龙江中医药大学,2006）

16. 阴偏盛的病机是指
A. 阴邪偏盛　B. 阳不化阴,滋生痰湿
C. 阳气被遏而寒胜　D. 阳不制阴,虚寒内生
（中医综合 X 型题,1995,123 题;2008,121 题）

17. 阴偏衰的病机,是指
A. 精血津液不足　B. 滋养、宁静功能减退
C. 阳气相对亢盛　D. 阳热偏盛而伤阴
（中医综合 X 型题,2003,113 题）

18. 下列治法中,以阴阳制约为理论依据的是
A. 寒者热之,热者寒之　B. 阳中求阴,阴中求阳
C. 阳病治阴,阴病治阳　D. 热因热用,寒因寒用
（中医综合 X 型题,1996,127 题）

19. 阳虚则寒,其治法可为
A. 阴病治阳　B. 扶阳益火
C. 寒者热之　D. 阴中求阳
（湖北中医药大学,2000）

20. 阴虚则热,其治法可为
A. 壮水之主,以制阳光　B. 阳病治阴
C. 阴中求阳　D. 滋补阴液
（湖北中医药大学,2001）

21. 阴阳偏衰的治疗原则是
A. 壮水之主,以制阳光　B. 阳中求阴,阴中求阳
C. 益火之源,以消阴翳　D. 虚则补之
（黑龙江中医药大学,2004）

22. “木曰曲直”比喻肝的生理功能和特点是
A. 肝喜条达　B. 肝恶抑郁
C. 肝藏血,调节血量　D. 肝主疏泄
（中医综合 X 型题,2006,106 题）

23. 下列各项哪些符合“木曰曲直”的生理特点
A. 肝主生发　B. 肝体阴而用阳
C. 肝喜条达　D. 肝为刚脏
（中医综合 X 型题,1994,121 题;2002,121 题）

24. “水曰润下”比象说明了肾的哪些功能
A. 肾主水　B. 肾开窍于耳
C. 肾主骨生髓　D. 肾藏精
E. 肾在液为唾　（河南中医学院,2006）

25. 属木行的有
A. 酸　B. 青
C. 东　D. 筋
E. 呼　（山东中医药大学,2005）

26. 根据五行特性,下列属木的有
A. 肝　B. 胆
C. 筋　D. 喉咙
E. 辛味　（甘肃中医学院,2006）

27. 下列五行与五脏之间有对应关系的是
A. 木　B. 从革
C. 稼穑　D. 金
E. 水　（山东中医药大学,2005）

28. 五脏与五体对应联系的是
A. 肝　B. 筋
C. 脾　D. 皮
E. 骨　（山东中医药大学,2005）

29. 下列五脏与五志有对应关系的是
A. 肺　B. 忧
C. 肾　D. 喜
E. 思　（山东中医药大学,2005）

轻松一刻

【越来越年轻的雕像】萧伯纳崭露头角以后,法国著名雕刻艺术大师法郎索瓦·奥古斯特·罗丹曾为他塑过一次雕像。几十年后的一天,萧伯纳把这尊雕像拿出来给朋友看,并说:“这件雕像有一点非常有趣,就是随着时间的推移,它变得越来越年轻了。”

30. “五行相乘”主要是指
A. 其不及,则己所不胜侮而乘之
B. 气有余则侮所不胜
C. 气有余,则制己所胜
D. 其不及,则己所胜轻而侮之
（中医综合 X 型题,2001,121 题）

31. 下列五脏病变可用五行“母病及子”规律解释的有
A. 肾病及脾　　B. 脾病及肝
C. 心病及肺　　D. 肺病及肾
E. 肾病及肝　　（山东中医药大学,2006）

32. 情志相胜的关系是
A. 怒胜思　　B. 恐胜喜
C. 喜胜悲　　D. 悲胜恐
（黑龙江中医药大学,2006）

33. 以下情志相胜关系正确的是
A. 忧胜恐　　B. 怒胜思
C. 思胜喜　　D. 恐胜喜
E. 喜胜忧　　（长春中医药大学,2005）

34. 根据五行相克规律制定的治疗方法有
A. 补母泻子　　B. 壮水制火
C. 益火补土　　D. 佐金平木
E. 泻南补北　　（湖南中医药大学,2005）

35. 按五行生克规律,针对肺、脾、肾三脏病变相互影响而制定的相关治法有
A. 培土生金　　B. 益火补土
C. 金水相生　　D. 泻南补北
E. 敦土利水　　（湖南中医药大学,2002）

36. 根据“虚则补母”确立的治法有
A. 培土治水法　　B. 益火补土法
C. 滋水涵木法　　D. 佐金平木法
E. 培土生金法　　（河南中医学院,2005）

37. 根据五行生克规律推断病情,病情轻浅的有
A. 肾病及肝　　B. 肺病及脾
C. 脾病及肺　　D. 肝病及肾
（湖北中医药大学,2000）

38.《素问·五运行大论》“其不及,则己所不胜,侮而乘之”,是指
A. 相生　　B. 相克
C. 相侮　　D. 相乘
（中医综合 A 型题,2008,4 题）

39. 事物阴阳属性的相对性表现为
A. 相互交感　　B. 无限可分
C. 相互转化　　D. 互根互用
（中医综合 X 型题,2012,122 题）

40. 下列各项中,体现阴阳互根关系的有
A. 孤阴不生　　B. 阴中求阳
C. 阳病治阴　　D. 阴损及阳
（中医综合 X 型题,2013,122 题）

41. 根据五行相克规律治疗原则有
A. 补母　　B. 泻子
C. 抑强　　D. 扶弱
（中医综合 X 型题,2014,122 题）

三、填空

1. 确定脏腑阴阳属性,主要依据是____。
（河南中医学院,2005）

2. 阴阳学说的基本内容包括____,____,____,____。
（黑龙江中医药大学,1999）

3. 用阴阳概括区分事物的属性,必须是____或____才有意义。　（山东中医药大学,2004）

4. 阴阳交感是指____在运动中____的过程。
（浙江中医药大学,2004）

5.《医砭》说:“阴阳又互为其根,阳根于阴,阴根于阳,无阳则____,无阴则____。”
（黑龙江中医药大学,1997、2001）

6. 阴在内,____,阳在外,____。
（黑龙江中医药大学,2002、2006）

7. 阴损及阳、阳损及阴是阴阳____的原理。
（长春中医药大学,2003）

8. 阴阳发生转化是有____的。
（长春中医药大学,2003）

9. “重阴必阳,重阳必阴”属于阴阳的____。

是故味过于酸,肝气以津,脾气乃绝。味过于咸,大骨气劳,短肌,心气抑。味过于甘,心气喘满,色黑,肾气不衡。味过于苦,脾气不濡,胃气乃厚。味过于辛,筋脉沮弛,精神乃央。是故谨和五味,骨正筋柔,气血以流,腠理以密,如是,则骨气以精,谨道如法,长有天命。(《素问·生气通天论》)

（长春中医药大学，2004）

10. 阴平阳秘，____，阴阳离绝，____。

（黑龙江中医药大学，1998、2001、2005、2008）

11. 阳盛则____，阴盛则____。

（长春中医药大学，2004）

12. 阴阳格拒的两种病理状态是____和____。

（山东中医药大学，2004）

13. 气味辛甘发散为____，酸苦涌泻为____。

（山东中医药大学，2004）

14. 阴阳偏盛属于阴或阳任何一方____的病变；阴阳偏衰属于阴或阳任何一方____的病变。

（甘肃中医学院，2006）

15. 阴阳偏盛的治疗原则是____，阴阳偏衰的治疗原则是____。（山东中医药大学，2006）

16. 阴阳偏盛的治疗原则是____或____。

（长春中医药大学，2003）

17. 阴偏盛的病机特点表现为____。

（长春中医药大学，2005）

18. “壮水之主，以制阳光”是针对____的治法。

（长春中医药大学，2005）

19.《素问·至真要大论》曰：“谨察____所在而调之，以____为期。”（浙江中医药大学，2003）

20.《景岳全书·新方八阵》：“善补阳者，必于____，则____。”（浙江中医药大学，2003）

21. 益火补土法是____的一种方法，适用于____证。

（浙江中医药大学，2004；河南中医学院，2005）

22. 阳盛格阴为____证，至虚有盛候为____证。

（黑龙江中医药大学，2001）

23.《尚书·洪范》：水曰润下，火曰炎上，木曰曲直，金曰____，土爰____。（浙江中医药大学，2004）

24. 对事物和现象进行五行归类的方法，主要有____和____两种。（山东中医药大学，2006）

25. 五行与五体的关系为：木为____，水为____，金为____，土为____，火为____。

（黑龙江中医药大学，2002）

26. 五行与五味的关系为：木为____，水为____，金为____，土为____，火为____。

（黑龙江中医药大学，2001）

27. 造化之机，不可无____，亦不可无____，无____，无____。

（黑龙江中医药大学，1996、1998、2002）

28.《素问·五运行大论》曰：“气有余则____而____。”

（浙江中医药大学，2003；黑龙江中医药大学，1997、2005）

29. 火克金，若因火过强，过分克金，称为____，若因金本身虚弱，不能任受火的克伐，而出现克伐太过，称为____。（山东中医药大学，2004）

30. 金虚时即受到____的反侮，又可受到____的相乘。（长春中医药大学，2003）

31. 心火之气有余，既可乘袭____，又可反侮____。

（湖南中医药大学，1999）

32. 按五行相生规律确定的治疗原则是____，____。

（甘肃中医学院，2006）

33. 补母适用于____证，泻子适用于____证。

（山东中医药大学，2005）

34. 泻南补北法，即泻____滋____，又称泻____补____法。（黑龙江中医药大学，2000）

35. 按五行相克规律传变时，相乘时的病情____，相侮时的病情____。（黑龙江中医药大学，1998）

36. 按五行相生规律传变时，母病及子的病情____，子病及母的病情____。

（黑龙江中医药大学，1997）

四、改错

1. 事物的阴阳属性并不是绝对的，而是相对的。

（浙江中医药大学，2003）

2. 五行相生是指木火土金水之间存在着有序的递相资生、助长和促进的关系，故对人体而言属生理关系，而相克和相乘是五行中某一行对其所胜一行的过度克制，故对人体而言属病理关系。

（浙江中医药大学，2003）

3. “益火之源，以消阴翳”的治法最适用于阴盛则寒证。（天津中医药大学，1997）

4. 按五行生克的规律，肝为脾之所胜。

（天津中医药大学，1997）

5. 阳中求阴、阴中求阳是一种药物配伍方法。

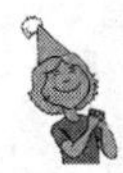

轻松一刻

医生问他的女儿：“你有没有告诉约翰，我认为他是一个没有出息的小伙子？”

女儿回答：“告诉了，可他一点也不生气，他说你已经不是第一次做出错误的诊断了。”

（天津中医药大学,1997）

6. 阴盛格阳,即阴寒内盛格阳于外而出现的真寒假热证,究其本质是实寒证。（甘肃中医学院,2006）

五、名词解释

1. 阴阳（长春中医药大学,2004）
2. 阳盛则阴病（湖南中医药大学,1999）
3. 阴盛则阳病（长春中医药大学,2003）
4. 阳损及阴（山东中医药大学,2004、2005、2006）
5. 阳盛则热（黑龙江中医药大学,2000）
6. 阴盛格阳（湖北中医药大学,2000）
7. 阳盛格阴（黑龙江中医药大学,1996;湖北中医药大学,2001;甘肃中医学院,2004、2005）
8. 阳病治阴（河南中医学院,2006;黑龙江中医药大学,2000、2003、2007;甘肃中医学院,2005）
9. 阴病治阳（湖北中医药大学,2000;黑龙江中医药大学,1996、1998、2001、2005、2006、2008）
10. 阳中求阴（湖北中医药大学,2001;长春中医药大学,2005）
11. 阴中求阳（长春中医药大学,2003;黑龙江中医药大学,2002）
12. 五行（山东中医药大学,2005、2006）
13. 火性炎上（浙江中医药大学,2001）
14. 土爰稼穑（浙江中医药大学,2001）
15. 木曰曲直（黑龙江中医药大学,2000）
16. 制化（河南中医学院,2006）
17. 五行制化（湖北中医药大学,2000;黑龙江中医药大学,1999、2000、2006;甘肃中医学院,2006）
18. 五行乘侮（黑龙江中医药大学,2002）
19. 五行相侮（山东中医药大学,2005、2006）
20. 所胜（黑龙江中医药大学,1997）
21. 所不胜（黑龙江中医药大学,1998、2006）
22. 水火既济（湖南中医药大学,1999;甘肃中医学院,2005;河南中医学院,2006）
23. 子病犯母（长春中医药大学,2003）
24. 木火刑金（浙江中医药大学,2001;黑龙江中医药大学,2008）
25. 泻南补北法（山东中医药大学,2005、2006;黑龙江中医药大学,2008）
26. 滋水涵木（长春中医药大学,2003）
27. 培土制水法（黑龙江中医药大学,2002;甘肃中医学院,2004）
28. 培土生金（长春中医药大学,2005;黑龙江中医药大学,2004）
29. 益火补土法（黑龙江中医药大学,1996、1999、2000、2001、2006;浙江中医药大学,2001;湖北中医药大学,2002）
30. 虚则补其母（黑龙江中医药大学,1996、1997、2005;浙江中医药大学,2003）
31. 佐金平木法（湖北中医药大学,2001;长春中医药大学,2004;甘肃中医学院,2005）
32. 金水相生（黑龙江中医药大学,1997）

六、简答题

1. 为什么说事物的阴阳属性是相对的?（黑龙江中医药大学,2004）
2. 阴阳学说的基本内容包括哪些?（长春中医药大学,2004;山东中医药大学,2005、2006）
3. 何谓阴阳互根互用?（河南中医学院,2006）
4. 何谓阴阳消长?举例说明。（山东中医药大学,2006）
5. 试析虚热证与阴损及阳的异同和联系,并指出其治法。（浙江中医药大学,2003）
6. 如何应用阴阳学说指导阴阳偏盛偏衰的治疗?（黑龙江中医药大学,2002）
7. 何谓"阴中求阳",此治法的理论依据是什么?（河南中医学院,2005）
8. 阳病治阴与阳中求阴有何异同?

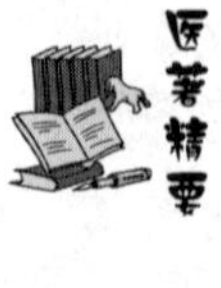

夫治未病者,见肝之病,知肝传脾,当先实脾,四季脾王不受邪,即勿补之。中工不晓相传,见肝之病,不解实脾,惟治肝也。(《金匮要略·脏腑经络先后病脉证第一》)

（湖南中医药大学，2005）

9. 阴阳学说如何用于疾病的治疗？

（黑龙江中医药大学，2006）

10. 如何理解“益火之源，以消阴翳”？

（黑龙江中医药大学，2004）

11. 什么是五行的制化？

（长春中医药大学，2004；黑龙江中医药大学，2005）

12. 导致五行相乘相侮的原因是什么？

（河南中医学院，2006）

13. 举例说明“其不及，则己所不胜，侮而乘之，己所胜，轻而侮之”的含义。

（黑龙江中医药大学，1998）

14. 举例说明“气有余，则制己所胜而侮所不胜”的含义。（黑龙江中医药大学，1997）

15. 如何运用五行学说来说明五脏间病变的相互影响？（黑龙江中医药大学，1996）

16. 根据五行相克规律确立的治法有哪些？

（黑龙江中医药大学，1996）

七、论述题

1. 什么是阴阳学说，如何用于疾病治疗？

（黑龙江中医药大学，1997）

2. “阴阳互根互用”在人体可以说明生理功能，仅此而已，是吗？请析之。

（浙江中医药大学，2004）

3. 试述“培土生金法”的含义及适应证。

（黑龙江中医药大学，2007）

4. 阳盛、阴盛、阳虚、阴虚的病机特点如何？

（湖南中医药大学，1999）

5. 你对“阳虚则阴盛，阴盛则内寒”是如何理解的？

（黑龙江中医药大学，1998）

6. 阳虚则寒、阳损及阴、亡阴亡阳各自的病机特点如何？三者之间有何病机联系？

（湖南中医药大学，2005）

7. 试述阴阳亡失的概念，形成原因及病理变化。

（山东中医药大学，2004）

8. 怎样理解“阳病治阴，阴病治阳”？

（甘肃中医学院，2006）

9. 何谓五行的相乘相侮？结合《素问·五运行大论》原文谈五脏病变的相乘相侮关系。

（黑龙江中医药大学，1999）

（郑　杨　宋　琳）

轻松一刻

【医学笑话】做了二十几年的护士

某甲到医院做健康检查，护士拿了针要替他抽血，某甲看着闪闪发亮的的针头忍不住问：“会不会痛啊？我怕痛！”

护士说：“放心好了，我做了二十几年的护士……”

某甲说：“太好了，我放心了！”

然后护士一针扎下，只听到某甲杀猪般的一声惨叫，护士才缓缓接道：“没有一次不痛的。”

第二章　精、气、血、津液、神

板书与教案栏——浓缩教材精华，打破听记矛盾

第一节　精

一、人体之精的基本概念

- 是由禀受于父母的生命物质与后天水谷精微相融合而形成的一种精华物质
- 是人体生命的本原，是构成人体和维持人体生命活动的最基本物质
- 狭义之精：繁衍后代的生殖之精，这是精的原始意义，是中医学精概念产生的始基
- 广义之精：血、津液、髓以及水谷精微等一切精微物质
- 范畴：一般说来是指先天之精、水谷之精、生殖之精及脏腑之精，不包含血、津液及髓

二、人体之精的代谢

- 生成
  - 来源于
    - 先天之精——禀受于父母，是构成胚胎的原始物质
    - 后天之精——源于水谷，又称水谷之精，是维持生命活动的精微物质
  - 关系
    - 人体之精的来源以先天之精为本，并得到后天之精的不断充养
    - 先、后天之精相互促进，相互辅助，如此人体之精才能逐渐充盛
- 贮藏：五脏皆藏精，但主要藏于肾中。《素问·六节藏象论》："肾者主蛰，封藏之本，精之处也。"
- 施泄形式：分藏于脏腑之中，化气以推动脏腑功能；化为生殖之精，排泄有度以繁衍生命

三、人体之精的功能

（一）繁衍生命：肾精
- 先天之精、后天之精——合化为生殖之精
- 化生肾气以促进生殖
- ——精是生命的本原

（二）濡养
- 生理：先天之精、后天之精——充盛——脏腑之精充盈、肾精充盛——滋润濡养脏腑形体官窍，以发挥正常机能
- 病理
  - 先天禀赋不足、后天之精化生障碍——肾精亏虚、五脏之精也衰——脏腑组织官窍失其濡养，则功能异常
  - 表现
    - 肾精有损——生长发育迟缓或未老先衰
    - 肺精不足——呼吸障碍、皮肤失润无泽
    - 肝精不足——拘挛、掉摇或抽搐
    - ——参见各脏有关病理表现

医著精要

盖津者，液之清者也；液者，津之浊者也。津为汗而走腠理，故属阳；液注骨而补脑髓，故属阴。（明·张介宾《类经·藏象类》）

- （三）化血
  - 精可转化为血，是血液生成的来源之一
    - 精足则血旺
    - 精亏则血虚
  - 精作为精微的生命物质
    - 存在于脏腑组织中
    - 融合于血液中
- （四）化气
  - 生理
    - 先天之精化生先天之气
    - 水谷之精化生谷气
    - 肺吸入的自然界清气
    - ——一身之气——推动和调控人体的新陈代谢，维系生命活动
    - 脏腑之精充盈，肾精充盛，化气充足——机体生命旺盛、身体健康、生殖功能正常、祛病延年
  - 病理：脏腑之精亏虚，肾精衰少，化气不足——机体正气虚衰、抗病和生殖能力下降
- （五）化神：精是神化生的物质基础
  - 生理：积精才能全神
  - 病理
    - 精亏则神疲
    - 精亡则神散

四、人体之精的分类

- 按其来源分先天之精和后天之精
  - 先天之精：生命产生的本原，是构成胚胎的原始物质，禀受于父母的生殖之精
  - 后天之精：源于饮食水谷，是维持人体生命活动的重要物质，由脾胃等脏腑吸取饮食精华而产生
- 按其部位分脏腑之精
  - 含义：分散于脏腑之中的精
  - 功能：滋润濡养各脏腑，化生脏腑之气，推动和调控脏腑的生理活动，促进人体生长发育
- 按其特殊功能分生殖之精
  - 含义：源于肾精，由先天之精在后天之精的资助下合化而成
  - 功能：起着繁衍后代的作用

第二节　气

一、人体之气的基本概念

- 人体之气的基本概念
  1. 是人体内的无形而运行不息的具有生命活力的精微物质，是构成人体和维持人体生命活动的基本物质
  2. 气与精的概念不同：精是藏于人体脏腑之内的液态精华物质，是构成人体的最基本物质，是生命的本原
  3. 区别
     - 人体之气：是一个具体的概念
     - 古代哲学的气：是一个极为抽象的概念，是宇宙的本原

【口试】医学院某班进行口试。

教授问一学生某种药每次口服量是多少？

学生回答："5g"。一分钟后，他发现自己答错了，应为5mg，便急忙站起来说："教授，允许我纠正吗？"

教授看了一下表，然后说："不必了，由于服用过量的药物，病人已经不幸在30秒钟以前去世了！"

二、人体之气的生成

- 生成之源：合而一身之气，《内经》称“人气”
- 主要来源
  - 先天之气（元气）
    - 先天之精所化生的先天之气
    - 来源于父母的生殖之精结合成为胚胎
    - 人体之气的根本，是生命活动的原动力
    - 《内经》称“真气”，《难经》称“原气”或“元气”
  - 后天之气（宗气）
    - 水谷之气
      - 来源于水谷精微
      - 布散全身成为人体之气的主要部分
      - 水谷精微化生的血和津液，也是化气之源
    - 清气
      - 来源于自然界
      - 依靠肺的呼吸和肾的纳气功能吸入体内，是生成人体之气的重要来源
- 相关脏腑功能
  - 肾为生气之根
    - 精充则气足
    - 精耗则气衰
  - 脾胃为生气之源——脾胃运化水谷精微，为化气之源
  - 肺为生气之主
    - 肺主呼吸之气，吸入自然界清气，呼出浊气
    - 肺将清气与水谷之气结合生成宗气

三、人体之气的运动与气化

- （一）气的运动
  - 1. 气机概念——气的运动
  - 2. 气运动的基本形式：升、降、出、入四种基本的运动形式
    - 升：气自下而上的运行
    - 降：气自上而下的运行
    - 出：气自内向外的运行
    - 入：气自外向内的运行
    - → 气机调畅
      - 气的运动通畅无阻
      - 气的升降出入协调平衡
  - 3. 气运动的意义
    - 先天之气、谷气、清气布散全身
    - 精、血、津液在体内运行
    - 脏腑经络形体官窍生理活动
    - 人与自然相适应离不开气的升降出入
    - → 人体整个生命活动离不开气的升降出入运动 → 气的运动是人体生命活动根本
  - 4. 脏腑之气的运动规律
    - （1）气的运动
      - 以脏腑经络为运动场所
      - 又是脏腑经络功能活动的具体体现
    - （2）具体而言
      - 心肺在上，在上者宜降
      - 肝肾在下，在下者宜升
      - 脾胃居中，为升降之枢纽
      - 六腑气机是降中寓升
    - → 脏腑气机升降协调平衡是维持正常生命活动的关键
    - （3）一般规律：升已而降、降已而升、升中有降、降中有升

医著精要

夫病成立之要件，须有内外二因之共存。（时逸人《中国急性传染病学·郭受天先生序》）

- （一）气的运动
  - 5. 气运动失常的表现形式：气机失调
    - （1）含义：气的运动出现异常变化，升降出入之间失去平衡协调
    - （2）表现
      - 气机不畅——气的运行受阻而不畅通
      - 气滞——气机受阻较甚，局部阻滞不通
      - 气逆——气的上升太过或下降不及
      - 气陷——气的上升不及或下降太过
      - 气脱——气的外出太过而不能内守
      - 气闭——气不能外达而郁结闭塞于内
- （二）气化
  - 1. 概念：气的运动而产生的各种变化，是由人体之气的运动而引起的精气血津液等物质与能量的新陈代谢过程，是生命最基本的特征之一
  - 2. 气化的形式
    - 是体内新陈代谢的过程，是物质和能量转化的过程
    - 体内精气血津液各自的新陈代谢及其互相转化是气化的基本形式
  - 3. 例如
    - 精的生成：先天、后天之精的化生
    - 精化成气：先天之精化生元气、后天之精化生谷气
    - 同源互化：精与血、津液与血等
    - 津液的化生与其化汗、化尿等
- （三）气机和气化的关系
  - 气的运动是产生气化过程的根本
  - 气的运动以及气的阴阳双方之间相互作用是气化过程发生和赖以进行的前提与条件
  - 气化过程寓有气的运动，气的各种运动形式正是从气化过程中得以体现

四、人体之气的功能

- （一）推动与调控作用：气能激发和促进人体的生长发育及各脏腑经络的生理功能
  - 1. 推动作用
    - （1）生理表现
      - 推动和激发人体脏腑经络的生理活动
      - 推动精、血和津液等有形物质的代谢
    - （2）病理表现
      - 机体的生长发育迟缓或早衰
      - 脏腑经络组织的生理功能减退
      - 血液、津液的生成、运行和排泄障碍
  - 2. 调控作用
    - （1）生理表现：维持生命活动的稳定有序需要阳气的推动、兴奋、升发作用，也需要阴气的宁静、抑制、肃降作用
    - （2）病理表现：阴气作用减弱，阳气过亢，脏腑功能虚性亢奋，精、血、津液代谢加快，消耗过多，可见遗精、多汗、出血、烦躁、失眠等症状
- （二）温煦与凉润作用
  - 1. 温煦作用
    - （1）生理表现
      - 人体的体温维持恒定
      - 各脏腑、经络等组织器官正常的生理活动
      - 血和津液等液态物质正常的循环运行
      - （以上）在气的温煦作用下进行
    - （2）病理表现
      - 阳气不足见虚寒性病变：畏寒喜暖、四肢不温、体温低下
      - 脏腑生理活动减弱
      - 精血津液代谢减弱、运行迟缓

【医学笑话】患者：“大夫，我咳嗽咳得很严重。”

大夫：“你多大年纪？”

患者：“75 岁。”

大夫：“20 岁时咳嗽吗？”

患者：“不咳嗽。”

大夫：“40 岁时咳嗽吗？”

患者：“也不咳嗽。”

大夫：“那现在不咳，还要等到什么时候才咳？”

- （二）温煦与凉润作用
  - 2. 凉润作用
    - （1）生理表现
      - 一身之阴气具有寒凉、柔润、制热的作用
      - 使人体维持相对恒定的体温
      - 使各脏腑、经络、形体、官窍稳定发挥生理活动
      - 有助于人体精血津液的有序输布和代谢
    - （2）病理表现
      - 阴气凉润作用减退出现虚热性病变：低热、盗汗、五心烦热、脉细数等脏腑机能亢奋
      - 精血津液代谢加快的虚性病变
- （三）防御作用
  - 1. 生理表现
    - 气既能护卫肌表，防御外邪入侵，驱除侵入人体内的病邪
    - “正气存内，邪不可干。”（《素问·遗篇·刺法论》）
  - 2. 病理表现
    - 邪气易于入侵而发生疾病
    - “邪之所凑，其气必虚。”（《素问·评热病论》）
- （四）固摄作用
  - 1. 概念：是指气对于体内血、津液、精等液态物质的固护、统摄和控制作用，从而防止这些物质无故流失，保证它们在体内发挥正常的生理功能
  - 2. 生理表现（控制其分泌、排泄量，以防止其无故流失）
    - 固摄血液，可使血液循脉而行，防止其逸出脉外
    - 固摄汗液、尿液、唾液、胃液、肠液和精液等
  - 3. 病理表现
    - 气不摄血，可导致各种出血
    - 气不摄津，可导致自汗、多尿或小便失禁、流涎、泛吐清水、泄泻滑脱
    - 气不固精，可出现遗精、滑精和早泄
    - 气虚而冲任不固，可出现小产、滑胎等
- （五）中介作用
  - 1. 含义：气能感应传导信息以维系机体的整体联系，气是感应传递信息之载体
  - 2. 表现
    - 外在信息感应和传递于内脏
    - 内脏的各种信息反映于体表
    - 内脏各种信息的相互传递

五、人体之气的分类

- 根据：气的生成来源、分布部位及功能特点不同
- 分类
  - 人身之气
  - 元气、宗气、营气、卫气
  - 脏腑之气、经络之气

- （一）人身之气，简称“人气”、“气”
  - 1. 概念：构成人体各脏腑组织，并运行于全身的极细的精微物质
  - 2. 组成：先天精气所化生之元气、水谷之精所化生之谷气及吸入自然界清气
  - 3. 分类
    - 与邪气相对而言：正气，具有防御、抗邪、调节、康复等作用
    - 从生成来源而言
      - 先天精气所化生为元气
      - 水谷之精所化生为谷气
    - 从分布部位而言
      - 行于脉中为营气
      - 行于脉外为卫气
      - 谷气与自然界清气聚于胸中为宗气
      - 分布于脏腑、经络为脏腑之气、经络之气

六淫天之常气，冒之则先自经络流入，内舍于脏腑，为外所因。（宋·陈言《三因极一病证方论·三因论》）

- （二）据主要来源、分布部位和功能特点可分为：元气、宗气、营气、卫气
  - 1. 元气
    - （1）含义
      - 元气又称原气、真气、真原之气
      - 是人体最基本，最重要的气，是人体生命活动的原动力
    - （2）来源与生成：元气由肾中精气所化生，又赖后天水谷之精气不断充养而成
      - 1）元气的盛衰主要决定于先天禀赋、后天饮食调养，锻炼、劳作、精神、疾病等因素
      - 2）先天禀赋不足的人通过饮食调养与锻炼，可补先天之不足，使元气逐渐充盛
      - 3）先天禀赋壮实，元气充足的人，可由过劳、饥饱失常、疾病等因素导致元气不足
    - （3）循行与分布
      - 元气发于肾间命门，通过三焦
      - 沿经络系统和腠理间隙循行全身
      - 内而五脏六腑，外而肌肤腠理，无处不到以发挥其生理功能
    - （4）主要生理功能
      - 推动和调节人体的生长发育和生殖机能
      - 推动和调控各脏腑、经络、形体、官窍的生理活动
    - （5）病理表现
      - 生长发育迟缓
      - 生殖机能低下
      - 未老先衰
  - 2. 宗气
    - （1）含义
      - 指积于胸中之气。宗气在胸中积聚之处，称为“气海”，又称“膻中”
      - 《灵枢·五味》说：“其大气抟而不行者，积于胸中，命曰气海”
    - （2）来源与生成：由脾化生之水谷精气与肺吸入的自然界清气相合而成
      - 肺和脾胃在宗气形成过程中发挥着重要作用两者的功能正常与否，直接影响着宗气的盛衰
      - 肺又是宗气形成和聚集的场所，肺功能的常变与宗气的关系尤为密切
    - （3）循行与分布
      - 其向上出于肺，循喉咙而走息道，推动呼吸
      - 贯注心脉，推动血行
      - 向下蓄于丹田，经足阳明注入气街，下行于足，以资先天元气
    - 《灵枢·刺节真邪》：“宗气留于海，其下者注于气街；其上者走于息道”
    - 《灵枢·邪客》：“宗气积于胸中，出于喉咙，以贯心脉，而行呼吸”
    - 生理功能：宗气上走息道，能促进肺的呼吸运动，故凡言语、声音、呼吸的强弱，均与宗气盛衰有关
    - （4）主要生理功能
      - 1）行呼吸
        - 病理表现：如宗气不足，可出现呼吸微弱、语声低微等症状

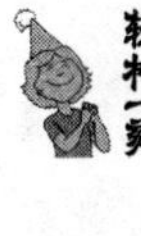

轻松一刻

【医学笑话】医生对将开刀的病人说：“这个手术有些风险，要是失败了，会造成你左半身麻痹。”

病人用手摸了摸命根子……

医生：“你干嘛？”

病人：“我只是将它移到右边。”

- (二) 据主要来源、分布部位和功能特点可分为：元气、宗气、营气、卫气
  - 2. 宗气
    - (4) 主要生理功能
      - 2) 行气血
        - 生理功能：宗气贯注于心肺之脉，协助心脏推动血液的运行，并影响人的视、听、言、动，肢体的活动和寒温等
        - 病理表现：宗气不足可出现心动异常、血行缓慢、身体倦怠、四肢不温、运动不灵等症状
        - 虚里穴：左乳下，心尖搏动处，此处的搏动来测知宗气的盛衰
          - 搏动正常——宗气充盛
          - 搏动躁急，引衣而动——宗气大虚
          - 搏动消失——宗气亡绝
      - 3) 资先天元气
        - 沿三焦下行至脐下丹田，以资先天元气
        - 再籍三焦为通道，元气自下而上运行
        - 散布于胸中，以助后天之气
  - 3. 营气
    - (1) 含义
      - 又名荣气，是行于脉中，具有营养作用的气
      - 因其与血共行于脉中，关系密切，故常“营血”并称
      - 营气与卫气相对而言属阴，故又称“营阴”
    - (2) 来源与生成
      - 营气来自于脾胃运化的水谷精气
      - 由水谷精微中精华部分化生而成
    - (3) 循行与分布
      - 分布于血脉之中，成为血液的组成部分
      - 而循脉上下，营运于全身
    - （(1)～(3)）《素问 · 痹论》说：“营者，水谷之精气也。和调于五脏，洒陈于六腑，乃能入于脉也。故循脉上下，贯五脏，络六腑也。”
    - (4) 主要生理功能
      - 化生血液：营气经肺注入肺脉中，成为血液的组成部分
      - 营养全身
        - 营气循经脉运行全身
        - 内而滋养五脏六腑，外而灌溉筋骨皮毛
        - 为组织器官的生理活动提供营养物质
  - 4. 卫气
    - (1) 含义
      - 卫气具有保卫功能，行于脉外之气
      - 与营气相对而言属阳，又称“卫阳”
    - (2) 来源与生成
      - 卫气来源于水谷精微中慓悍之气
      - 它的特点是“慓疾滑利”
    - (3) 循行与分布
      - 卫气因其活动力强、流动迅速
      - 特点是不能入于脉中而行于脉外
      - 布散于人体的组织间隙和体腔之内
    - （(1)～(3)）《素问 · 痹论》说：“其气慓疾滑利，不能入于脉中，故循皮肤之中，分肉之间，熏于肓膜，散于胸腹。”《灵枢 · 本藏》说：“卫气者，所以温分肉，充皮肤，肥腠理，司开阖者也”；“卫气和，则分肉解利，皮肤润柔，腠理致密矣。”

医著精要

六气伤人，因人而化，阴虚体质，最宜化燥，燥固为燥，即湿亦化为燥；阳虚体质最易化湿，湿固为湿，即燥亦必夹湿。燥也，湿也，固外感百病所莫能外者也。（清 · 石芾南《医原》）

- （二）据主要来源、分布部位和功能特点可分为：元气、宗气、营气、卫气
  - 4. 卫气
    - （4）主要生理功能
      - 1）护卫肌表
        - 生理功能：卫气能防御外邪入侵，又可驱邪外出
        - 病理表现：卫气不足时，人体肌表失于固护，防御功能低下，易被外邪侵袭
      - 2）温养脏腑、肌肉、皮毛
        - 生理功能
          - 卫气可维持体温的恒定
          - 维持脏腑进行生理活动适宜的温度条件
          - 温养肌肉皮毛使之充实滑润
        - 病理表现
          - 体表组织失于温养
          - 可出现皮毛憔悴、肌表不温、体温偏低等症状
      - 3）调节控制腠理开合与汗液的排泄
        - 生理功能：卫气根据人体活动的需要，通过控制汗孔开合和汗液代谢来调节体温相对恒定、人体内外环境的平衡
        - 病理表现：汗孔开合失司易无汗、多汗或自汗等病理现象

附　营气和卫气的关系

- 营气、卫气：两者皆由水谷精微化生
  - 营气
    - 性质：精纯柔和
    - 分布：行于脉中
    - 功能
      - 营养周身
      - 化生血液
    - 属性：主内守属阴
  - 卫气
    - 性质：慓疾滑利
    - 分布：行于脉外
    - 功能
      - 温养脏腑
      - 护卫体表
    - 属性：主卫外属阳
  - 两者运行协调，阴阳相随，内外相贯，其往来贯注，并行不悖，营中有卫，卫中有营，共同维持正常体温和汗液分泌与排泄、御邪抗邪、昼精夜寐等功能

- （三）脏腑之气、经络之气
  - 1. 含义
    - 是构成各脏腑、经络的基本物质
    - 是推动和维持各脏腑、经络进行生理活动的物质基础
  - 2. 化生
    - 先天之精、水谷之精气和自然界的清气由肾、脾胃和肺综合而成
    - 先天之精和后天之精构成脏腑之精转化脏腑之气：也是一身之气在各脏腑的分布
    - 脏腑之气包含元气、谷气、清气等
  - 3. 分布：分布于脏腑和经络之中

【分番茄】小学生的数学课，教师经常用实物举例法为学生们讲解。有一次，在学习不能整除的除法时，老师出题举例说：“现在有10个番茄，把它们平均分给7个人，该怎么分呢？”这时，一个男孩站起来回答：“可以先把番茄做成番茄酱再分。”

（三）脏腑之气、经络之气
- 4. 功能
  - 构成脏腑经络组织，维持脏腑经络的功能活动
  - 脏腑之气具有防御、固摄、气化等作用
    - 阳气：温煦、推动等作用
    - 阴气：凉润、宁静等作用
  - 各脏腑之气的作用略有不同

此外，在中医学里，“气”具有多种含义
- 致病的六淫——“邪气”
- 体内不正常的水液——“水气”
- 自然界六种不同气候变化——“六气”
- 中药的四种性质——“四气”

在不同的特定环境里，有不同的含义，需具体环境具体分析，与本节所论之气不同

第三节　血

一、血的基本概念

- 血（红色液态物质；循行于脉中；富有营养）是构成人体和维持人体生命活动的基本物质之一
- 脉——血液运行的管道，又称“血府”。脉具有运行血液的作用
- 离经之血——即为出血。在某些因素作用下，血液不能在脉内循行而溢出脉外，由于离经之血离开了脉道，失去了其发挥作用的条件
- 瘀血——某种原因血液在脉中运行迟缓涩滞，停积不行或离经之血不能及时排出消散而形成瘀血，丧失了血的生理功能

二、血的生成

（一）化生之源
- 水谷精微化血
  - 水谷精微是化生血液的最基本物质
  - 饮食物经脾胃的腐熟运化，转化为水谷精微，再进一步转化为营气与津液，营气与津液注于脉中，经气化作用，转化为血
  - 《灵枢·决气》说：“中焦受气取汁，变化而赤，是谓血。”
- 精化血
  - 肾精是化生血液的基本物质
  - 肾精充足，可化为肝血以充实血液

医著精要

帝曰：“愿闻病机何如?”岐伯曰：“诸风掉眩，皆属于肝；诸寒收引，皆属于肾；诸气膹郁，皆属于肺；诸湿肿满，皆属于脾；诸热瞀瘛，皆属于火；诸痛痒疮，皆属于心；诸厥固泄，皆属于下；诸痿喘呕，皆属于上；诸禁鼓栗，如丧神守，皆属于火；诸痉项强，皆属于湿；诸逆冲上，皆属于火；诸胀腹大，皆属于热；诸躁狂越，皆属于火；诸暴强直，皆属于风；诸病有声，鼓之如鼓，皆属于热；诸病胕肿，疼酸惊骇，皆属于火；诸转反戾，水液浑浊，皆属于热；诸病水液，澄彻清冷，皆属于寒；诸呕吐酸，暴注下迫，皆属于热。”（《素问·至真要大论》）

- （二）相关脏腑功能
  - 1. 脾胃：脾胃在血液化生过程中占有重要地位
    - 生理功能：营气和津液是血液化生的主要物质基础，而营气和津液是脾胃运化转输饮食水谷精微所产生的，故称脾胃为“气血化生之源”、“后天之本”
      - 脾胃腐熟运化功能之强弱，直接影响着血液的化生
    - 病理表现：中焦脾胃虚弱，运化失职，化源不足，可以引起血虚。
      - 脾胃功能强健，但饮食质量低劣，或摄入量不足，亦可引起血液生化不足形成血虚
  - 2. 心肺：脾胃运化水谷精微所产生的营气和津液，经脾转输至心肺，与肺吸入的清气相结合，贯注心脉，在心气的作用下化赤而为血
  - 3. 肝肾：肝肾两脏与精化血密切相关
    - 生理功能：肾藏精，精能化血，肾精化血必须在肝的作用下进行
      - 肾精充足，肾气充沛，促进脾胃的运化功能
    - 病理表现：肾精不足，或肾不藏精，则往往导致血液生成亏少

三、血的循行

- （一）影响血液运行的因素
  - 气
    - 推动、温煦 —— 使血液运行不息
    - 凉润、固摄 —— 保持一定的速度
  - 脉道通畅无阻——约束和引导血行
  - 血液的质量——无痰浊瘀阻则血行畅利
  - 病邪的影响——防止寒、火热、痰浊等病邪的影响
- （二）相关脏腑功能
  - 1. 生理功能：心、肺、脾、肝四脏对维持血液的正常循行也起着重要的作用
    - （1）心主血脉——血液运行的主要动力，血液靠心气的推动，才能在脉管中沿一定方向循行
    - （2）肺
      - 主一身之气——与宗气的生成密切相关，宗气“贯心脉以行气血”
      - “朝百脉主治节”——肺气可辅助心脏推动血液运行
    - （3）脾主统血——统摄血液沿脉而行，使其不致逸出脉外
    - （4）肝
      - 主疏泄——调畅气机，“气行则血行”，疏泄正常对血液循行有一定的调节作用
      - 主藏血——具有贮存血液和调节血量的功能
    - （5）肾阴阳协调平衡，肾气充沛
      - 血行的根本动力
      - 封藏精血
  - 2. 病理表现：血液的正常循行要在心、肺、脾、肝等脏腑相互配合下进行，其中任何一个脏腑功能失调，都会引起血行失常
    - 心气不足——血运无力，可形成血瘀
    - 肺气不足——宣降失司，可形成血瘀
    - 脾气虚弱——统摄无力，可形成多种出血病证
    - 肝失疏泄——肝气上逆，可致出血
    - 肝气郁结——可致瘀血

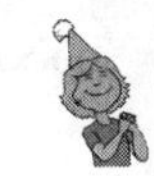

轻松一刻

【医学笑话】一个刚手术完醒来的病人问：“我怎么了？”

医生回答说：“您遇到了车祸，刚手术过。”

“那我是在医院了？”病人说。

医生回答：“准确地说，是您的大部分在医院里。”

（三）血液的正常循行需要两种力量，即推动力和固摄力
- 生理功能
  - 推动力——血液循行的动力：具体体现在心肺的推动作用及肝的疏泄功能方面
  - 固摄力——保障血液不至于外逸的因素
    具体体现在脾统血和肝藏血方面
- 病理表现
  - 推动力量不足——出现血流缓慢、滞涩、血瘀等改变
  - 固摄力量不足——可致血不循行而外逸，引起各种出血
- 协调平衡

四、血的功能

- 濡养：血液含有丰富的营养物质，对全身各脏腑组织器官起着濡养和滋润作用，以维持各脏腑组织器官发挥生理功能
  《难经·二十二难》说："血主濡之。"
  《素问·五藏生成篇》说："肝受血而能视，足受血而能步，掌受血而能握，指受血而能摄。"

	面色	皮肤	肌肉	毛发
生理表现	面色红润	肌肤润泽	肌肉发达	毛发润泽
病理表现	面色不华或萎黄	肌肤干燥	肌体或肢端麻木	毛发干枯

- 化神：血是机体精神活动的主要物质基础
  - 生理表现：精神充沛、神志清晰、感觉灵敏、思维敏捷、活动自如
    《灵枢·平人绝谷》说："血脉和利，精神乃居。"
  - 病理表现：精神疲惫、健忘、失眠、多梦、烦躁、惊悸，甚至神志恍惚、谵妄、昏迷等

第四节 津 液

一、津液的基本概念

- 含义：是体内一切正常水液的总称。包括各脏腑形体官窍的内在液体及其正常的分泌物。如胃液、肠液、涕、泪、涎、唾、汗、尿等，是构成人体和维持生命活动的基本物质
- 津液的异同
  - 同：同源于水谷精微，均赖脾胃运化而生成
  - 异
    - 津
      - 性状：质地较清稀、流动性大
      - 分布：体表皮肤、肌肉和孔窍、血脉
      - 作用：滋润
    - 液
      - 性状：质地较稠厚、流动性小
      - 分布：骨节、脏腑、脑、髓
      - 作用：濡养
  - 两者在运行代谢过程中可相互补充、相互转化
    病理上相互影响，伤津与脱液程度不同

二、津液的代谢

津液代谢过程的简要概括：《素问·经脉别论》曰："饮入于胃，游溢精气，上输于脾，脾气散精，上归于肺，通调水道，下输膀胱，水精四布，五经并行"。

津液的代谢包括：津液的生成、输布和排泄。

医著精要

伤于风者，上先受之；伤于湿者，下先受之。（《素问·太阴阳明论》）

津液代谢是由众多脏腑共同参与的复杂的生理过程：

- （一）津液的生成
  - 饮入于胃：胃主受纳腐熟，“游溢精气”，吸收水谷中部分精微
  - 小肠泌别清浊：吸收饮食物中大部分营养物质和水分，并将糟粕下输于大肠
  - 大肠主津：吸收饮食物残渣中的水液，使残渣形成粪便排出体外
  - ——胃、小肠、大肠吸收的水分及精微物质，一起上输于脾，通过脾气散精的作用而布散全身
- （二）津液的输布：主要依靠脾、肺、肾、肝和三焦等脏腑的综合作用来完成的
  - 1. 脾气散精：脾主运化水谷精微，通过其转输作用
    - （1）将津液上输于肺，由肺的宣发和肃降，使津液输布全身而灌溉脏腑、形体和诸窍
    - （2）直接将津液向四周布散至全身，即脾有“灌溉四旁”之功能，即《素问·厥论》所说的“脾主为胃行其津液”的作用
  - 2. 肺主行水：肺主行水，通调水道，为水之上源
    - 肺接受从脾转输来的津液之后
      - （1）通过宣发作用将津液输布至人体上部和体表
      - （2）通过肃降作用，将津液输布至人体下部形体以及肾和膀胱
  - 3. 肾主津液：肾对津液输出起着主宰作用。《素问·逆调论》曰：“肾者水脏，主津液。”
    - （1）肾中精气的蒸腾气化作用
      - 胃“游溢精气”
      - 脾的散精
      - 肺的通调水道
      - 小肠的泌别清浊等
      - ——作用的动力，推动着津液的输布
    - （2）肾气的蒸化作用下分清别浊
      - 清者蒸腾，经三焦上输于肺而布散于全身
      - 浊者化为尿液注入膀胱
  - 4. 肝主疏泄
    - 气机调畅，气行则津行，促进了津液的输布环流
    - 肝失疏泄则产生痰饮、水肿及痰气互结的梅核气、瘿瘤、臌胀等病证
  - 5. 三焦决渎
    - “决渎之官”，是津液在体内流注、输布的通道
    - 三焦水道不利，导致水液停聚，发为多种病证
- （三）津液的排泄：主要涉及肺、肾两脏
  - 汗液、呼气——肺
    - 肺气宣发，输精于皮毛，经气的蒸腾激发形成汗液排出
    - 肺主呼吸，呼出水气
  - 尿
    - 肾气蒸化，生成尿液
    - 肾气推动激发作用下排出体外
    - 肾气的固摄作用，使尿液不至于逸出
  - 粪：大肠传化糟粕，带走一部分水分

综上所述，津液的代谢过程，需多个脏腑共同参与，其中尤以肺、脾、肾三脏为要。《景岳全书·肿胀》说：“盖水为至阴，故其本在肾；水化于气，故其标在肺；水惟畏土，故其制在脾。”

若三脏中任何一脏功能失调，都可影响津液的代谢过程，引起津液生成不足，环流及排泄障碍，水液停滞或津液大量丢失等病理改变。

【验算】一位监考老师正纳闷地盯着一位学生在掷骰子，奇怪的是……

那学生同一题掷好几次……

便问那学生为什么？

那学生无奈地回答说：“难道不用验算吗？”

三、津液的生理功能

- (一) 滋润濡养
  - 津的质地清稀——滋润作用较为明显
  - 液的质地较为稠厚——营养作用较为明显
  - 布散于肌表——滋养肌肤毛发
  - 流注于孔窍——滋养和保护眼、鼻、口等
  - 灌注于脏腑——滋养内脏
  - 渗入于骨髓——充养骨髓、脑髓和脊髓等
  - 流于关节——对关节屈伸起着润滑作用
- (二) 充养血脉:津液经孙络渗入血脉之中,成为化生血液的基本成分之一,滋润濡养全身。津液可调节血液浓度,即“津血同源”
- (三) 调节体内外环境的阴阳相对平衡:通过汗液和尿液的代谢来调节机体的阴阳平衡
- (四) 排泄废物:在津液代谢过程中,能把机体的代谢产物通过汗、尿等方式不断排出体外,维持机体正常的生理活动
- (五) 运载诸气:人体之气依附于津液而存在,当汗、吐、下而伤津时,气也会随之脱失,造成“气随液脱”,故有“大汗亡阳”、“吐下之余,定无完气”之说

第五节　神

一、神的概念

神是人体生命活动的主宰及其外在总体表现的统称。

- 广义之神:一切生理活动、心理活动的主宰,生命活动的外在表现
- 狭义之神:人的精神、意识、思维活动

二、神的生成

(一) 精气血津液为化神之源,是产生神的物质基础:通过形色、眼神、言谈、表情、应答、举止、精神、情志、声息、脉象等方面体现出来。

- 精气血津液充足,脏腑功能强健——神旺
- 精气血津液亏耗,脏腑功能衰败——神衰

神的盛衰是了解脏腑精气充实与否的重要标志

(二) 脏腑精气对外界环境的应答

- 机理:在自然环境与社会环境的外界刺激下,人体内部脏腑将做出反应,产生了神。其中尤以心的生理功能最为重要。心藏神,主宰人体的生理和心理活动
- 生理意义
  - 保持了正常的心理活动状态,并以此主宰和协调机体内部生理活动
  - 机体与外部环境取得协调统一,体现神的存在

寒者,阴气也,即肃杀之气也。寒气中人,为祸最烈。(清·费伯雄《医醇賸义·卷一·中寒》)

千般疢难,不越三条:一者,经络受邪,入脏府,为内所因也;二者,四肢九窍,血脉相传,壅塞不通,为外皮肤所中也;三者,房室、金刃、虫兽所伤。以此详之,病由都尽。(《金匮要略·脏腑经络先后病脉证第一》)

- （二）脏腑精气对外界环境的应答
  - 表现
    - （1）精神、意识、思维活动
      - 意：外界事物的信息通过感觉入心，通过心的忆念活动形成对事物表象的认识
      - 志：将忆念保存下来，即通过记忆来累计事物表象认识的过程
      - 思：在志的基础上酝酿思索、反复分析比较事物的过程
      - 虑：在反复思索的基础上，由近而远地估计未来的思维过程
      - 智：在虑的基础上，准确处理事务，支配行为对事物作出适当反应的措施
      - 《灵枢·本神》："所以任物者谓之心，心有所忆谓之意，意之所存谓之志，因志而存变谓之思，因思而远慕谓之虑，因虑而处物谓之智。"
    - （2）产生不同的情志活动：脏腑精气对外界刺激的应答，产生不同的情志活动"人有五脏化五气，以生喜怒悲忧恐。"（《素问·阴阳应象大论》）

三、神的作用

（一）调节精气血津液的代谢：神由精、气、血、津液等作为物质基础而产生，又能反作用于这些物质。

（二）调节脏腑的生理功能：脏腑精气产生神，神通过对脏腑精气的主宰来调节其生理功能。

（三）主宰人体的生命活动

- 神的盛衰是生命力盛衰的综合体现
- 神的存在是人体生理活动和心理活动的主宰
- 神是机体生命存在的根本标志，形与神俱，神为主宰
- →"得神者昌，失神者亡"

第六节　精、气、血、津液、神之间的关系

- 概述
  - 精气血津液——"形"：是产生一切机能和维持生命活动的物质基础
  - 精神、意识、思维活动——"神"：是人体生命的主宰及总体现
  - →相辅相成，相互依附
  - 无形则神无以附，无神则形无以活
  - 形乃神之宅，神为形之主
  - →形神统一是生命存在的根本保证

一、气和血的关系

可概括为："气为血之帅"，"血为气之母"。

- （一）气为血之帅
  - 1. 气能生血
    - 含义：血液的化生离不开气作为动力
      脏腑气推动激发使营气、津液和肾精化生转化
    - 病理：气能促进血液的生成，气旺则血旺，气虚则血少
    - 治疗：临床治疗血虚疾病时：常配合补气药，即取气能生血之意

【成绩】期中考试之后，数学老师要发表成绩，他说："90分以上和80分以上的人数一样多；80分以上和70分以上的人数也一样多。"话一说完，全班一阵欢呼，一位同学追问道："那么……不及格的人数呢？"老师不疾不徐地回答："不及格的人数和全班的人数一样多！"

- (一) 气为血之帅
  - 2. 气能行血
    - 含义
      - 气的推动作用是血液循行的动力
      - 血属阴而主静,血不能自行,需赖气的推动
      - 气既能直接推动血行,如宗气贯心脉以行气血;又促进脏腑的功能活动,通过脏腑的功能活动推动血行,如心气、肺气、肝气
    - 病理
      - 气虚推动无力 / 气滞血行迟缓 —— 形成血瘀
      - 气逆血随气升可见吐血等
    - 治疗:治疗血行失常,常以调气为主,调血次之
      - 血瘀
        - 属气虚——补气活血
        - 属气滞——行气化瘀
      - 气逆出血——降气止血
  - 3. 气能摄血
    - 含义:气的固摄作用是防止血液逸出脉外的重要因素
    - 病理:气的固摄作用减弱,血液不循常道而逸出脉外,导致各种出血
    - 治疗:补气摄血
- (二) 血为气之母
  - 1. 血能载气
    - 含义:气需依附于血液而载运全身
    - 病理:血不载气,则气将易于涣散,无以所归
    - 治疗:大出血之时,形成气随血脱——补气固脱
  - 2. 血能养气
    - 含义:气的充盛及其功能发挥离不开血液的濡养
    - 病理:血盛则气旺,血衰则气少
    - 治疗:血虚,气虚或功能丧失——气血双补

二、气与津液的关系

气与津液的关系与气与血的关系极为相似:

- (一) 气能生津
  - 含义:气是津液化生的动力。津液的生成依赖于气的推动作用
  - 病理
    - 脾胃等脏腑之气健旺,化生有力——津液充足
    - 脾胃等脏腑之气虚弱,化生无力——津液不足
  - 治疗:补气生津
- (二) 气能行津
  - 含义:气是津液在体内正常输布运行的动力,肺的宣发肃降,脾的散精,肾的蒸腾气化,肝的疏泄等
  - 病理
    - 气虚、气滞引起的津液停聚——“气不行水”
    - 津液停聚而导致气机不利——“水停气滞”
  - 治疗:行气利水法
- (三) 气能摄津
  - 含义:气防止体内津液无故大量流失,通过对津液排泄的控制,维持着体内津液量的相对恒定
  - 病理:气的固摄作用减弱,可出现多汗、漏汗、多尿、遗尿等
  - 治疗:补气以摄津
- (四) 津能载气
  - 含义:津液为气的载体之一,气需依附于津液而存在
  - 病理:多汗、多尿和吐泻等津液大量流失时,气亦将失其依附而外脱,即“气随液脱”
    清·尤在泾《金匮要略心典》说:“吐下之余,定无完气。”
  - 治疗:益气固脱

医著精要

暑必兼秽,暑必夹湿。(清·吴达《医学求是·治伏暑赘言》)

- (五) 津能生气
  - 含义:津液在输布过程中受到各脏腑阳气的蒸腾气化,可化生为气,敷布全身促进正常生理活动
  - 病理:津液亏耗则引起气的衰少
  - 治疗:气阴两补

三、精血津液之间的关系

- (一) 精血同源,即肝肾同源
  - 1. 含义:精与血的化源相同而又相互滋生的关系称为精血同源
    - 化源相同:由水谷精微化生和充养
    - 功能相同:濡养和化神
    - 关系:相互滋生、互相转化
  - 2. 精化血:脏腑之精
    - 肝精融入肝血化为肝血
    - 心精融入心血化为心血
    - 脾精(脾运化吸收的水谷之精)化为营气和津液入脉化血
    - 肾精在肝肾之气的推动作用下入肝而化为血
  - 3. 血化精
    - 血液化生精,补充滋养肾之所藏,使肾精充实
    - 血液充足则精足;血液虚少则精亏
- (二) 津血同源
  - 1. 含义
    - 化源相同:由水谷精微化生
    - 功能相同:滋润濡养
    - 关系:相互滋生、互相转化
  - 2. 津能化血
    - 含义:津液在心肺作用下进入脉中,以营气相合变化而赤为血,津液渗入孙络以化生补充血
    - 病理:"夺汗者无血"(《灵枢·营卫生会》)
      - 水谷摄入不足,脾胃功能虚弱;大汗、吐、泻;严重烧伤 → 脉外津液不足
        - 不能化生血液,血液亏少
        - 脉内津液溢出脉外,血液浓稠
    - 治疗:此时不能用放血、破血疗法,防止津液及血液耗伤
  - 3. 血能生津
    - 含义:津液在心肺作用下进入脉中,以营气相合变化而赤为血,津液渗入孙络以化生补充血
    - 病理:"夺血者无汗"(《灵枢·营卫生会》)
      - 血液亏耗失血 → 不能化津;脉外津液进入脉中 → 津液不足
    - 治疗:对失血者不能用汗法,防止津液和血液进一步耗竭
      "衄家不可发汗"、"亡血家不可发汗"

四、精气神之间的关系

- 精气神称为人身"三宝"
  - 精气相互化生
  - 精气生、养神
  - 神统驭精

【恐怖食堂】学校有两个食堂,大食堂为学生食堂,小食堂为老师食堂。

小食堂门口贴出一张告示:经研究决定,本食堂专卖老师,考虑到学校的实际情况,兼卖学生。但先卖老师,卖完老师,再卖学生,卖完为止。

（一）气能生精摄精
- 含义
  - 气的运行不息促进精的化生
  - 气能固摄精使精聚而充盈，不无故外泄耗损
  - 各脏腑之气充足、功能正常，运化吸收水谷精微，脏腑之精充足，流注于肾而藏之
- 病理及治疗
  - 气虚则精化生不足——精亏：补气生精
  - 气虚则精失于固摄——失精：补气固精

（二）精能化气
- 含义：人体之精在气的推动激发作用下可化生为气
  - 各脏之精化生各脏之气
  - 肾中先天之精化为元气
  - 水谷之精化为谷气
- 病理及治疗：精亏则气衰——补气填精

（三）精气化神
- 含义：精与气是神得以化生的物质基础，神得到精和气的滋养才能正常发挥作用
- 病理
  - 精盈则神明，精亏则神疲——积精全神
  - 气充则神明，气虚则神衰——气为“神之母”

（四）神驭精气
- 含义：人体脏腑、形体、官窍的功能活动及精气血等物质的新陈代谢，必须受神的调控和主宰
- 病理：神安则精固气畅，神荡则精失气衰。故“得神则昌，失神则亡”

测试与考研桯——驰骋考研战场，成就高分能手

一、单项选择

1. 在气的生成过程中，尤为重要的是
   A. 肺的呼吸功能　B. 脾胃运化功能
   C. 肾的闭藏功能　D. 肺肾协调功能
   E. 心的主血功能（中医综合A型题，2005，6题）
2. 气机升降之枢是指
   A. 肺主呼气，肾主纳气
   B. 心火下降，肾水上升
   C. 肝主左升，肺主右降
   D. 脾主升，胃主降
   E. 以上都不是（中医综合A型题，1994，7题）
3. 全身气机调畅最重要的环节是
   A. 肺主呼气，肾主纳气
   B. 心火下降，肾水上升
   C. 肝气主升，肺气主降
   D. 脾气主升，胃气主降
   E. 肺气宣发，亦主肃降
   （中医综合A型题，2003，10题）
4. 下列选项中，气不能固摄的物质是
   A. 血液　B. 汗液
   C. 唾液　D. 精液
   E. 水谷（中医综合A型题，2006，8题）
5. 气能防止精、血、津液滑脱的作用称
   精、气、血、津液各自的新陈代谢及相互转化的作用称
   A. 气化作用　B. 防御作用
   C. 固摄作用　D. 推动作用
   E. 营养作用（中医综合B型题，2005，76、77题）

头者精明之府，头倾视深，精神将夺矣。背者胸中之府，背曲肩随，府将坏矣。腰者肾之府，转摇不能，肾将惫矣。膝者筋之府，屈伸不能，行则偻附，筋将惫矣。骨者髓之府，不能久立，行则振掉，骨将惫矣。得强则生，失强则死。（《素问·脉要精微论》）

6. 气的运动产生宇宙万物各种变化的过程称为
A. 变化　　B. 气化
C. 转化　　D. 消化
E. 代谢　　（山东中医药大学，2005、2006）

7. 气的升降出入失常，称作
A. 气滞　　B. 气逆
C. 气机失调　　D. 气乱
E. 气陷　　（山东中医药大学，2004）

8. 下列与“气主煦之”无关的是
A. 气郁久从阳而化热
B. 体温的维持恒定
C. 脏腑经络组织器官正常的活动
D. 血和津液的循环运行
（中医综合 A 型题，2007，8 题）

9. 喻昌所论的“内气”是指
A. 元气　　B. 宗气
C. 营气　　D. 卫气
E. 中气　　（湖南中医药大学，2005）

10. 通行元气的脏腑是
A. 肾　　B. 心
C. 三焦　　D. 胆
E. 肺　　（山东中医药大学，2005、2006）

11. 下列哪项与宗气功能无关
A. 语言声音　　B. 呼吸强弱
C. 气能生津　　D. 肢体寒温
E. 驱邪外出　　（湖南中医药大学，2005）

12. 具有行呼吸、行气血和滋先天功能的气是
A. 营气　　B. 宗气
C. 卫气　　D. 元气
E. 精气　　（山东中医药大学，2005、2006）

13. 水谷之气与呼吸之气结合，聚于胸中生成
A. 宗气　　B. 营气
C. 真气　　D. 中气
E. 元气　　（山东中医药大学，2004）

14. 具有调节汗液排泄功能的气是
A. 营气　　B. 宗气
C. 卫气　　D. 元气
E. 精气　　（山东中医药大学，2004）

15. 卫气虚弱多与下列哪项有关
A. 脾气虚　　B. 肺气虚
C. 心气虚　　D. 肝气虚
E. 肾气虚　　（山东中医药大学，2005）

16. 与语言、声音、呼吸关系最为密切的是
A. 元气　　B. 肺气
C. 宗气　　D. 中气
E. 心气
（中医综合 A 型题，2000、2008，5、11 题）

17. 与语言、声音及心脏搏动等密切相关的是
A. 元气　　B. 宗气
C. 卫气　　D. 中气
E. 营气　　（中医综合 A 型题，2001，3 题）

18. 宗气的分布是
卫气的分布是
A. 上出息道，下走气街
B. 熏于肓膜，散于胸腹
C. 通过三焦，流行全身
D. 上荣于头目
E. 与血同行，环周不休
（中医综合 B 型题，1991、1993、1997，75、76 题；1994、1999，73、74 题）

19. 元气的主要功能是
卫气的主要功能是
A. 推动作用　　B. 营养作用
C. 气化作用　　D. 防御作用
E. 固摄作用
（中医综合 B 型题，1992，75、76 题；1997，73、74 题）

20. 行气利水并用治疗水肿的理论依据是
A. 气能生津　　B. 气能摄津
C. 气能行津　　D. 津能载气
E. 津能化气　　（湖南中医药大学，1999）

21. 血液化生的主要来源
A. 水谷精微　　B. 营气
C. 津液　　D. 精髓
（湖北中医药大学，2002）

22. 与血液生成关系最密切的脏是
A. 心　　B. 肝
C. 肺　　D. 脾
E. 肾　　（山东中医药大学，2005）

【医生的回答】“大夫，你把剪刀遗忘在我的肚子里了。”
“没关系，我还有一把。”

23. 下列哪项符合“津”的特性
A. 质较稠厚　　B. 流动性较小
C. 灌注骨节、脏腑、脑髓　　D. 渗注血脉
E. 起濡养作用　（山东中医药大学，2006）

24. 有充养脑髓和滑利关节作用的是
A. 气　　B. 血
C. 精　　D. 津
E. 液　（长春中医药大学，2005）

25. 能灌注于骨节、脏腑、脑、髓等组织起濡养作用的是
A. 精　　B. 精汁
C. 津　　D. 液
（甘肃中医学院，2005）

26. 与津液气化关系最密切的脏是
A. 心肝肾　　B. 脾肺肾
C. 肺肝脾　　D. 心脾肾
E. 肝脾肾　（山东中医药大学，2005）

27. 津液代谢与下列哪组脏腑最为密切
A. 脾、肾、小肠、三焦
B. 脾、肝、肾、三焦
C. 肺、肾、三焦、小肠
D. 肺、脾、肾、三焦
E. 心、肾、小肠、膀胱
（中医综合A型题，2002，8题）

28. “并精而出入者”，谓之
A. 神　　B. 魂
C. 魄　　D. 意
E. 志　（中医综合A型题，1995，7题；2003，9题）

29. 《灵枢·本神》所言“因志而存变”谓之
A. 志　　B. 智
C. 虑　　D. 意
E. 思　（中医综合A型题，2002，4题）

30. 治疗血虚病证，配用补气药物的生理基础是
A. 气能生血　　B. 气能行血
C. 气能摄血　　D. 血能载气
E. 津血同源　（中医综合A型题，2005，9题）

31. 补气与活血并用治疗瘀血证的理论依据是
A. 气能生血　　B. 血能生气
C. 气能行血　　D. 血能载气
E. 气能摄血　（山东中医药大学，2006）

32. 治疗血瘀证，常配补气、行气药物，其机理是
A. 气能生血　　B. 气能行血
C. 气能摄血　　D. 血能载气
E. 以上都不是　（中医综合A型题，1994，8题）

33. 气随血脱的理论依据是
A. 气能生血　　B. 气能摄血
C. 气能行血　　D. 血能载气
E. 血能养气　（山东中医药大学，2005）

34. 大出血往往导致气脱，其生理学基础是
A. 气能生血　　B. 气能行血
C. 气能摄血　　D. 血能载气
E. 血能养气　（长春中医药大学，2005）

35. 失血患者临床上不宜使用汗法是因为
A. 衄家不可发汗　　B. 亡血家不可发汗
C. 夺血者无汗　　D. 夺汗者无血
E. 血源于汗　（湖南中医药大学，2005）

36. “夺血者无汗，夺汗者无血”，说明下列两者的关系是
A. 气与血　　B. 气与津液
C. 津液与血　　D. 津液与汗
E. 血与精　（中医综合A型题，1997，7题）

37. “吐下之余，定无完气”的生理基础是
A. 气能生津　　B. 津能化气
C. 气能摄津　　D. 津能载气
E. 气能行津
（中医综合A型题，1991、2007，5、9题）

38. 气机升降之枢是指
A. 肺主呼气，肾主纳气
B. 心火下降，肾水上升
C. 肝主左升，肺主右降
D. 脾气主升，胃气主降
（中医综合A型题，2009，8题）

39. 水谷精气与清气相结合，关系到
A. 宗气的生成　　B. 卫气的生成
C. 营气的生成　　D. 元气的生成
（中医综合A型题，2009，9题）

医著精要

湿为重浊有质之邪，若从外而受者，皆由地中之气升腾；从内而生者，皆由脾阳之不运。（清·叶天士《临证指南医案·湿》）

40. “夺血者无汗，夺汗者无血”说明了哪两者的关系
A. 气与血　B. 津液与血
C. 气与津液　D. 津液与汗
（中医综合A型题，2009，12题）

41. “亡血家不可发汗”的生理基础是
A. 气能摄津　B. 气能生津
C. 血能载气　D. 津血同源
（中医综合A型题，2010，7题）

42. “夺血者无汗”所说明的生理关系是
A. 气与血　B. 气与津
C. 血与津　D. 精与津
（中医综合A型题，2011，7题）

43. 用补气法治疗出血的理论依据是
A. 气能生血　B. 气能摄血
C. 气能行血　D. 血能载气
（中医综合A型题，2012，6题）

44. 元气流行的通道是
A. 命门　B. 血脉
C. 三焦　D. 膻中
（中医综合A型题，2012，7题）

45. 下列各项中，与血液运行和呼吸运动有关的是
A. 宗气的盛衰　B. 卫气的盛衰
C. 肾气的盛衰　D. 脾气的盛衰
（中医综合A型题，2013，6题）

46. 治疗血瘀证时，酌情配以益气或理气之品，其理论依据是
A. 血能载气　B. 气能行血
C. 气能摄血　D. 气能生血
（中医综合A型题，2013，7题）

47. 治疗血虚证配伍补气药，其理论依据是
A. 血能载气　B. 气能生血
C. 气能行血　D. 气能摄血
（中医综合A型题，2014，6题）

48. 在津液代谢中起主要作用的是
A. 肾之蒸腾气化　B. 肺之通调水道
C. 脾之运化水　D. 小肠之分清泌浊
（中医综合A型题，2014，7题）

二、多项选择

1. 属于后天之气者有
A. 元气　B. 宗气
C. 卫气　D. 营气
（黑龙江中医药大学，2005）

2. 与气生成密切相关的两脏是
A. 脾　B. 心
C. 肝　D. 肺
E. 三焦　（湖南中医药大学，2005）

3. 在气的生成过程中，尤为重要的是
A. 肺的呼吸功能
B. 肾的闭藏功能
C. 脾胃运化功能
D. 肝的疏泄功能
（中医综合X型题，2004，112题）

4. 气对尿液、汗液的排泄有控制调节作用的功能是
A. 温煦功能　B. 气化功能
C. 防御功能　D. 固摄功能
（中医综合X型题，1991，123题）

5. 与气升降密切相关的两脏是
A. 肝　B. 心
C. 肺　D. 脾
E. 胆　（湖南中医药大学，2002）

6. 人体气化功能失常，可影响到
A. 气血津液的新陈代谢
B. 饮食物的消化吸收
C. 汗液的排泄
D. 体温的相对恒定
E. 大小便的排泄　（河南中医学院，2005）

7. 气的固摄作用与推动作用失调可导致
A. 血虚　B. 出血
C. 血热　D. 血瘀
E. 血寒　（长春中医药大学，2005）

8. 气的主要生理功能有
A. 推动　B. 温煦
C. 防御　D. 固摄
E. 气化和营养　（山东中医药大学，2004）

9. 气的作用与汗液正常排泄有关的是

轻松一刻

【紧急措施】护士：“医生，不好了！刚才那个病人吃了我们给她的药，一出诊所的门就晕倒了！”

医生：“赶快，把她的身体翻个个儿，摆成是刚刚进门的样子！”

A. 推动作用　　B. 温煦作用
C. 固摄作用　　D. 气化作用
（黑龙江中医药大学,2005）

10. 气对尿与汗液的调控作用是
A. 温煦作用　　B. 气化作用
C. 推动作用　　D. 固摄作用
（中医综合 X 型题,1997,121 题）

11. 气对尿液、汗液排泄的调控作用是
A. 温煦作用　　B. 气化作用
C. 防御作用　　D. 固摄作用
（中医综合 X 型题,2001,124 题）

12. 尿液排泄与血液运行与气的哪两个作用最相关
A. 推动　　B. 温煦
C. 防御　　D. 营养
E. 固摄　　（湖南中医药大学,2002）

13. 气的固摄作用减弱,可以出现
A. 小便失禁　　B. 呕吐清水
C. 容易感冒　　D. 四肢不温
E. 滑精　　（山东中医药大学,2006）

14. 元气的生理功能是
A. 推动生长和发育
B. 温煦脏腑组织
C. 激发脏腑组织的生理活动
D. 固摄津液以防流失
（中医综合 X 型题,1998,124 题;2001,123 题）

15. 属于宗气生理功能的是
A. 调节腠理的开合　　B. 调节呼吸的强弱
C. 推动人体生长发育　　D. 调节心率和心律
（中医综合 X 型题,1996,125 题）

16. 宗气的盛衰可反映在
A. 语声低微　　B. 呼吸强弱
C. 血行是否通利　　D. 听觉感觉
（黑龙江中医药大学,2001）

17. 宗气的盛衰关系到
A. 呼吸的强弱　　B. 血液的运行
C. 腠理的开合　　D. 津液的布散
E. 视听的正常
（天津中医药大学,2003;浙江中医药大学,2004）

18. 宗气的盛衰可反应在
A. 语声高低　　B. 呼吸强弱
C. 气血运行是否通利　　D. 心搏的强弱
E. 肢体活动能力　　（长春中医药大学,2003）

19. 下列能构成一对阴阳关系的气是
A. 元气　　B. 卫气
C. 谷气　　D. 宗气
E. 营气　　（湖南中医药大学,2005）

20.《灵枢 · 本藏》提出的卫气的功能有
A. 司开合　　B. 乃化而为血
C. 温分肉　　D. 以奉生身
E. 肥腠理　　（山东中医药大学,2004）

21. 下列属于皮肤的功能
A. 辅助呼吸　　B. 防御外邪
C. 调节体温　　D. 调节津液代谢
（天津中医药大学,1997）

22. 组成血液的有
A. 髓　　B. 营气
C. 肾精　　D. 天癸
E. 津液　　（天津中医药大学,1997）

23. 与血液生成及运行密切相关的两脏是
A. 心　　B. 肺
C. 脾　　D. 肝
E. 肾　　（湖南中医药大学,2002）

24. 与血液生成密切相关的脏腑是
A. 脾　　B. 心
C. 肝　　D. 肾
E. 胃　　（山东中医药大学,2004）

25. 影响脉道通利的因素是
A. 气机不利　　B. 痰浊内阻
C. 津液枯涸　　D. 过食咸味
（中医综合 X 型题,1993,126 题;1994,122 题）

26. 影响脉道通利的因素是
A. 气机不利　　B. 痰浊内阻
C. 津液枯涸　　D. 火热内扰
（中医综合 X 型题,1999,126 题）

27. 血的正常运行,决定于气的何作用间的协调平衡
A. 推动作用　　B. 温煦作用

燥有虚实。虚燥救肺,实燥泻心,酸甘凉润,始终正治。(清 · 宝辉《医医小草》)
药能中病,大黄为圣剂;药不中病,人参亦鸩毒。(清 · 俞听鸿《俞听鸿医案 · 食参目盲》)

C. 防御作用　　D. 固摄作用
E. 气化作用　　（河南中医学院，2006）

28. 血液运行于脉道中，不逸出脉外，其相关的是
A. 肝主藏血　　B. 肺朝百脉
C. 脾气统摄　　D. 肝主疏泄
E. 肾气固摄　（湖南中医药大学，1999、2005）

29. 血液正常运行有赖于气的
A. 推动作用　　B. 温煦作用
C. 固摄作用　　D. 防御作用
E. 气化作用　（山东中医药大学，2004、2005）

30. 与血液运行密切相关的脏腑功能是
A. 心主血脉　　B. 肺朝百脉
C. 脾主统血　　D. 肝主藏血
E. 肾主藏精
（山东中医药大学，2004、2005、2006）

31. 血的营养滋润的作用体现在
A. 面色红润　　B. 肌肉丰满壮实
C. 皮肤润泽　　D. 毛发乌黑光泽
E. 感觉和运动灵活自如
（河南中医学院，2006）

32. 血的营养滋润的作用体现在
A. 面色的红润
B. 肌肉的丰满壮实
C. 皮肤毛发的润泽有华
D. 感觉和运动的灵活自如
（中医综合 X 型题，2006，106 题）

33. 血液的濡养作用可从以下哪些方面反映出来
A. 面色　　B. 肌肉
C. 皮肤　　D. 毛发
E. 官窍　　（山东中医药大学，2006）

34. 液的特性和功能是
A. 较稠厚，流动性小
B. 灌注于骨节、脏腑、脑、髓等
C. 濡养作用
D. 渗注于血脉
（中医综合 X 型题，1997，122 题）

35. 津的主要布散部位是
A. 体表皮肤肌肉　　B. 颅腔
C. 血脉之中　　D. 骨节
E. 孔窍　　（天津中医药大学，1997）

36.《素问·厥论》所说："脾主为胃行其津液者也"的含义是
A. 脾能将水谷化为精微
B. 脾气散精，上归于肺
C. 脾能运化水液
D. 脾能转输水谷精微
（中医综合 X 型题，2005，106 题）

37. 与津液输布主要依靠的脏腑是
A. 脾　　B. 肺
C. 肾　　D. 肝
E. 心　　（山东中医药大学，2005、2006）

38. 津液的排泄途径有
A. 汗　　B. 呼气
C. 涎　　D. 尿
E. 粪　（山东中医药大学，2004、2005、2006）

39. 津液的主要生理功能
A. 滋润和濡养　　B. 化生血液
C. 调节阴阳　　D. 排泄代谢产物
E. 运载全身之气　（山东中医药大学，2004）

40. 气对血液运行的调控作用主要体现为
A. 温煦作用　　B. 气化作用
C. 防御作用　　D. 固摄作用
E. 推动作用　　（山东中医药大学，2006）

41. 用补气法治疗失血，其主要理论依据是
A. 气能生血　　B. 血能生气
C. 气能摄血　　D. 阴阳互根
E. 气旺血足　　（湖南中医药大学，2005）

42. 用补气法治疗大出血，其主要理论依据是
A. 气能生血　　B. 血为气母
C. 气能摄血　　D. 气能行血
（中医综合 X 型题，1993、1997，123 题；1998，127 题）

43. "吐下之余，定无完气"是指
A. 气不摄津　　B. 气不化津
C. 津停气阻　　D. 气随津脱
E. 津不化气　　（湖南中医药大学，1999）

44. "津血同源"的主要依据是
A. 津可以化血
B. 血可以生津

【开得太深】主任医师大发雷霆："这已是你这个月里损坏的第三个手术台，史密斯先生！请你以后开刀不要开得这样深！"

C. 津血同源于水谷精气

D. 津亏则血燥，血燥则津枯

（中医综合 X 型题，2004，106 题；2005，116 题）

45. 气对尿液、汗液的调控作用是

A. 温煦作用　　B. 气化作用

C. 推动作用　　D. 固摄作用

（中医综合 X 型题，2009，123 题）

46. 气对血液生成的作用是

A. 气化作用　　B. 温煦作用

C. 推动作用　　D. 固摄作用

（中医综合 X 型题，2010，124 题）

47. 卫气的生理功能是

A. 护卫肌表，防御邪侵

B. 走息道以司呼吸

C. 温养脏腑、肌表和皮毛

D. 调控腠理开合，维持体温恒定

（中医综合 X 型题，2010，125 题）

48. 津的功能是

A. 濡养脑髓　　B. 润养肌肤

C. 润养孔窍　　D. 充养血脉

（中医综合 X 型题，2010，126 题）

49. 气对血液和津液运行的作用是

A. 温煦作用　　B. 气化作用

C. 推动作用　　D. 固摄作用

（中医综合 X 型题，2011，124 题）

50. 下列选项中，符合元气的生理功能的有

A. 固摄精血津液

B. 温煦脏腑组织器官

C. 激发脏腑组织生理活动

D. 推动人体生长和发育

（中医综合 X 型题，2011，125 题）

51. 下列选项中，符合液的生理功能的有

A. 润养肌肉和孔窍

B. 滑润关节

C. 濡养脏腑和脑髓

D. 充养血脉

（中医综合 X 型题，2011，126 题）

52. 属于气的推动作用的有

A. 促进机体生长发育

B. 促进津血的生成

C. 激发经络功能

D. 激发脏腑功能

（中医综合 X 型题，2012，125 题）

53. 宗气的分布部位有

A. 蓄于丹田，注于气街

B. 积于气海，散于脘腹

C. 积聚于胸中　　D. 贯注于心肺之脉

（中医综合 X 型题，2013，125 题）

54. 下列各项中，与气的温煦作用相关的有

A. 体温的恒定

B. 血液的运行

C. 津液的输布

D. 脏腑的功能

（中医综合 X 型题，2013，126 题）

55. 津液中“液”的特点有

A. 浊而黏稠　　B. 流动性小

C. 起濡养作用　　D. 布散于孔窍

（中医综合 X 型题，2014，125 题）

三、填空

1. 气是____和____的最基本物质。

（浙江中医药大学，2004）

2. 生命活动最基本的特征是____。

（河南中医学院，2005）

3. 在理论上可将气的运动归纳____为基本形式。

（天津中医药大学，1997）

4. 气的运动，称为____，其基本形式是____。

（长春中医药大学，2003）

5. 气的主要来源____和____。

（山东中医药大学，2004）

6. 元气依赖于____所化生，水谷精微中____部分是营气的主要成分。（山东中医药大学，2004）

7. 元气根于____，通过____布散全身。

（山东中医药大学，2006）

8. 宗气积于____，出于____，以贯____，而行____焉。

（黑龙江中医药大学，2002、2003；甘肃中医学院，2006）

9. 宗气主要是由____和____所组成。

水火，人身之阴阳也，阳常有余，故火证恒多。（清·吴崑《医方考·卷之二·火门》）

（天津中医药大学，2003）

10.《灵枢·邪客》曰："营气者，____，化以为血。"（黑龙江中医药大学，2002）

11. 血具有____和____功能。（山东中医药大学，2005）

12. 血液正常的循环需要两种力量，即____力和____力。（浙江中医药大学，2004）

13. 血液正常运行，取决于气的____作用之间的协调平衡。（长春中医药大学，2005）

14. 直接影响血液化生的因素有：____和____。（河南中医学院，2005）

15.《灵枢·生气通天论》曰："大怒则形气绝，而____，使人薄厥。"（河南中医学院，2006）

16. 津液的主要生理功能是____和____。（黑龙江中医药大学，2002）

17. 津液的功能包括____、____、____、____和____。（河南中医学院，2006）

18. 津液的排泄途径，除呼吸、大便外，还有____和____。（湖南中医药大学，1999；山东中医药大学，2005）

四、改错

1. 卫气不仅能够温养机体，防御外邪，还与痦痱有关。（湖南中医药大学，1999）

2. 与视、听、言、动的强弱关系最密切的是肝气。（天津中医药大学，1997）

3. 水谷精微化生血液需通过心肺作用来实现。（湖南中医药大学，1999）

4. 津液没有排泄废物的功能。（湖南中医药大学，1999）

五、名词解释

1. 原气（黑龙江中医药大学，2003）

2. 膻中（黑龙江中医药大学，2005；河南中医学院，2006）

3. 气海（湖南中医药大学，2005）

4. 气化（浙江中医药大学，2003；山东中医药大学，2005；长春中医药大学，2005）

5. 卫气营血辨证（请注释带"__"的词。浙江中医药大学，2001）

6. 卫气行于脉外（请注释带"__"的词。浙江中医药大学，2001）

7. 气为血之帅（湖北中医药大学，2001）

8. 津血同源（湖北中医药大学，2002、2006）

9. 血汗同源（山东中医药大学，2006）

10. 夺血者无汗（湖北中医药大学，2002）

六、简答题

1. 何谓"先天之精"、"后天之精"？二者关系如何？（甘肃中医学院，2004）

2. 脏腑气机规律如何？（湖北中医药大学，2002）

3. 气机调畅的状态如何？（山东中医药大学，2005）

4. 连结心脏搏动和肺主呼吸的中心环节是什么？（黑龙江中医药大学，2001）

5. 宗气是如何生成的？其功能有哪些？（河南中医学院，2005；山东中医药大学，2004）

6. 何谓卫气？其功能如何？（湖南中医药大学，2002；河南中医学院，2006）

7. 营气与卫气有何区别？（黑龙江中医药大学，2005；山东中医药大学，2005、2006；甘肃中医学院，2005）

8. 血正常运行的基本条件是哪些？（天津中医药大学，1997）

9. 血液的组成及生成如何？（长春中医药大学，2005）

10. 津液排泄途径主要是哪些？其相关脏腑是什么？（湖南中医药大学，2002）

11. 气与津液的关系如何？（山东中医药大学，2004、2006）

12. 血与津液的关系如何？（长春中医药大学，2005）

13. 如何理解"夺血者无汗"？（甘肃中医学院，2004）

七、论述题

1. 试述气的生理功能？（长春中医药大学，2005）

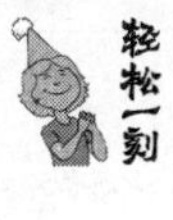

约翰半夜打电话给医生："请你快点来，我太太病得很严重！"

"怎么啦？"

"肚子疼，我想是得了盲肠炎。"

"约翰，你疯了！"医生回答说，"半年前我亲自为你的太太割掉了盲肠，难道你听说过一个女人有两条盲肠吗？"

"医生，难道你没有听说过我又结婚了吗？"

2. 气的运动与气化之间的关系如何？
（山东中医药大学，2005）

3. 试述有关脏腑在气的生成中的作用及气的生理功能？
（黑龙江中医药大学，2002）

4. 试述气的固摄作用减弱可能出现哪些临床表现。
（浙江中医药大学，2003）

5. “宗气不足”可能与哪些因素造成？
（浙江中医药大学，2001）

6. 何谓“经气”？与一身之气、脏腑之气有何不同？
（山东中医药大学，2006）

7. 试述血的生成、运行与脏腑的关系。
（长春中医药大学，2003；山东中医药大学，2006）

8. 人体津液代谢包括哪些生理过程？主要与哪些脏腑有关？各起何作用？
（甘肃中医学院，2004；湖南中医药大学，2005；黑龙江中医药大学，2005）

9. 气对血的关系如何？这种关系对临床实践有何指导意义？
（湖北中医药大学，2000）

10. 何谓“津血同源”？试从生理、病理及临床等方面论述之。
（湖北中医药大学，2001）

（王　涛　符　强）

医著精要

邪在于络，肌肤不仁；邪在于经，即重不胜；邪入于腑，即不识人；邪入于藏，舌即难言，口吐涎。（《金匮要略·中风历节病脉证并治第五》）

第三章　藏　　象

第一节　藏象学说概论

板书与教案栏——浓缩教材精华，打破听记矛盾

一、藏象的基本概念

- （一）藏象的基本概念
  - 1. 藏
    - 含义：指藏于体内的内脏
    - 内容：五脏、六腑、奇恒之腑
  - 2. 象
    - 含义：指五个生理病理系统的外在现象和比象
    - 内容
      - 五个生理病理系统表现于外的生理病理征象
      - 以五脏为中心的五个生理病理系统与外界自然环境的事物与现象类比所获得的比象
  - （1、2 →）藏象：是藏于体内的内脏及其表现于外的形态、生理病理征象及与自然环境相通应的现象
  - 3. 藏与象的关系
    - 以藏定象：藏是象的内在本质，藏决定象
    - 以象测藏：通过内脏活动表现于外的征象探知内脏的变化
  - 4. 藏象学说：是以脏腑的形态和生理病理及其与精气血津液神之间相互关系为研究目标的中医学基本理论
- （二）“藏”与脏器的区别
  - 1. 概念不同
    - 藏
      - 生理、病理学概念
      - 功能单位的概念
      - → 中医学特有的概念
    - 脏器：指机体内外的器官——西医学的形态学概念
  - 2. 结构不同
    - 藏
      - 形态性结构
      - 功能性结构
      - → 形态功能合一性结构
    - 脏器：纯形态学的或实体性结构
  - 3. 认识方法不同
    - 藏：中医学
      - 直接观察法：通过解剖分析发现
      - 整体观察法：以象测藏
    - 脏器：通过直接对该器官的解剖分析而获得

二、藏象学说的形成

- （一）古代解剖学的认识
- （二）长期生活实践的观察
- （三）古代哲学思想的渗透
- （四）医疗实践经验的积累

【乌云与蛤蟆】俄国著名寓言作家克雷洛夫（1769～1844年）长得很胖，又爱穿黑衣服。一次，一位贵族看到他在散步，便冲着他大叫：“你看，来了一朵乌云！”

“怪不得蛤蟆开始叫了！”克雷洛夫看着臃肿的贵族答道。

三、藏象学说的特点

- （一）以五脏为中心的人体自身的整体性
  - 1. 一脏一腑互为表里：经脉络属，腑隶属于脏，配合完成各项生理功能
  - 2. 五脏与形、窍联结为一个整体：形体分司于五脏，官窍为五脏外候
  - 3. 形神合一，心为主导
    - 精神情志由五脏精气化生充养
    - 五脏功能受精神情志的调节与协调
  - 4. 五脏与精气血津液不可分
    - 五脏功能化生精气血津液
    - 精气血津液是脏腑功能活动的物质基础
- （二）五脏与自然环境的统一性
  - 1. 五脏与季节的统一性
  - 2. 五脏与气候的统一性
  - 3. 五脏与地域的统一性

附　人体生理系统简表

系统	五脏	六腑	五华	五体	五窍	经脉
心系统	心	小肠	其华在面	在体合脉	开窍于舌	手少阴心经 手太阳小肠经
肺系统	肺	大肠	其华在毛	在体合皮	开窍于鼻	手太阴肺经 手阳明大肠经
脾系统	脾	胃	其华在唇	在体合肉	开窍于口	足太阴脾经 足阳明胃经
肝系统	肝	胆	其化在爪	在体合筋	开窍于目	足厥阴肝经 足少阴胆经
肾系统	肾	膀胱	其华在发	在体合骨	开窍于耳及二阴	足少阴肾经 足太阳膀胱经

四、五脏、六腑与奇恒之腑的生理特点

- （一）五脏 —— 藏精气而不泻，满而不能实
  - 组成：心、肝、脾、肺、肾
  - 生理特点：化生和贮藏精气
  - 形态特点：中满、实质性脏器
- （二）六腑 —— 传化物而不藏，实而不能满
  - 组成：胆、胃、大肠、小肠、三焦、膀胱
  - 生理特点：受盛和传化水谷
  - 形态特点：中空、管腔性器官
- （三）奇恒之腑 —— 藏而不泻
  - 组成：脑、髓、骨、脉、胆、女子胞
  - 生理特点：贮藏精气（功能似脏）
  - 形态特点：多中空（形似腑）

附　五脏六腑区别表

	五脏	六腑
阴阳属性	阴	阳
组成	心、肝、脾、肺、肾	小肠、大肠、胆、胃、膀胱、三焦
形态	实体或接近实体性器官	空腔器官
生理功能	化生贮藏精气，以藏为主	受盛传化水谷，以通为用
特点	满而不实	实而不满

医著精要

盖五行之中，有生有化，有制有克，如无承制而亢极，则为害，有制克则生化矣。（清·张志聪《黄帝内经素问集注·六微旨大论》）

五、脏腑精气阴阳的概念和作用

- (一)脏腑之精
  - 含义:一身之精在脏腑的分藏
  - 作用:濡养脏腑,是脏腑生理功能的物质支撑
- (二)脏腑之气
  - 含义:脏腑之精化生的运行不息的极细精微物质,也可以说是一身之气在脏腑的分布
  - 作用:推动和调控脏腑功能的正常发挥,是脏腑生理功能的得以发挥的动力
- (三)脏腑之阴气
  - 含义:脏腑之气中具有凉润、宁静、抑制等作用的部分
  - 作用:宁静、抑制脏腑机能、减缓新陈代谢
- (四)脏腑之阳气
  - 含义:脏腑之气中具有温煦、推动、兴奋等作用的部分
  - 作用:推动、兴奋脏腑机能、加速新陈代谢

(三)、(四):脏腑阴气与阳气协调共济,脏腑之气冲和调达、脏腑机能稳定、有序、协调

测试与考研栏——驰骋考研战场,成就高分能手

一、单项选择

1. 区分五脏、六腑、奇恒之腑的最主要依据是

A. 解剖形态　B. 所在部位

C. 阴阳属性　D. 经脉络属

E. 功能特点　(中医综合A型题,2004,4题)

2. 藏与象的关系,哪项是对的

A. 藏变决定象变　B. 藏决定象

C. 象变反映藏变　D. 象决定藏

E. 藏变象不变　(浙江中医药大学,2004)

二、多项选择

五脏的共同生理特点是

A. 受盛水谷　B. 化生精气

C. 贮藏精气　D. 藏而不泻

E. 泻而不藏　(甘肃中医学院,2006)

三、填空

1. 所谓五脏者,____,故____;六腑者,____,故____。

(黑龙江中医药大学,2006)

2. 五脏的生理特点是____,六腑的生理特点是____。

(黑龙江中医药大学,2005、2008)

四、改错

在藏象学说中,常以脾升胃降来概括整个消化系统的功能活动,所以,胃的通降还包括小肠将食物残渣下输于大肠,以及大肠的传化糟粕的功能活动在内。

(浙江中医药大学,2003)

五、名词解释

1. 藏象

(长春中医药大学,2005;黑龙江中医药大学,2003)

2. 六腑实而不满　(黑龙江中医药大学,2002)

六、简答题

1. 何为藏象学说?　(山东中医药大学,2005)

2. 五脏的功能和生理特点如何?

(黑龙江中医药大学,2008)

3. 如何理解"脏病多虚"、"腑病多实"?

(黑龙江中医药大学,2008)

【最晚的牙】老师:"人的哪一颗牙齿出现得最晚?"

学生:"假牙。"

第二节 五 脏

板书与教案栏——浓缩教材精华，打破听记矛盾

一、心

- （一）概述
  - 1. 位置：心位于胸腔，膈膜之上，两肺之间，形似倒垂之莲蕊，有心包护卫于外
  - 2. 特点
    - 火热之脏，神之舍，血之主，脉之宗
    - 五行属火，为阳中之阳
  - 3. 与六腑关系：手少阴心经与手太阳小肠经相表里
- （二）主要生理功能
  - 1. 主血脉
    - （1）含义
      - 主：主宰
      - 血：运行于脉内的红色液体，有营养周身组织的作用
      - 脉：血液运行的通道，又称"经脉"，为血之府
      - 心主血脉：指心气与脉气相通，心行血于脉中，营养和滋润全身的作用，包括主血和主脉
    - （2）心主血
      - 心行血，指心具有推动血液循行的功能
      - 心生血，指心具有化生血液的作用
    - （3）心主脉：心气推动脉气，使血行脉中，保持脉道通利的作用
    - （4）血液运行的基本条件
      - 心气充沛
      - 血液充盈
      - 脉道通利
      - ——心气充沛起主导作用
    - （5）生理表现
      - 面色——面色红润光泽
      - 舌象——舌体红活荣润
      - 胸部感觉——胸部舒适，感觉正常
      - 神志活动——神志清晰，精神振奋，思维敏捷
      - 脉象——节律均匀，和缓有力，一息四至
    - （6）病理表现
      - 面色——面色淡白或㿠白
      - 舌象——舌体淡白，舌质紫暗等
      - 胸部感觉——心悸气短，心前区憋闷
      - 神志活动——轻者心烦，重则神昏谵语
      - 脉象——脉细无力，节律不整，涩滞结代
  - 2. 心藏神
    - （1）神的含义
      - 广义之神：指整个人体生命活动的主宰和总体现
      - 狭义之神：指人的精神意识思维活动
    - （2）心藏神：又称主神明或主神志，是指心有统帅全身脏腑、经络、形体、官窍的生理活动和主司精神、意识、思维、情志等心理活动的功能
    - （3）心藏神机理
      - 心能任物：心有接受外界事物的刺激，并作出反应的功能
      - 控制各种生理活动：心为五脏六腑之大主，有统帅、调节脏腑形体各种功能活动

夫良医之治病也，必先求其得病之因。其虚邪也当治其母，实邪也当治其子，微邪也当治其所胜，贼邪也当治其所不胜，正邪也当治其本经。（元·朱震亨《局方发挥》）

- （二）主要生理功能
  - 2. 心藏神
    - （4）生理表现
      - 主宰精神活动——神志清晰，思维敏捷，反应灵敏
      - 主宰生理活动——主明则下安，全身各脏腑功能统一协调
      - 《素问·灵兰秘典论》曰："心者，君主之官，神明出焉"
    - （5）病理表现
      - 心神不足——精神委顿，神思衰弱，反应迟钝
      - 神明被扰——神昏，谵语，狂躁，举止失常
      - 主不明则十二官危——全身各脏腑功能失去协调，心动则五脏六腑皆摇
  - 3. 心主藏神与心主血脉的关系
    - 心主血脉是心主藏神的物质基础
    - 心主血脉的功能受心神的主宰
    - 心主血脉与心主藏神相辅相成，相互为用
- （三）生理特性：心为阳脏主通明
  - 含义
    - 心为阳脏：心位于胸中，五行属火，为阳中之阳，故称为阳脏，又心为阳脏而主通明为火脏
    - 主通明：是指心脉以通畅为本，心神以清明为要
  - 生理：心为火脏，以阳气为用，温通血脉，振奋精神
  - 病理
    - 心之阳气不足
      - 血行迟缓，瘀滞不畅——面色或舌色青紫
      - 神失所养——精神委顿，神昏
    - 心阴不足
      - 阴不制阳，血行加速——舌红，面赤
      - 精神亢奋——心烦，失眠
- （四）与形、窍、志、液、时的关系
  - 1. 在体合脉
    - （1）含义：心与脉相互配合，以完成血液的正常运行
    - （2）生理意义：心主血脉，心气推动血液在脉内运行循环周身
    - （3）病理意义：脉跳失常——结脉、代脉等
  - 2. 其华在面
    - （1）含义：心的功能状态，常可从面部的色泽变化反映出来
    - （2）原理：面部血脉丰富，皮肤薄嫩，故心的荣华可以从面部反映出来
    - （3）生理意义：心主血脉功能正常，则面色红润有光泽
    - （4）病理意义
      - 心血亏少——面色苍白无华
      - 心气虚——面色淡白
      - 心脉瘀阻——面色青紫
      - 心火亢盛——面色红赤
      - 心阳暴脱——面色苍白、晦暗
  - 3. 在窍为舌
    - （1）含义：舌为心之外候，心有变化，舌能很快地发生反应
    - （2）原理：心经的别络、经筋上系于舌，心的气血上通于舌
    - （3）生理意义：心生理功能正常——舌质红润，运动自如，味觉正常，语言流利
    - （4）病理意义
      - 心气虚——舌质淡白
      - 心火上炎——舌尖红赤
      - 神志异常——舌强、舌卷、语謇或失语
  - 4. 在志为喜
    - （1）含义：心的生理功能和情志的喜有关
    - （2）生理意义：喜，属于对外界刺激的良性反应，正常的喜志有益于心主血脉的功能，有益于身心健康
    - （3）病理意义
      - 心气不足——悲伤欲哭
      - 心经邪实——笑不休，喜志异常
      - 喜乐过度——伤及心神，耗损心气

【怎样当教授】大学生："我常常梦见自己当了教授。有什么办法让梦想实现呢？"
教授："少睡点觉。"

- （四）与形、窍、志、液、时的关系
  - 5. 在液为汗
    - （1）含义：心主血脉，而血汗同源，则汗为心液
    - （2）生理意义：心主神志，精神性出汗与心有直接关系
    - （3）病理意义
      - 心阳暴脱——大汗淋漓
      - 心阴虚——盗汗
  - 6. 与夏气相通应
    - （1）含义：自然界夏季以炎热，人体心为火脏而阳气最盛，同气相求，夏季与心相通应
    - （2）生理意义：人体的阳气随自然界阴阳的升降而发生周期性变化，心之阳气在夏季最为旺盛
    - （3）病理意义：阴虚阳盛之体的心脏病和情志病，夏季加重

附　心包络

- （一）概述
  - 1. 位置：包在心脏外面的包膜，简称心包，亦称膻中
  - 2. 表里关系：手厥阴心包经与手少阳三焦经相为表里
- （二）生理功能
  - 保护心脏——心包络是心的外卫，有保护心脏的功能
  - 病理：热入心包——神昏、谵语

二、肺

- （一）概述
  - 1. 位置：肺位于胸腔，左右各一
  - 2. 特点
    - 肺在人体脏腑中位置最高，故称“华盖”
    - 肺叶娇嫩，不耐寒热，易被邪侵，故有“娇脏”之称
    - 在五行属金，为阳中之阴
  - 3. 与六腑关系：手太阴肺经与手阳明大肠相表里
- （二）主要生理功能
  - 1. 肺主气、司呼吸
    - （1）肺主气
      - 含义：指一身之气均由肺所主持，包括主呼吸之气和主一身之气
      - 机理：主要取决于肺司呼吸功能
      - 主呼吸之气
        - 1）含义：指肺吸入清气，排出浊气，吐故纳新，实现体内外的气体交换
        - 2）机理：肺的宣发、肃降运动来实现
        - 3）意义：呼浊吸清，保证清浊之气的新陈代谢
        - 4）生理表现：呼吸调匀，气息平和
        - 5）病理表现：呼吸不畅，咳嗽气喘。故《素问·至真要大论》：“诸气膹郁，皆属于肺”
      - 主一身之气
        - 1）含义：指肺有主司一身之气的生成和运行的作用。故《素问·六节藏象论》曰：“肺者，气之本”
        - 2）机理：取决于肺司呼吸功能
        - 3）意义：肺吸入的清气，是人体气的主要来源之一，尤其是宗气的生成；肺有节律的呼吸对全身气机具有调节作用
        - 4）生理表现：全身之气生成充足；气的升降出入正常
        - 5）病理表现：呼吸无力，少气懒言，肢倦乏力等气虚之征

医荟精要

运气证治者，所以参天地阴阳之理，明五行衰旺之机，考气候之寒温，察民病之吉凶，推加临补泻之法，施寒热温凉之剂，古人云：治时病不知运气，如涉海问津。诚哉言也！（明·朱权《乾坤生意》）

- （二）主要生理功能
  - 1. 肺主气、司呼吸
    - （2）司呼吸
      - 含义：肺是呼吸器官，为体内外气体交换的场所
      - 机理
        - 由“虚如蜂巢”的形态结构所决定
        - 赖肺气的宣发、肃降运动来实现
      - 意义：呼浊吸清，保证清浊之气的新陈代谢
      - 生理表现：呼吸调匀，气息平和
      - 病理表现：呼吸不畅，咳嗽气喘
    - （3）司呼吸与主气的关系：肺呼吸均匀协调，是气的生成和气机调畅的根本条件；气旺则肺司呼吸均匀有力
  - 2. 通调水道
    - （1）含义：指肺气的宣发肃降作用推动和调节全身水液的输布和排泄
    - （2）机理
      - 宣发
        - 呼气排出部分水液
        - 濡润头面诸窍及皮毛肌腠
        - 外达皮毛排出汗液
      - 肃降
        - 降阴液填补肾精
        - 津液下输于肾和膀胱，经气化排出为尿
        - 津气下行，助大肠传导，排出部分水液
      - 故称“肺主行水”、“肺为水之上源”
    - （3）意义：参与体内津液代谢，维持其动态平衡
    - （4）生理表现：水精四布，五经并行
    - （5）病理表现：痰饮、水肿（颜面尤著）、小便不利等
  - 3. 朝百脉、主治节
    - （1）朝百脉
      - 1）含义：指全身的血液通过百脉会聚于肺，经肺的呼浊吸清将含有清气的血液通过百脉输布到全身
      - 2）机理
        - 心肺相联，肺“聚会百脉”
        - 肺司呼吸，气助血行
      - 3）本质：是肺的宣降运动在血液循环中的体现
      - 4）意义：助心行血，是血液循环正常的必要条件
      - 5）生理表现：呼吸调匀，心跳正常
      - 6）病理表现：心悸胸闷，唇青舌紫等症
    - （2）主治节
      - 1）含义：肺有治理调节肺之呼吸及全身之气、血、水的作用
      - 2）机理：通过治理调节气血津液而起到治理调节全身的作用
      - 3）意义：对肺生理功能的高度概括。《素问·灵兰秘典论》曰：“肺者，相傅之官，治节出焉”
      - 4）生理表现
        - 治理调节呼吸运动，使之有节律地一呼一吸，保持体内外的气体交换
        - 随呼吸，调布全身气机的升降出入
        - 通过宣发和肃降作用，治理调节津液代谢
        - 朝百脉，推动调节血液运行
      - 5）病理表现：呼吸、水液代谢、气血运行异常，进而影响相应脏腑的功能

轻松一刻

【现象】上地理课时，地理老师问学生：“在日食的时候会出现什么现象？”“大家都跑出去看！”学生答道。

- （三）生理特性
  - 1. 肺为华盖
    - （1）五脏中位置最高，故称“华盖”
    - （2）居高位，能行水，故称“水之上源”
    - （3）宣发卫气，保护内脏，故称“五脏六腑之盖”
    - （4）肺外合皮毛，为诸邪易侵之脏
  - 2. 肺为娇脏：肺脏清虚娇嫩，上通天气，外合皮毛易被邪侵
  - 3. 主宣发、肃降
    - （1）宣发
      - 1）含义：指肺气具有向上升宣和向外周布散的作用
      - 2）作用：向上向外布散气与津液，呼出浊气
      - 3）生理表现
        - 呼出浊气
        - 将津液水谷精微输布头面诸窍、皮毛肌腠
        - 宣发卫气，津液化为汗液排出体外
      - 4）病理表现
        - 肺失宣发——呼吸不畅，胸闷喘咳
        - 卫气被郁——恶寒无汗
        - 津液内停——呼吸困难，喘咳不得卧
    - （2）肃降
      - 1）含义：指肺气具有向下清肃通降的作用
      - 2）生理表现
        - 向下向内布散气与津液
        - 布散津液及水谷精微，濡润脏腑
        - 代谢浊液下输于肾及膀胱，化为尿排出体外
      - 3）病理表现：肺失肃降，呼吸表浅或短促，咳喘气逆
    - （3）宣发与肃降的关系：相互制约相互为用。二者功能协调，则呼吸通畅，津液正常输布代谢；反之，宣发与肃降功能失调，呼吸失常，水液代谢障碍
- （四）与形、窍、志、液、时的关系
  - 1. 在体合皮，其华在毛
    - （1）含义：肺与皮毛有密切关系，皮毛的功能由肺所主，皮毛又能“宣肺气”
    - （2）生理意义
      - 肺气宣发，输精于皮毛，皮肤致密、抵抗力强
      - 将津液、水谷精微输布于上，以滋头面、皮毛
      - 汗孔随肺气宣降，有助于肺的呼吸通利
    - （3）病理意义
      - 肺气不足、宣发无力——皮毛憔悴、卫外不固；多汗，易外感
      - 外邪侵袭、影响及肺——腠理闭而无汗；呼吸急促、咳喘
  - 2. 在窍为鼻，喉为肺之门户
    - （1）在窍为鼻
      - 1）含义：鼻为呼吸之气出入的通道，与肺直接相连，故称鼻为肺之窍
      - 2）生理意义：肺气和利，肺津滋润，鼻功能正常，嗅觉灵敏，气道通畅
      - 3）病理意义
        - 寒邪袭肺——鼻塞，流清涕
        - 热邪袭肺——鼻塞，流浊涕
    - （2）喉为肺之门户
      - 1）含义：喉为肺系的最上端，是呼吸之门、发声之器官。
      - 2）生理意义：肺气充沛，喉得滋养，则呼吸通畅，声音洪亮
      - 3）病理意义
        - 外邪袭肺——声音嘶哑、（金实不鸣）重浊
        - 肺气不足——声音嘶哑、（金破不鸣）低微
  - 3. 在志为忧（悲）
    - （1）含义：指悲忧的情绪变化或情感反映，由肺精、肺气所化生，是肺精、肺气生理功能的表现形式
    - （2）生理意义：忧（悲）属七情之一，属非良性刺激的情绪反映，悲动于心而肺应之
    - （3）病理意义
      - 悲易伤肺，肺气虚——呼吸气短无力
      - 肺气虚，气机消沉——易悲伤

医著精要

腹满时减，复如故，此为寒，当与温药。（《金匮要略·腹满寒疝宿食病脉证治第十》）

- （四）与形、窍、志、液、时的关系
  - 4. 在液为涕
    - (1) 含义：鼻涕由肺精所化，由肺气的宣发作用布散于鼻窍
    - (2) 生理意义：肺气宣发，促进肺津至鼻窍而为涕。正常情况下，鼻窍得润而涕不外流
    - (3) 病理意义
      - 肺寒——鼻流清涕
      - 肺热——流黄浊涕
      - 肺燥——鼻干而痛、涕少或涕中带血
  - 5. 与秋气相通应
    - (1) 含义：五脏与自然界阴阳相通应，肺气清肃下行，秋季气候肃杀，同气相求，肺应秋而旺
    - (2) 生理意义：秋季肺的制约和收敛功能强盛，养生当顺应秋气而使人气渐收
    - (3) 病理意义：秋季气候凉燥，肺体清虚，喜润恶燥，秋季易见秋燥之证

三、脾

- （一）概述
  - 1. 位置：位于中焦，在膈之下，胃的左方
  - 2. 特点
    - 喜燥而恶湿，为后天之本，气血生化之源
    - 五行属土，为阴中之至阴
  - 3. 与六腑关系：足太阴脾与足阳明胃相互络属，故脾与胃相表里
- （二）主要生理功能
  - 1. 主运化
    - (1) 含义：指脾具有把饮食水谷转化为水谷精微和津液，并将水谷精微和津液吸收、转输到全身各脏腑的生理功能
    - (2) 运化水谷
      - 1) 含义：脾对食物消化和吸收并转输其精微的功能
      - 2) 机理：磨谷消食，帮助胃肠将饮食物化为精微和糟粕；吸收运输精微，散精于肝，浊气归心，上归于肺，通达全身各组织器官
      - 3) 意义：脾吸收的精微物质是气血化生的主要来源
        故曰："脾为后天之本，气血生化之源"
      - 4) 生理表现：消化功能正常，精微物质充足，内养五脏六腑，外养四肢百骸、皮毛筋肉
      - 5) 病理表现：腹胀、便溏、倦怠、消瘦等
    - (3) 运化水液
      - 1) 含义：指脾气的吸收、转输水精、调节水液代谢的功能
      - 2) 机理
        - 胃和小肠消化吸收津液
        - 大肠吸收的水液
        - 肾气的蒸化的水液
        - （以上）经脾转输于肺，输布全身
      - 3) 意义：脾在水液的代谢过程中起枢转作用
      - 4) 生理表现
        - 水精四布，五经并行
        - 脾气健运，水液布散通利，无水湿之患
      - 5) 病理表现：水液代谢障碍，发生湿滞、痰饮、水肿、腹满等病症
        故《素问·至真要大论》曰："诸湿肿满，皆属于脾"
    - (4) 运化水谷和运化水液的关系：运化水谷和运化水液是脾主运化的两个方面，同时进行，是脾为"后天之本"理论的依据

【医学笑话】一个头发稀疏的人去找医生，说："您能不能给我点什么，使我保留我的头发呢？"

医生热心地说："拿去吧。"

说罢，递给他一个小塑料盒。

- （二）主要生理功能
  - 2. 主统血
    - （1）含义：脾有统摄血液在脉内运行，不使其逸出脉外的功能
    - （2）机理：脾健气旺，能行固摄之功统摄血行
    - （3）意义：是血液正常循行的重要条件之一
    - （4）生理表现：血行脉内而不外溢
    - （5）病理表现：脾运化无力，统血无能——便血，尿血，崩漏等
- （三）生理特性
  - 1. 脾气主升
    - （1）含义：指脾气的运动特点，以向上升腾为主
    - （2）机理：脾运化的水谷精微有布达上升的功能
      - 清者上升
      - 浊者下降
    - （3）升清
      - 含义："清"，指水谷精微等营养物质。升清，指脾气的升动转输，将胃肠道吸收的水谷精微和水液上输于心、肺等脏，通过心、肺的作用化生气血，濡润全身
      - 意义：脾主升清，胃主降浊，共同完成饮食水谷的消化，水谷精微的吸收、转输。故曰："脾宜升则健，胃宜降则和"
      - 生理表现
        - 升水谷精微于心肺——化生气血营养全身
        - 升清气于头面——头目清爽
        - 升津液于口为涎——润泽口腔
      - 病理表现
        - 脾气不升，清窍失养——头晕目眩，乏力
        - 清气下走，清浊混杂——腹胀、泄泻
        - 浊气不降，壅滞中焦——腹胀、脘闷
    - （4）升举内脏
      - 含义：指脾气上升能起到维持内脏位置的相对稳定，防止其下垂的作用
      - 生理表现：脾气主升，胃气主降，维持脏器位置相对恒定
      - 病理表现：脾气不升，内脏下垂——胃、子宫脱垂，久泄脱肛
  - 2. 喜燥恶湿
    - （1）含义：与胃的喜润恶燥相对而言
    - （2）机理：脾主运化水湿，太阴湿土得阳始运
    - （3）生理表现：脾气健运，运化水液功能正常
    - （4）病理意义
      - 痰、饮、水、湿内停，即"脾生湿"
      - 水湿产生后，反而困遏脾气，即"湿困脾"
- （四）与形、窍、志、液、时的关系
  - 1. 在体合肉，主四肢
    - （1）含义：脾气的运化功能与肌肉的壮实及其功能发挥之间有着密切的联系
    - （2）生理意义：脾气健运，肌肉得以营养，使肌肉发达；四肢禀水谷精气，则轻劲有力
    - （3）病理意义：脾失健运
      - 肌肉削瘦，软弱无力
      - 四肢倦怠，痿废不用

医著精要

故曰：病之始起也，可刺而已；其盛，可待衰而已。故因其轻而扬之，因其重而减之，因其衰而彰之。形不足者，温之以气；精不足者，补之以味。其高者，因而越之；其下者，引而竭之；中满者，泻之于内。其有邪者，渍形以为汗；其在皮者，汗而发之；其慓悍者，按而收之，其实者，散而泻之。（《素问·阴阳应象大论》）

- （四）与形、窍、志、液、时的关系
  - 2. 其华在唇
    - (1) 含义:口唇的形色及功能与脾有密切关系
    - (2) 生理意义:脾运化水谷精微至口唇——口唇红润、鲜明,感觉灵敏
    - (3) 病理意义
      - 脾虚、气血亏少——则口唇萎黄,枯而不荣
      - 脾胃积热——口唇糜烂
  - 3. 在窍为口
    - (1) 含义:饮食口味等与脾的运化功能密切相关
    - (2) 生理意义:脾经上行于口,脾气上升,口味正常,纳谷香甜
    - (3) 病理意义
      - 脾气虚——食欲不振,口淡乏味
      - 脾胃湿热——口黏、口甜等
  - 4. 在志为思
    - (1) 含义:脾的生理功能和思有关
    - (2) 生理意义:"思出于心而脾应之",正常的思考对机体活动无不良的影响
    - (3) 病理意义
      - 思虑过度,脾气郁滞——不思饮食、脘腹胀闷
      - 脾失健运,气血不足——思维减退
  - 5. 在液为涎
    - (1) 含义:涎为唾液中较清稀的部分。由脾气化生并转输布散
    - (2) 生理意义:脾气运化至口腔有润泽口腔,助食吞咽等作用
    - (3) 病理意义
      - 脾胃不和——口涎自出
      - 脾阴虚——涎液减少而口干
  - 6. 与长夏之气相通应
    - (1) 含义:脾与长夏,同气相求,故相通应
    - (2) 生理意义:脾主运化,化生精气血津液,以奉全身
    - (3) 病理意义:脾为湿伤——身热不扬、肢体困重、脘闷不舒、纳呆泄泻

四、肝

- （一）概述
  - 1. 位置:位于腹部,横膈之下,右胁之内
  - 2. 特点
    - 主升主动,为风木之脏,喜条达而恶抑郁,体阴而用阳
    - 五行属木,为阴中之阳
  - 3. 与六腑关系:足厥阴肝经与足少阳胆经相互络属,故肝与胆相表里
- （二）主要生理功能
  - 1. 肝主疏泄
    - (1) 含义:肝气具有疏通、畅达全身气机,通而不滞,散而不郁的作用
    - (2) 机理:肝的升发条达之性、主升主动的生理特点所决定
    - (3) 生理表现
      - 调畅气机:肝气疏泄,调畅气机——人身之气运行通畅
      - 促进血液与津液的运行输布
        - 气行血行、气行津行——气机调畅,津血运行通利
      - 促进脾胃运化和胆汁的分泌排泄（土得木则达）
        - 促进脾胃气机升降——中焦升降有序,运化有职
        - 促进胆汁的分泌排泄——助脾运化
      - 调畅情志:肝气疏泄,气血调和——心情舒畅
      - 促进男子排精、女子排卵行经
        - 肝气疏泄、肾气闭藏——男子正常排精,女子行经规律,正常排卵

【医银入肚】一富翁含银于口,误吞入腹,痛甚,某医治之。

医曰:"不难,先买纸牌一副,烧灰咽之,再用艾丸灸脐,其银自出。"

翁询其故,医曰:"外面用火烧,里面有强盗打劫,还怕你的银子不出来?"

- （二）主要生理功能
  - 1. 肝主疏泄
    - （4）病理表现
      - 气机失调
        - 肝失疏泄、疏泄不及（肝气郁结）：胸胁、少腹、两乳胀痛；心情抑郁、善太息
        - 肝失疏泄，疏泄太过（肝气横逆）：烦躁易怒，头胀目赤；胸胁攻窜作痛
      - 津血运行输布失常
        - 气滞血瘀——胸胁刺痛、癥积、肿块、月经不调
        - 气滞津停——梅核气、痰核、臌胀、水肿等
        - 气逆——呕血、咯血、昏厥、倒经等
      - 消化功能失常
        - 肝气乘脾——胸胁胀满、腹胀腹痛，肠鸣、腹泻
        - 肝气犯胃——胸胁脘腹胀满，疼痛，纳呆，嗳气，恶心、呕吐、泛酸
        - 肝病及胆——胁下胀痛，口苦，黄疸等
      - 情志活动异常
        - 肝气郁结——闷闷不乐，多疑善感，沉闷欲哭，胸闷叹息，情志抑郁
        - 肝气亢逆——急躁易怒，心烦失眠，头目眩晕，头胀头痛，情志亢奋
      - 生殖机能障碍
        - 女子——月经紊乱，经行不畅，痛经、闭经等
        - 男子——排精不畅，阳痿或不射精等
  - 2. 肝主藏血
    - （1）含义：指肝具有贮藏血液，调节血量及防止出血的功能
    - （2）机理
      - 肝为实质性全血器官，故能藏血
      - 肝的疏泄作用是肝调节血量的动力
    - （3）生理意义
      - 涵养肝气：肝藏血，化生和涵养肝气，使之冲和条达，防肝气亢逆
      - 调节血量
        - 人动则血运于诸经——全身得以濡养
        - 人静则血归于肝脏——以备不时之需
      - 濡养肝及筋目：肝血充足——濡养肝脏及形体官窍
      - 为经血之源
        - 肝藏血，称为“血海”
        - 肝中贮藏充足血液，保证月经来潮
      - 防止出血
        - 肝藏血，防止肝阳过亢，血随气逆而出血
        - 肝气充足，固摄血液，防止出血
    - （4）病理意义
      - 肝阳上亢
        - 肝血不足则阴亏；肝阳失于涵养易亢逆：急躁易怒，头目胀痛
      - 筋目失养——目涩昏花，夜盲，筋脉拘急，肢体麻木
      - 经血乏源——月经量少，甚则闭经
      - 肝不藏血——吐血、衄血、咯血、月经过多，崩漏等
  - 3. 肝主疏泄与藏血关系
    - 肝主疏泄、肝藏血：相辅相成、相互为用：主要体现在气与血的和调
    - 肝主疏泄，气机调畅——血运通畅，藏血有保障
    - 肝藏血，发挥濡养作用——肝气不亢，气机畅达

五方地势不同，致使为病各异。（清·高士宗《黄帝内经素问集解·异法方宜论》）

- （三）生理特性
  - 1. 肝为刚脏
    - （1）含义：指肝气主升主动，具有刚强躁急的生理特性而言
    - （2）机理
      - 肝在五行属木，木性曲直，伸展舒畅
      - 肝主疏泄，肝气喜条达而恶抑郁
      - 肝内寄相火，主升主动
    - （3）病变特点
      - 肝气上逆
      - 肝火上炎
      - 肝阳上亢
      - 肝风内动
      - ——眩晕面赤，烦躁易怒，筋脉拘挛，甚则抽搐，角弓反张等症状
  - 2. 肝主升发
    - （1）含义：肝具有升发阳气以启迪诸脏，以调畅气机的作用
    - （2）机理
      - 肝在五行属木——具有条达疏畅、升发生长的特性
      - 以升发为顺——主人体一身阳气之升腾
      - 对气机的影响——主要表现为升举疏通之作用
    - （3）病变特点：肝气升泄太过——多见肝阳上亢，肝气上逆病变
  - 3. 肝体阴而用阳
    - （1）含义：肝主疏泄，其用属阳，又主藏血，其体属阴，故有“肝体阴而用阳”
    - （2）机理
      - 肝在五行属木——具有条达疏畅、升发生长的特性
      - 以升发为顺——主人体一身阳气之升腾
      - 对气机的影响——主要表现为升举疏通之作用
    - （3）病变特点
      - 肝气升泄太过——多见肝阳上亢，肝气上逆病变
      - 肝阳气易亢逆升动——多见肝阳化风
- （四）与形、窍、志、液、时的关系
  - 1. 在体合筋
    - （1）含义：筋的功能有赖于肝血的濡养，筋膜的功能由肝所主
    - （2）生理意义
      - 肝血充盛
      - 筋膜得养
      - ——筋力强健，运动灵活，耐受疲劳
      - 《素问·六节藏象论》曰：“肝者，罢极之本”
    - （3）病理意义
      - 肝血不足
      - 筋膜失养
      - ——筋力减退，运动失灵，动则疲劳；手足震颤，肢体麻木，屈伸不利
  - 2. 其华在爪
    - （1）含义：爪甲赖肝血以濡养，其荣枯与肝之功能盛衰密切相关
    - （2）生理意义：肝血充足——爪甲坚韧，红润光泽
    - （3）病理意义：肝血不足——爪甲萎软而薄，枯而色夭，甚则变形、脆裂
  - 3. 在窍为目
    - （1）含义：目的视觉功能，有赖于肝之精血濡养和肝气之疏泄
    - （2）生理意义：肝精血充足，肝气调和，目才能正常发挥其视物辨色的功能
    - （3）病理意义
      - 肝之精血不足——两目干涩，视物不清
      - 肝经风热——目赤痒痛
      - 肝阳上亢——头晕目眩、目胀
      - 肝风内动——目睛上吊，两目斜视
      - 肝气郁结，火动痰生——二目昏蒙，视物不清

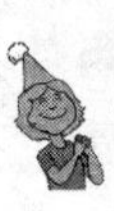

轻松一刻

【安眠药】颜容憔悴的病人对医生说：“我家窗外的野狗整夜吠个不休，我简直要疯了！”医生给他开了安眠药。一星期后，病人又来了，看上去样子比上次更疲惫。医生问：“安眠药无效吗？”病人无精打采道：“我每晚去追那些狗，可是即使好不容易捉到一只，它也不肯吃安眠药。”

- （四）与形、窍、志、液、时的关系
  - 4. 在志为怒
    - （1）含义：情志活动中的怒与肝的关系最密切
    - （2）生理意义
      - 一定限度怒，对维持机体生理平衡有重要意义
      - 肝为刚脏，肝生怒志是肝脏功能本有的特性
    - （3）病理意义
      - 大怒伤肝
        - 肝疏泄不及——肝气郁结
        - 肝疏泄太过——肝气横逆
      - 肝阴不足，肝阳偏亢——人易怒
  - 5. 在液为泪
    - （1）含义：泪由肝精血所化，肝与五液中的泪关系密切
    - （2）生理意义
      - 肝气疏泄促进津液上行于目而为泪
      - 濡润目窍，但不外溢
      - 遇有异物则大量分泌，排除异物，清洁目窍
    - （3）病理意义
      - 肝血不足——泪液分泌减少，两目干涩
      - 肝经风热——迎风流泪
      - 肝经湿热——目眵增多
  - 6. 与春气相通应
    - （1）机理：肝主疏泄，恶抑郁而喜条达，为阴中之阳，主升发，故与春气相通应
    - （2）意义：春日养生，各方面须顺应春气的生发和肝气的畅达之性

五、肾

- （一）概述
  - 1. 位置：位于腰部，脊柱两侧，左右各一，外应于腰，“腰为肾之府”
  - 2. 特点
    - 藏精，为五脏阴阳之本，封藏之本，先天之本
    - 五行属水，为阴中之阴
  - 3. 与六腑表里：足少阴肾经与足太阳膀胱经相互络属，故肾与膀胱相表里
- （二）主要生理功能
  - 1. 肾藏精，主生长发育生殖与脏腑气化
    - （1）肾藏精
      - 1）含义：肾对精气所具有的贮存、闭藏作用
      - 2）机理：肾气的闭藏作用和激发作用的协调
      - 3）精的含义分类及关系
        - 含义：是构成人体和维持人体生命活动的最基本物质，是生命之源，是脏腑形体官窍功能活动的物质基础
        - 广义的精是指构成人体、营养人体和维持人体生命活动的基本物质，泛指人体一切阴液，包括水谷之精、血、津液等
        - 狭义之精是指构成人体和维持人体生长发育与生殖的物质，即指肾所藏之精，故称为肾精
        - 分类
          - 先天之精（生殖之精气）
            - 来源：禀受于父母的生命遗传物质
            - 作用：形成生命（胚胎）和人体生长发育及生殖的物质基础
          - 后天之精（水谷之精气）
            - 来源：脾胃运化而生成的水谷之精
            - 作用：营养脏腑形体官窍组织

医著精要

中医的理论以脏腑为核心，临床上辨证论治，归根到底都是从脏腑出发。（秦伯未《谦斋医学讲稿》）

- （二）主要生理功能
  - 1. 肾藏精，主生长发育生殖与脏腑气化
    - （1）肾藏精
      - 3）精的含义分类及关系
        - 先后天之精的关系
          - 先天促后天：先天之精的活力资助，有利于后天之精的源源化生
          - 后天养先天：后天之精不断滋养培育先天之精，使其发挥正常的生理效应
      - 4）生理意义：精藏于肾，发挥其生理效应而不无故流失，完成肾及调节各脏功能的作用
      - 5）病理意义：肾失闭藏
        - 肾精不固——遗精、滑精、早泄等
        - 冲任不固——崩漏、滑胎、带下量多等
        - 二便不固——遗尿、夜尿频、大便失禁等
    - （2）主生长发育和生殖
      - 1）含义：指肾精及其所化肾气具有促进人体生长发育和生殖的作用
      - 2）机理：肾精及其所化肾气促进生长发育和生殖机能
      - 3）生理表现
        - 幼年、青年：肾中精气渐盛——筋骨强健、牙生发长极
        - 青春期：肾精气充盛、天癸渐至充盈 → 生殖机能成熟 → 男子排精、女子排卵
        - 壮年、老年：肾中精气衰减——面憔、发脱齿摇
      - 4）病理表现：肾精亏损
        - 儿童：发育迟缓，五迟，五软等
        - 成人：早衰，神疲，健忘，性功能减退，阳痿，不孕或不育等
    - （3）推动和调节脏腑气化
      - 1）含义：指由脏腑之气的升降出入运动推动和调控着各脏腑形体官窍的功能，继而推动和调控着机体精气血津液各自的新陈代谢及其与能量的相互转化的过程
      - 2）机理：肾精、肾气及其分化的肾阴、肾阳所起的重要作用
      - 3）肾精与肾气的关系
        - 含义
          - 肾精：以先天之精为主，又称为元精或真精
          - 肾气：由肾精所化，主要为先天之气。脏腑之气中最重要，为脏腑之气的根本
        - 内涵
          - 肾阴：具有凉润、宁静、抑制、凝结等作用的部分。又称元阴、真阴
          - 肾阳：具有温煦、推动、兴奋、宣散等作用的部分。又称元阳、真阳

轻松一刻

【误人子弟】督学到某学校视察，看见教室里有个地球仪，便问学童甲："你说说看，这个地球仪为何会倾斜23.5°？"学童甲惶恐地答道："不是我弄歪的！"

督学摇摇头，转问学童乙。学童乙双手一摊，说道："您也看见，我是刚刚才进来的！"

督学疑惑地问教师怎么回事。教师满怀歉意地说："不能怪他们，这地球仪买回来时已经是这样的了。"

校长见督学的脸色越来越难看，忙解释："说来惭愧，因为学校经费有限，我们买的是地摊货。"

- （二）主要生理功能
  - 1. 肾藏精，主生长发育生殖与脏腑气化
    - （3）推动和调节脏腑气化
      - 4）肾阴与肾阳的关系
        - 肾阴（阴气之本）
          - 促进机体“无形化有形”气化过程
          - 促进机体的滋润、宁静、成形的作用
          - 抑制机体新陈代谢
          - 抑制和调控脏腑机能
          - 濡养、凉润脏腑形体官窍
          - 减缓精血津液的化生及输布
          - 制约阳热的作用
        - 肾阳（阳气之本）
          - 促进“有形化无形”的气化过程
          - 促进机体的温煦、兴奋和化气作用
          - 加速机体新陈代谢
          - 对脏腑组织器官具有推动激发作用
          - 温煦脏腑形体官窍
          - 促进精血津液的化生及输布
          - 制约阴寒的作用
        - 阴气之本、阳气之本→维持阴阳平衡
      - 5）病理意义
        - 肾阳虚
          - 阳虚内寒、温化失职：形寒肢冷、腰膝冷痛、乏力；水肿尿少或小便清长、阳痿等
        - 肾阴虚
          - 阴虚内热、阴不制阳：潮热、腰膝酸软、口干咽燥；耳鸣眩晕、遗精早泄、舌红少津
  - 2. 肾主水
    - （1）含义：肾气具有主司和调节全身水液代谢的功能
    - （2）机理：肾气对参与水液代谢脏腑有促进作用
      - 肾气化
        - 促进各脏腑之气及阴阳在水液代谢中发挥各自的生理作用
        - 尿液生成与排泄
          - 升清降浊
            - 组织利用津液
            - 下达于肾
              - 清者上升达肾
              - 浊者下输膀胱
          - 司膀胱开合
            - 肾气推动——开
            - 肾气固摄——合
    - （3）生理意义：调节着机体水液代谢
    - （4）病理表现：水肿，尿少，小便清长等
  - 3. 肾主纳气
    - （1）含义：指肾有摄纳肺所吸入的自然界清气，保持吸气的深度，防止呼吸表浅的作用

医著精要

勇而能断，故曰将军，潜发未萌，故谋虑出焉。故刚正果决，故官为中正，直而不疑，故决断出焉。（唐·王冰《重广补注黄帝内经素问·灵兰秘典论》）

- （二）主要生理功能
  - 3. 肾主纳气
    - （2）机理
      - 肾的封藏作用在呼吸运动中的正常体现
      - 取决于肾精充沛，肾气的固摄有力
      - 肾的经脉上连于肺，与肺肾经脉密切联系有关
    - （3）生理意义：防止呼吸表浅，维持呼吸平衡
    - （4）生理表现：呼吸均匀和调，平衡有深度。故曰："肺为气之主，肾为气之根"
    - （5）病理表现：肾不纳气——呼吸表浅，呼多吸少，动则气喘
- （三）生理特性：主蛰守位
  - 1. 主蛰
    - 含义：指肾有潜藏、封藏、闭藏之生理特性，是对其藏精功能的高度概括
    - 生理意义：肾气封藏，精气盈满、生机旺盛
    - 病理意义：肾失封藏——喘息、遗尿、多汗、大便滑脱、男子滑精、女子带下、崩漏、滑胎等
  - 2. 守位
    - 含义：是指肾中相火（肾阳）涵于肾中，潜藏不漏，以发挥其温煦、推动等作用
    - 意义：肾阴充足，涵养相火，相火潜藏于肾中
- （四）与形、窍、志、液、时的关系
  - 1. 在体合骨，生髓，其华在发
    - （1）主骨生髓
      - 含义：主持髓的生成、骨骼的生长及脑海的充盈
      - 机理：肾精肾气促进机体生长发育功能的具体体现
      - 生理意义
        - 肾藏精——脑得其养，脑力聪明
        - 精生髓通——骨骼的生长、发育、修复
        - 精髓充足——齿坚硬、有光泽
      - 病理意义
        - 肾精不足、骨髓空虚、脑失所养
          - 脑转耳鸣、目无所见
          - 健忘失眠、胫痠眩冒
          - 懈怠安卧
        - 骨失所养
          - 小儿囟门迟闭，骨骼发育障碍
          - 成人易骨折，修复缓慢
          - 齿松、齿脱、小儿齿迟
    - （2）其华在发
      - 含义：肾中精气的荣华外现于发。即发之生长及其色泽，取决于肾中精气的盛衰
      - 生理意义
        - 肾精生髓通脑、发居头外窍——脑海充则毛发荣
        - 肾精充足则血旺、血濡养头发——发为血之余
      - 病理意义：肾之精血不足——头发稀疏、早秃、枯萎无光泽、早白

【医学笑话】一位富翁的妻子不小心跌了个跟头，断了一根股骨。富翁请城里最好的外科医生为他妻子手术。医生用一根镙丝钉将病人的骨头接好了。手术很成功。医生向富翁收费5000美元。富翁很不高兴，认为医生只不过用了一根镙丝钉就收这么多钱，太不公平。于是他写了一封信给医生，要求列出收费明细，很快他便收到了医生寄来的账单：一根镙丝钉：1美元；知道怎样放进去：4999美元；总计：5000美元。富翁没有再说什么。

- （四）与形、窍、志、液、时的关系
  - 2. 在窍为耳及二阴
    - （1）在窍为耳
      - 含义：耳及听觉功能与肾中精气的盛衰有密切关系
      - 生理意义：肾精肾气充盛、髓海得养——听觉灵敏，分辨力高
      - 病理意义：肾精肾气虚衰、髓海失养——听力减退，耳鸣耳聋
    - （2）在窍为二阴
      - 含义：二阴的功能状态与肾密切相关
      - 机理：二阴的功能依赖于肾藏精主生殖的功能
      - 生理意义：二阴
        - 前阴
          - 尿道——排尿
          - 外生殖器——生殖
        - 后阴——主排便
      - 病理意义
        - 肾失气化——尿失禁、遗尿、尿少、水肿等
        - 肾精不足——阳痿、早泄、月经不调、不孕等
        - 肾阴不足——大便秘结
        - 肾阳不足——大便泄泻、久泻滑脱、五更泄等
  - 3. 在志为恐
    - （1）含义：恐是一种恐惧、害怕的情志活动，与肾关系最密切
    - （2）生理意义：恐是对事物惧怕的一种情神状态，属七情之一
    - （3）病理意义
      - 恐伤肾，恐则气下——腰酸腿软、小儿痴呆，二便失禁、遗精等
      - 肾精不足，髓海失充——易恐
  - 4. 在液为唾
    - （1）含义：唾为口津中黏稠度较低多泡沫的液体，有润泽口腔，滋润食物及滋养肾精的功能
    - （2）生理意义：唾为肾精所化，肾阳气化阴液上腾，输于口腔
    - （3）病理意义
      - 多唾或久唾——耗损肾精
      - 肾阴不足——口干咽燥
      - 肾阳不足——唾少口干而不欲饮
  - 5. 与冬气相通应
    - （1）含义：五脏与自然界阴阳相通应，肾主冬
    - （2）生理意义：肾为水脏，润下藏精为封藏之本，以肾应冬
    - （3）病理意义：阳虚性慢性病易在冬季寒冷时复发

附　命门

- （一）概述
  - 1. 指眼睛。《灵枢·根结》："命门者，目也"
  - 2. 肾为命门。《难经·三十九难》："其左为肾，右为命门"
  - 3. 经穴名。位于第二、三腰椎棘突间
- （二）部位
  - 1. 右肾为命门。《难经·三十九难》："其左为肾，右为命门"
  - 2. 两肾俱为命门。《医学正传》："两肾总号命门肾为命门"
  - 3. 两肾之间为命门。《医贯》："命门在人身之中，对脐附脊骨，自上数下，则为十四椎；自下而上，则为七椎"
  - 4. 肾间动气为命门。《医旨绪余·命门图说》："命门乃两肾中间之动气，非水非火，乃造化之枢纽，阴阳之根蒂"
- （三）生理功能：命门是人身阳气的根本，生命活动的动力，对男子所藏生殖之精和女子胞宫的生殖功能有重要影响，对各脏腑的生理活动，起着温煦、激发和推动作用，对饮食物的消化、吸收与运输，以及水液代谢等都具有促进作用
- （四）病理表现：命门火衰——四肢清冷，下利清谷，或五更泄，男子阳痿，早泄，女子宫寒不孕，舌质淡，脉沉迟

诸有水者，腰以下肿，当利小便；腰以上肿，当发汗乃愈。（《金匮要略·水气病脉证并治第十四》）

测试与考研栏——驰骋考研战场，成就高分能手

一、单项选择

1. 五种不同表现的神，不包括
A. 思 B. 魂
C. 魄 D. 志
E. 意 （湖南中医药大学，2005）

2. 随神往来者，谓之
A. 志 B. 魄
C. 魂 D. 意
（中医综合A型题，2008，9题）

3. 心为"五脏六腑之大主"，是由于
A. 心者，生之本 B. 心主身之血脉
C. 心主神志 D. 心藏脉，脉舍神
E. 心者，君主之官
（中医综合A型题，1995，10题）

4. 与精神意识思维活动关系最密切的是
A. 心主血脉的生理功能
B. 肝主疏泄的生理功能
C. 脾主运化的生理功能
D. 肺主治节的生理功能
E. 肾主藏精的生理功能
（中医综合A型题，1991，2题；2003，3题）

5. 血行脉中的基本动力，中医学在理论上主要责之于
A. 经气 B. 宗气
C. 心气 D. 肺气
（湖北中医药大学，2002）

6. 与《素问·调经论》所说"有余则笑不休"、"不足则悲"相关的是
A. 心气 B. 宗气
C. 心阴 D. 心神
E. 心阳 （中医综合A型题，2006，5题）

7. 导致"心无所依，神无所归，虑无所定"的情志因素是
A. 喜 B. 怒
C. 思 D. 惊
E. 悲 （中医综合A型题，2006，12题）

8.《素问·脉要精微论》中的"血府"是指
A. 心 B. 肝
C. 脾 D. 脉
E. 女子胞 （山东中医药大学，2004）

9. 心在液为
A. 泪 B. 唾
C. 涎 D. 涕
E. 汗 （山东中医药大学，2005、2006）

10. 肺主一身之气取决于
A. 调节气机 B. 生成宗气
C. 呼吸运动 D. 宣发肃降
E. 肺朝百脉
（天津中医药大学，1997；山东中医药大学，2005）

11. 肺为"水之上源"的主要依据是
A. 肺的通调水道的功能
B. 肺具有布散水液的功能
C. 肺具有输精于皮毛的功能
D. 肺为脏腑之华盖
E. 饮入于胃，……上归于肺
（中医综合A型题，1991，3题；1994，2题）

12. "肺为水上之源"是指其能
A. 宣发布散津液
B. 其气肃降，有利于大肠主津
C. 辅助心脏，转输气血津液
D. 肃降水液，通调水道
E. 宣发卫气，调节汗液排泄
（中医综合A型题，2002，5题）

13. 具有升发特性的脏是
A. 肝 B. 脾
C. 肺 D. 肾
E. 心 （山东中医药大学，2005）

14. 与气门功能关系密切的脏是
A. 肝 B. 脾
C. 肺 D. 肾

【准确地点】老师问："著名的美国《独立宣言》，是在哪儿签署的？"
小黑格尔想了一会儿，回答说："在文件的末尾。"

E. 心 （山东中医药大学，2005）

15. 肺主通调水道的功能依赖于
A. 肺主一身之气 B. 肺司呼吸
C. 肺主宣发与肃降 D. 肺朝百脉
E. 肺输精于皮毛
（中医综合A型题，1997，3题；1999，5题）

16. 肺的行水功能主要依赖于
A. 肺主一身之气 B. 肺司呼吸
C. 肺输精于皮毛 D. 肺朝百脉
E. 肺主宣发肃降 （山东中医药大学，2006）

17. 下列功能与肺主治节无关的是
A. 调节呼吸运动 B. 调节全身气机
C. 调节血液运行 D. 调节津液输布
E. 调节脾胃升降
（中医综合A型题，2003，4题）

18. 保持呼吸功能正常的主要环节是
A. 心主神志 B. 肺合皮毛
C. 胃气下降 D. 肾主闭藏
E. 脾主转输 （中医综合A型题，2003，5题）

19. 肺称“华盖”是因为
A. 易受邪侵 B. 不耐寒热
C. 不耐燥湿 D. 位置最高
E. 肺叶娇嫩 （长春中医药大学，2005）

20. 与肺相表里的腑是
A. 小肠 B. 胃
C. 大肠 D. 胆
E. 膀胱 （山东中医药大学，2004）

21. 娇脏是指
A. 心 B. 肺
C. 肝 D. 肾
E. 脾 （山东中医药大学，2004）

22. 以下哪项属于肺的通降功能
A. 吸入自然界的清气
B. 排出体内浊气
C. 水液向下输送
D. 助大肠传导
E. 全身的血液会集于肺
（浙江中医药大学，2004）

23. 对血液运行具有促进和制约调节作用的是
A. 心 B. 肺
C. 脾 D. 肝
E. 肾 （中医综合A型题，1998，3题）

24. 脾统血的主要作用是
A. 控制血液的流速
B. 控制内脏的血液容量
C. 控制外周的血液容量
D. 控制血液在脉道内的运行
E. 控制血液能上荣于头目
（中医综合A型题，1994，3题）

25. 脾统血的主要作用机制是
A. 控制血液的流速
B. 控制血液的流量
C. 控制血液向外周运行
D. 控制血液向内脏运行
E. 控制血液在脉内运行
（中医综合A型题，1995，9题）

26. 脾主升清的确切内涵是
A. 脾的阳气主升
B. 脾以升为健
C. 脾气散精，上归于肺
D. 与胃的降浊相对而言
E. 脾输布津液，防止水湿内生
（中医综合A型题，1993，3题；1998，4题；1997，6题）

27. 下列属于脾的运化功能的有
A. 腐熟水谷 B. 游溢精气
C. 输布精微 D. 升清降浊
E. 喜燥恶润 （中医综合A型题，1994，6题）

28. 脾藏
A. 魂 B. 魄
C. 意 D. 志
（黑龙江中医药大学，2006）

29. 《内经》所谓“并精而出入者”，谓之
A. 神 B. 魂
C. 魄 D. 意
E. 志 （中医综合A型题，1995，7题；2003，9题）

医著精要

脾为五脏之母，土为万物之根。安谷则昌，绝谷则亡。（清·顾松园《顾松园医镜·证方发明·卷十·不能食》）

30.《灵枢·本神》所言“因志而存变”谓之
A. 志　　B. 智
C. 虑　　D. 意
E. 思　　（中医综合A型题,2002,4题）

31. 生痰之源为
A. 脾　　B. 肺
C. 三焦　　D. 气管
（浙江中医药大学,2003）

32.《素问·厥论》所说“脾主为胃行其津液者也”的含义是
A. 脾能将水谷化为精微
B. 脾气散精,上归于肺
C. 脾能运化水液　　D. 脾能运输水谷精微
（中医综合A型题,2005,106题）

33. 五脏六腑之精皆上注于目,其中肝之精气上注于
A. 瞳子　　B. 黑眼
C. 眼络　　D. 白眼
（中医综合A型题,2007,7题）

34. “罢极之本”是指
A. 肾　　B. 肝
C. 心　　D. 脾
E. 筋　　（湖南中医药大学,2005）

35. 肝的生理特性是
A. 主疏泄,调畅气机　　B. 主藏血,调节血量
C. 喜条达而恶抑郁　　D. 主血海而调冲任
E. 主筋脉,开窍于目
（中医综合A型题,2002,6题;长春中医药大学,2005）

36. 最能体现肝的生理特点的是
A. 肝喜条达　　B. 肝恶抑郁
C. 肝体阴而用阳　　D. 肝为刚脏,主动,主升
E. 肝赖血液以濡之,赖肾水以滋之
（中医综合A型题,1992,5题;2006,6题）

37. 与肝主疏泄不密切的生理功能是
A. 气机的调节　　B. 津液的代谢
C. 血液的运行　　D. 情志的调节
E. 精气的封藏　　（中医综合A型题,2006,7题）

38. 在肝的疏泄功能中,最根本的是
A. 调畅情志　　B. 调节血量
C. 调畅气机　　D. 疏通水道
E. 分泌和排泄胆汁
（中医综合A型题,1994,4题;长春中医药大学,2003）

39.《素问·五脏生成篇》说:“人卧血归于”
A. 肝　　B. 心
C. 脾　　D. 肾
E. 冲脉　　（湖南中医药大学,2005）

40. 肝藏血的生理意义应是
A. 贮藏血液于肝内
B. 调节人体各部分的血量分配
C. 收摄血液,防止出血
D. 魂神有所相依　　（浙江中医药大学,2001）

41. 阴阳互损最易发生于
A. 肾　　B. 肝
C. 肺　　D. 胃
E. 心　　（湖南中医药大学,2005）

42. 肝在液为
A. 泪　　B. 唾
C. 涎　　D. 涕
E. 汗　　（山东中医药大学,2004）

43. 开窍于目
A. 肺　　B. 心
C. 肝　　D. 肾
E. 脾　　（山东中医药大学,2006）

44. “魂”藏于
A. 心　　B. 肺
C. 肝　　D. 脾
E. 肾　　（山东中医药大学,2006）

45.《素问·逆调论》称水脏为
A. 三焦　　B. 脾
C. 膀胱　　D. 肾
（黑龙江中医药大学,2006）

46. 先天之本是
A. 肾　　B. 肺

【医学笑话】一位颇为肥胖的病人请医生开一种药,使自己得以安眠。他说:“我睡觉的时候,嘴巴总是合不拢,太痛苦了。”医生观察了一会儿,对病人说:“实在抱歉,没有任何药能解决你的问题。因为你目前的肥胖,使你的皮肤显得太少,当你一闭上眼,你的嘴巴就被拉开了。”

C. 肝　　D. 脾

E. 心　　（山东中医药大学，2004、2006）

47. 主纳气之脏是

A. 肝　　B. 脾

C. 肺　　D. 肾

E. 心　　（山东中医药大学，2004）

48. 肾主纳气的主要生理作用是

A. 有助于元气的生成

B. 有助于肺气的宣发

C. 有助于气道的清洁通畅

D. 有助于固摄精气

E. 有助于呼吸保持一定深度

（中医综合A型题，1993，12题；1994，5题）

49. 肾主纳气，所摄纳之"气"是指

A. 肺气　　B. 肾气

C. 经气　　D. 清气

（湖北中医药大学，2002）

50. "肾为气之根"主要指

A. 肾为五脏阳气之根本

B. 肾主纳气，以维持呼吸深沉

C. 肾主膀胱的气化开合

D. 肾主水液的蒸腾气化

E. 指元气由肾精所化生

（中医综合A型题，2002，7题）

51. 指出哪一项与肾藏精的功能关系最密切

A. 思维敏捷　　B. 目睛明亮

C. 嗅觉灵敏　　D. 肌肉健壮

E. 发黑荣润　　（湖南中医药大学，2005）

52. 在肾主闭藏的功能活动中，最具有生理意义的是

A. 纳气归肾，促进元气之生成

B. 固摄二便之失禁

C. 固摄水液，防止水液无故流失

D. 固摄精气，防止精气无故散失

E. 摄纳阳气，防止阳气浮越于上

（中医综合A型题，1992，6题；1998，5题；2000，4题）

53. 《素问·六节藏象论》所说"封藏之本"是指

A. 肝　　B. 心

C. 肺　　D. 肾

E. 脾　　（山东中医药大学，2004）

54. 机体的生长发育主要取决于

A. 血液的营养　　B. 津液的滋润

C. 水谷精微的充养　　D. 肾精的充盈

E. 心血充盛　　（长春中医药大学，2005）

55. 《素问·上古天真论》中所说"丈夫五八"在生理上的表现是

A. 阳气衰竭于上，面焦，发鬓斑白

B. 肾气衰，发堕齿槁

C. 肝气衰，筋不能动，天癸竭，精少

D. 肾脏衰，形体皆极

E. 三阳脉衰于上，脉皆焦，发始白

（中医综合A型题，1995，5题；2008，5题）

56. 《素问·上古天真论》中关于"丈夫七八"在生理上的表现是

A. 阳气衰竭于上，面焦，发鬓斑白

B. 肾气衰，发堕齿槁

C. 肝气衰，筋不能动，天癸竭，精少

D. 肾脏衰，形体皆极

E. 三阳脉衰于上，面皆焦，发始白

（中医综合A型题，1992，4题；1998，1题；2001，2题）

57. 《素问·上古天真论》说："筋骨坚，发长极，身体盛壮"，是指女子那个年龄段的生理表现

A. "二七"　　B. "三七"

C. "四七"　　D. "五七"

E. "六七"　　（中医综合A型题，2005，5题）

58. 《内经》所谓"肾者，胃之关也"，主要是指

A. 肾气的蒸化作用　　B. 肾主纳气作用

C. 肾气的固摄作用　　D. 肾主藏精作用

E. 肾为脏腑阴阳之本

（中医综合A型题，2003，6题）

59. 《素问·水热穴论》称"胃之关"是

A. 脾　　B. 肾

C. 贲门　　D. 幽门

（天津中医药大学，1997；甘肃中医学院，2005；湖南中医药大学，2005）

肺居上焦，制节五脏，开窍于鼻，以通外气，以敛内气。（清·唐容川《血证论·喘息》）

60. “天癸”的产生取决于
A. 先天禀赋的强弱 B. 元气的充沛
C. 肾阴肾阳的协调平衡 D. 肾中精气的充盈
E. 后天之精的充养
（中医综合 A 型题，1993，13 题；2004，12 题；长春中医药大学，2003）

61. 五脏皆藏神，其中肾藏
A. 魂 B. 魄
C. 意 D. 思
E. 志 （山东中医药大学，2004）

62. “故水病者，下为胕肿大腹，上为喘呼不得卧”的病机是
A. 肾病及心，水气凌心
B. 脾肾阳虚，水湿泛滥
C. 肺脾气化失司，不能输布津液
D. 肾病及肺，其本在肾，其末在肺
E. 以上都不是
（中医综合 A 型题，1993，9 题）

63. “肾者，胃之关也”，主要是针对
A. 肾主宰水液代谢的作用
B. 肾中精气的蒸腾气化作用
C. 肾司二便的作用
D. 肾的固摄作用
E. 以上都不是 （中医综合 A 型题，1995，4 题）

64. 左肾为肾，右肾为命门之说，始自
A.《内经》 B.《难经》
C.《类经》 D.《医贯》
E.《医旨绪余》 （山东中医药大学，2006）

65. 血之余为
A. 脉 B. 发
C. 爪 D. 齿
E. 毛 （山东中医药大学，2004）

66. 头发与何脏关系最密切
A. 肾 B. 膀胱
C. 肺 D. 肝
E. 胆 （山东中医药大学，2005）

67. 补肾以治脱发的理论依据
A. 发为血之余 B. 精血同源
C. 发的生机在肾 D. 肾主纳气
E. 滋水涵木 （浙江中医药大学，2001）

68. 牙齿与何脏关系最密切
A. 肝 B. 心
C. 肺 D. 脾
E. 肾 （山东中医药大学，2005）

69. 与肾相表里的腑是
A. 小肠 B. 胃
C. 大肠 D. 胆
E. 膀胱 （山东中医药大学，2006）

70. “五脏之本”是
A. 胃 B. 脾
C. 肾 D. 心
E. 命门 （甘肃中医学院，2006）

71. 与人体生长、发育和生殖功能关系最为密切的是
A. 肾主封藏 B. 心主血脉
C. 脾主运化 D. 肝主疏泄
（中医综合 A 型题，2007，5 题）

72. “天癸至”、“太冲脉盛”的生理效应是
A. 月经来潮 B. 汗尿排泄
C. 血液运行 D. 津液代谢
（中医综合 A 型题，2007，6 题）

73. 多唾或久唾，则易耗伤
A. 肺中津气 B. 肾中精气
C. 肝的阴血 D. 脾的阴液
（中医综合 A 型题，2008，5 题）

74.《难经》关于命门的论点是
《内经》关于命门的论点是
A. 左肾右命门说
B. 两肾总号命门说
C. “七节之旁，中有小心”说
D. “命门者，目也”说
E. 命门为“水火之宅”说
（中医综合 B 型题，1991，73、74 题；1998，73、74 题）

75.《医贯》关于命门的论点是
《景岳全书》关于命门的论点是
A. 右肾为命门说

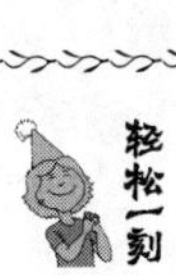

【医学笑话】一个人不会看体温表，她给丈夫测体温后，便给大夫挂电话：“亲爱的大夫，请你马上到我家来，我丈夫的体温高达 63 度。”大夫回答说：“亲爱的太太，对此我无能为力，请你叫消防队去吧！”

B. 两肾俱称命门说
C. “七节之旁,中有小心”说
D. “命门者,目也”说
E. 命门为“水火之宅”说
(中医综合 B 型题,1993,73、74 题;2003,71、72 题)

76. 心为
肝为
A. 生之本　B. 气之本
C. 罢极之本　D. 封藏之本
E. 仓廪之本　(中医综合 B 型题,1995,75、76 题)

77. 中气下陷,可引起
胃气上逆,可引起
A. 咳逆上气　B. 恶心呕吐
C. 头痛,头胀,面红目赤　D. 胃脘痛
E. 脘腹有重坠感
(中医综合 B 型题,1997,77、78 题)

78. 肾虚喘促为
肺虚喘促为
A. 呼吸喘促,胸胁胀满
B. 呼吸喘促,气粗有力
C. 呼吸喘促,咳痰黏稠,不易咳出
D. 呼吸喘促,声低无力
E. 呼吸喘促,呼多吸少
(中医综合 B 型题,1991,77、78 题)

79. 与血液的运行和调节有关的是
与脾气升清有关的是
A. 肝的疏泄功能　B. 肝的藏血功能
C. 两者都有关　D. 两者都无关
(中医综合 C 型题,1991,101、102 题)

80. 与外周和内脏的血量调节有关的是
与脾主升清有关的是
A. 肝的藏血功能　B. 肝的疏泄功能
C. 两者均有关　D. 两者均无关
(中医综合 C 型题,1992、1999,99、100 题)

81. 月经来潮与否,取决于
“天癸”的至与竭,取决于
A. 肾主闭藏的生理功能
B. 肝主疏泄的生理功能
C. 两者都有关
D. 两者都无关
(中医综合 C 型题,1991,99、100 题;1994,99、100 题)

82. 月经来潮与否,在于
津液运行于周身,在于
A. 肾主闭藏　B. 肝主疏泄
C. 两者均有关　D. 两者均无关
(中医综合 C 型题,1996,99、100 题;2000,99、100 题)

83. 胃主通降,促进
肺气肃降,促进
A. 小肠化物,泌别清浊
B. 大肠传导,排除糟粕
C. 二者均是
D. 二者均非
(中医综合 C 型题,2002,101、102 题)

84. 肾的蒸腾气化失常可见
肺的宣发肃降失常可见
A. 尿量增多　B. 尿量减少
C. 两者均有关　D. 两者均无关
(中医综合 C 型题,1992,101、102 题;1995,103、104 题;1998,101、102 题;2003,93、94 题)

85. 肝的疏泄功能异常,可影响
肾的藏精功能失常,可影响
A. 心主神志　B. 脾主运化
C. 二者均有　D. 二者均无
(中医综合 C 型题,2002,99、100 题)

86. 思虑过度则影响
肝疏泄失常则影响
A. 心主神志　B. 脾主运化
C. 两者均可　D. 两者均不可
(中医综合 C 型题,1998,99、100 题)

87. “肺为水之上源”指的是
A. 肺气宣发,布散津液
B. 肺气肃降,有利大肠吸收津液
C. 辅助心君,转输气血津液
D. 宣发肃降,通调水道
(中医综合 A 型题,2009,4 题)

88. 脾主升清主要是指
A. 脾之阳气主升

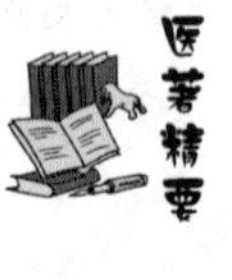

水为肾之体,火为肾之用。(清·陈修园《时方歌括·寒能胜热》)

B. 脾以升为健
C. 脾气散精,上归于肺
D. 运化水液,转输周身
（中医综合 A 型题,2009,5 题）

89. 人体骨骼的发育主要依赖于
A. 肝藏血以养骨
B. 肾藏精生髓以养骨
C. 脾运化精微以养骨
D. 心主血脉,推动气血以养骨
（中医综合 A 型题,2009,6 题）

90. 胆汁的生成源于
A. 肝之余气　　B. 肺之宗气
C. 心之营气　　D. 脾胃之精气
（中医综合 A 型题,2009,7 题）

91. 气机升降之枢是指
A. 肺主呼气,肾主纳气
B. 心火下降,肾水上升
C. 肝主左升,肺主右降
D. 脾气主升,胃气主降
（中医综合 A 型题,2009,8 题）

92. 助心推动和调控血行的肺功能是
A. 主一身之气　　B. 输精于皮毛
C. 主宣发肃降　　D. 朝百脉主治节
（中医综合 A 型题,2010,3 题）

93. 脾的生理特性是
A. 以升为健　　B. 其气散精
C. 运化水谷　　D. 其气转输
（中医综合 A 型题,2010,6 题）

94. 肺通调水道的功能依赖于
A. 肺主一身之气　　B. 肺司呼吸而生宗气
C. 肺主宣发肃降　　D. 肺朝百脉而主治节
（中医综合 A 型题,2011,3 题）

95. “脾气散精,上归于肺”所反映的生理功能是
A. 脾阳主升　　B. 脾主运化
C. 脾主转输　　D. 脾主升清
（中医综合 A 型题,2011,6 题）

96. “肾为气之根”的含义是
A. 肾为阳气之根本　　B. 肾藏先天之精气
C. 肾主一身之气化　　D. 肾摄纳吸入之清气
（中医综合 A 型题,2012,4 题）

97. “肺主一身之气”的含义是
A. 推动气血运行　　B. 呼出体内浊气
C. 生成宗气,调节气机　D. 宣发卫气
（中医综合 A 型题,2012,5 题）

98. 被称为“生之本”的是
被称为“胃之关”的是
A. 脾　　B. 肾
C. 心　　D. 肺
（中医综合 B 型题,2012,81、82 题）

99. 在肺的生理功能中,与调节汗液排泄有关的是
A. 通调水道　　B. 宣发卫气
C. 主呼吸之气　　D. 主一身之气
（中医综合 A 型题,2013,5 题）

100. 根据五神脏论,脾所藏的是
根据五神脏论,肝所藏的是
A. 魄　　B. 魂
C. 志　　D. 意
（中医综合 B 型题,2013,81、82 题）

101. “天癸至,任脉通,太冲脉盛”的生理基础
A. 肺朝百脉的功能正常
B. 肝的阴血充足
C. 肾的精气充盛
D. 心主血脉的功能正常
（中医综合 A 型题,2014,4 题）

二、多项选择

1. 心开窍于舌的主要机理是
A. 舌为心之苗
B. 心气通于舌
C. 心血荣于舌
D. 手少阴心经之别系于舌本
（中医综合 X 型题,1991,122 题;1995,125 题;1998,121 题;2008 年,123 题）

2. 肺助心行血的主要机理是
A. 肺通调水道
B. 肺主一身之气,调节全身气机
C. 肺朝百脉

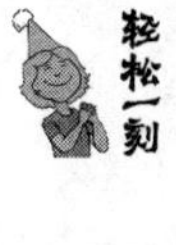

【做梦】有位患者到医院求诊,医生问:“你哪里不舒服了?”患者答:“我昨晚做了个梦,梦见自己是头牛在吃草。”医生说:“你放心,这很正常,每个人都会梦到,梦境和现实是不一样的。”只见那位患者很紧张地说:“可是,可是我起床时发现我床上的草席不见了一半!”

D. 肺主宗气

E. 肺主宣发肃降　　（甘肃中医学院,2005）

3. 对肺司呼吸起着主要调节作用的是

A. 宗气的生理功能　　B. 肾的纳气功能

C. 肝的疏泄功能　　D. 心的行血功能

（中医综合X型题,1993,122题）

4. 肺气虚损,可导致

A. 腠理不密　　B. 津液输布代谢失常

C. 肾不纳气　　D. 脾失健运

（中医综合X型题,1995,127题）

5. 对肺通调水道具有调节作用的生理功能是

A. 肝的疏泄功能　　B. 肾的气化功能

C. 脾的运化功能　　D. 腠理的开合功能

（中医综合X型题,1996,121题）

6. 肺气虚损可致

A. 卫表不固而自汗

B. 津液不布,聚痰成饮

C. 呼纳失司,动辄气急

D. 宗气不足,少气不足以息

（中医综合X型题,2004,111题）

7. 脾主升清的内涵是

A. 脾的阳气上升

B. 脾气以升为健

C. 脾气散精,上归于肺

D. 维持脏器位置的恒定

（中医综合X型题,2004,115题）

8. 导致津液输布障碍的原因,主要为

A. 三焦水道失于通利

B. 肺宣发肃降的功能障碍

C. 肝疏泄功能失调

D. 脾运化功能障碍

（中医综合X型题,1991,124题;1992,122题;1994,124题）

9. 水谷精微的转输和布散依赖于

A. 肝的疏泄功能　　B. 肺的宣发功能

C. 肾的蒸化功能　　D. 脾的升清功能

（中医综合X型题,1995,126题;2008,12题）

10. 下列各项哪些符合"木曰曲直"的生理特点

A. 肝主升发　　B. 肝体阴而用阳

C. 肝喜条达　　D. 肝为刚脏

（中医综合X型题,1994,121题;2002,121题）

11. "木曰曲直"比喻肝的生理功能和特点是

A. 肝喜条达　　B. 肝恶抑郁

C. 肝藏血,调节血量　　D. 肝主疏泄

（中医综合X型题,2006,106题）

12. 肾中精气的来源是

A. 禀受于父母的"先天之精"

B. 受五脏六腑之精气而藏之

C. 脾胃运化的水谷精气

D. 自身产生的生殖之精

（中医综合X型题,1999,121题）

13. 以五脏为中心的整体观中,沟通机体内外环境之间联系的是

A. 以脏腑分阴阳,一阴一阳相为表里

B. 五脏各有外候,与形体诸窍联结成整体

C. 通过经络联结内外,网络周身

D. 五脏主五志,将人的精神意识思维活动与五脏生理功能联结成整体

（中医综合X型题,1993,121题）

14. 五脏分阴阳,属于阳者为

A. 肝　　B. 心

C. 脾　　D. 肺

E. 肾　　（湖南中医药大学,2005）

15. 五脏之中,阴偏衰最常见于哪脏

A. 心　　B. 肝

C. 脾　　D. 肺

E. 肾　　（湖南中医药大学,2005）

16. 心主血脉的功能表现于

A. 面色　　B. 舌质

C. 脉象　　D. 心胸部感觉

E. 精神状态　　（山东中医药大学,2005）

17. 心为

A. 神之居　　B. 脉之宗

C. 精之藏　　D. 血之主

（湖北中医药大学,2000）

18. 与气生成密切相关的两脏是

A. 脾　　B. 心

C. 肝　　D. 肺

医著精要

胃为水谷之海,人以食为命,有胃气则生,无胃气则死。（元·危亦林《世医得效方·大方脉杂医科·集脉说》）

E. 三焦　（湖南中医药大学,2005）

19. 肺气失于宣发,可出现
A. 咳嗽　B. 无汗
C. 自汗　D. 尿少
E. 鼻塞　（天津中医药大学,1997）

20. 脾的生理功能有
A. 主运化水谷　B. 主运化水液
C. 主生血　D. 主统血
（湖北中医药大学,2000）

21. 血液运行于脉道中,不逸血脉外,其相关的是
A. 肝主藏血　B. 肺朝百脉
C. 脾气统摄　D. 肝主疏泄
E. 肾气固摄　（湖南中医药大学,2005）

22. 脾主升清的内涵是
A. 脾将水谷精微上输心肺头目
B. 防止水液在体内停聚
C. 维持内脏位置恒定
D. 防止血逸出脉外
E. 为胃行其津液　（湖南中医药大学,2005）

23. 水谷精微的转输、布散依赖于
A. 肝气的疏泄　B. 肺气的宣发
C. 肾气的气化　D. 脾气的升清
E. 胃气的和降　（山东中医药大学,2006）

24. 肝之“充”和“华”是
A. 目　B. 筋
C. 皮　D. 泪
E. 爪　（湖南中医药大学,2005）

25. 下列哪些属于肝的疏泄功能
A. 对脾胃运化的影响　B. 对情志的影响
C. 对气机的影响　D. 对生殖功能的影响
（浙江中医药大学,2003）

26. 肾的气化功能失常,可出现
A. 小便不利　B. 遗尿
C. 水肿　D. 小便清长
（黑龙江中医药大学,2005）

27. 肾气不固的临床表现有
A. 大便滑脱　B. 遗尿
C. 肠液枯涸便秘　D. 遗精
（湖北中医药大学,2001）

28. 肾的闭藏作用主要体现在
A. 主生殖　B. 纳气
C. 生髓　D. 藏精
E. 主骨　（长春中医药大学,2005）

29. 肾精不足可出现
A. 小儿囟门迟闭　B. 小儿骨软无力
C. 牙齿松动脱落　D. 老年人骨质脆弱
E. 脑转耳鸣
（山东中医药大学,2006;湖北中医药大学,2000）

30. 下列各项与命门有关的是
A. 孤府　B. 精神之所舍
C. 原气之所系　D. 有名无形
E. 原气之别使　（山东中医药大学,2004）

31. 与肾相关的“华”和“窍”是
A. 毫毛　B. 头发
C. 牙齿　D. 骨
E. 二阴　（湖南中医药大学,2005）

32. 维持呼吸功能正常的重要环节是
A. 心主血脉的生理功能
B. 肾主蒸腾的气化功能
C. 肝主疏泄的生理功能
D. 肾主闭藏的生理功能
（中医综合X型题,1991,121题;
1996,122题;2000,121题）

33. “土爰稼穑”所比喻的脾的生理功能有
A. 运化水谷　B. 统血
C. 运化水液　D. 为气血生化之源
（中医综合X型题,2007,106题）

34. 肢体筋腱有力,关节屈伸运转的灵活,主要取决于
A. 津液的濡润　B. 血量的充足
C. 血行的流畅　D. 气机的调节
（中医综合X型题,2007,107题）

35. 对水液代谢起重要作用的脏腑功能有
A. 肝气疏泄通利　B. 肺气通调水道

【医学笑话】足球赛中,小张的两个手指伤得不轻。同学们扶他离开球场,并让医生为他医治,包扎了手指。

“医生”小张焦急地问,“我的手好了以后,能够弹钢琴吗?”

“当然可以!”医生断言。

“你真是位高明的医生。”小张高兴地说,“我以前是不会弹钢琴的!”

C. 脾气运化转输　　D. 肾气蒸化功能

（中医综合X型,2008,124题）

36.“水曰润下”比类肾的功能,指的是

A. 藏精　　B. 主纳气

C. 主水液　　D. 主生殖

（中医综合X型题,2009,121题）

37. 下列选项中,协助肺通调水道的是

A. 胃气之和降　　B. 肾气之蒸化

C. 脾气之运化　　D. 三焦之气化

（中医综合X型题,2010,121题）

38. 肝开窍于目的生理基础是

A. 足厥阴经上行连接目系

B. 肝藏血,目受血而能视

C. 五脏六腑之精气皆上注于目

D. 肝气通于目

（中医综合X型题,2010,122题）

39. 脾开窍于口的内涵是

A. 饮食口味与脾运化相关

B. 脾之合肉,其荣在唇

C. 脾气通于口

D. 脾转输津液

（中医综合X型题,2011,121题）

40. 肾主生殖主要体现于

A. 化生天癸

B. 调理冲任督带

C. 促进生殖器官发育

D. 促进、维持生殖发育

（中医综合X型题,2012,123题）

三、填空

1.《内经》认为,命门为______;《难经》认为命门为______。（山东中医药大学,2004）

2. 心在志为喜,心主神志的功能过亢,则使人____,心主神志的功能不及,则使人____。

（山东中医药大学,2004）

3. 心气通于舌,心和则______,脾气通于口,脾和则______。（山东中医药大学,2004）

4. 肺气的基本运动形式是____和____。

（山东中医药大学,2005）

5. 肺主一身之气,主要体现于____和____两方面。

（甘肃中医学院,2006）

6. 舌的主司味觉和表达语言的功能,有赖于____和____的生理功能。（甘肃中医学院,2006）

7. 肾者,胃之关也,____,____,____,____,胕肿者,聚水而生病也。

（黑龙江中医药大学,2006）

8. 脾胃者,____之官,____出焉。

（黑龙江中医药大学,2006;长春中医药大学,2003）

9. 肾者,____之官,____出焉。

（黑龙江中医药大学,2003、2008）

10. 脾之合____也,其荣____也。

（黑龙江中医药大学,2003）

11. 脾为生痰之____,肺为贮痰之____。

（黑龙江中医药大学,2003）

12. 脾的生理特点是____。

（长春中医药大学,2003）

13. ____为水谷之海,____为血海。

（长春中医药大学,2003）

14. ____为娇脏,____刚脏。

（长春中医药大学,2003）

15. 脾主运化包括____,____。

（山东中医药大学,2006）

16. 肝者,将军之官,____。肺者,相傅之官,____。

（山东中医药大学,2004）

17. 肾主水的功能主要体现在____,____。

（山东中医药大学,2005）

18. 诸气膹郁,____;诸____,皆属于心。

（黑龙江中医药大学,2002）

19. 与神志关系最密切的脏是____和____。

（黑龙江中医药大学,2006）

20. 肝者,____之官,____出焉;小肠者,____之官,____出焉。（黑龙江中医药大学,2005）

21. 肺为气之____,肾为气之____。

（长春中医药大学,2003）

22. 爪为____之余,发为____之余。

（浙江中医药大学,2003）

23. 诸____,皆属于脾。诸____,皆属于肝。

（黑龙江中医药大学,2008）

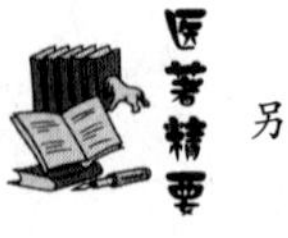

谨守病机,各司其属,有者求之,无者求之,盛者责之,虚者责之,必先五胜,疏其血气,另其调达,而致和平。(《素问·至真要大论》)

24.《素问·灵兰秘典论》中称心为____之官，肝为____之官。（黑龙江中医药大学，2008）

四、改错

1. 肺主一身之气的作用，主要取决于肺的呼吸功能。（甘肃中医学院，2005）
2. 皮毛组织也能够调节呼吸运动。（湖南中医药大学，1999）
3. 脾者，仓廪之本，五味出焉。（天津中医药大学，1997）
4. 肝贮藏血液，需依赖于肝的疏泄功能才能实现。（湖南中医药大学，1999）
5. 先天之精和后天之精都可归藏于肾。（湖南中医药大学，1999）

五、名词解释

1. 心藏神（湖北中医药大学，2002；浙江中医药大学，2003）
2. 心者，五脏六腑之大主也（浙江中医药大学，2001）
3. 心者，生之本（浙江中医药大学，2004）
4. 肺朝百脉（山东中医药大学，2005；湖北中医药大学，2000、2002；黑龙江中医药大学，2007）
5. 娇脏（黑龙江中医药大学，2002、2007）
6. 脾胃为后天之本（浙江中医药大学，2001）
7. 肺主治节（山东中医药大学，2006）
8. 肺合大肠（浙江中医药大学，2001）
9. 脾主运化（山东中医药大学，2004）
10. 肝主疏泄（湖北中医药大学，2001）
11. 罢极之本（湖北中医药大学，2000、2001；浙江中医药大学，2001；黑龙江中医药大学，2008）
12. 肾不纳气（浙江中医药大学，2001；黑龙江中医药大学，2008）
13. 精（长春中医药大学，2005）
14. 先天之精（浙江中医药大学，2004）
15. 天癸（山东中医药大学，2005；黑龙江中医药大学，2003、2007、2008；浙江中医药大学，2003；湖北中医药大学，2001）
16. 真火（黑龙江中医药大学，2007）
17. 五脏化液（甘肃中医学院，2006）

六、简答题

1. 心开窍于舌的机理主要有哪些？（黑龙江中医药大学，2006）
2. 心主神志与心主血脉之间有何关系？（黑龙江中医药大学，2005）
3. 为什么说"汗为心之液"？有何临床意义？（甘肃中医学院，2006）
4. 简述心藏神的含义。（黑龙江中医药大学，2007）
5. 试述肺助心行血的机理。（甘肃中医学院，2006）
6. 怎样理解肺朝百脉？（长春中医药大学，2003）
7. 为什么说"肺为娇脏"？（山东中医药大学，2005）
8. 肺外合皮毛有什么意义？（天津中医药大学，1997）
9. 肺主宣发的生理功能主要体现在哪些方面？（黑龙江中医药大学，2003）
10. 肺主治节的生理意义是什么？（黑龙江中医药大学，2002）
11. 如何理解脾主升清？其病理表现如何？（黑龙江中医药大学，2002；长春中医药大学，2003）
12. 如何理解脾"在体合肉"、"主四肢"？有何临床意义？（山东中医药大学，2006）
13. 如何理解"治痿独取阳明"？（甘肃中医学院，2004）
14. 简述肝藏血的生理意义。（山东中医药大学复试试题，2005；黑龙江中医药大学，2003）
15. 肝主疏泄与情志的关系如何？（黑龙江中医药大学，2005）
16. 目与脏腑的关系有哪些？（黑龙江中医药大学，2008）
17. 肝"体阴而用阳"的含义如何？（黑龙江中医药大学，2007）
18. 为什么说"肾者主蛰，封藏之本"？（黑龙江中医药大学，2005）
19. 何以说"肾为先天之本，脾为后天之本"？（甘肃中医学院，2006）
20. 肾中精气的生理效应有哪些？（长春中医药大学，2005；天津中医药大学，1997）
21. "肾者，胃之关"的含义是什么？（黑龙江中医药大学，2002）
22. 何谓"肾主纳气"？（黑龙江中医药大学，2008）
23. 虞抟与赵献可对"命门"是如何认识的？（黑龙江中医药大学，2007）

七、论述题

1. 何谓心主血脉？血的正常运行应具备哪些条件？

轻松一刻

【时髦的长头发】一个秃顶的老头儿路过一家药店，看到一种毛发再生特效药的广告，他进去问了问。售货员："这的确是一种生发特效药，您要大瓶的，还是要小瓶的？"

"谢谢，一小瓶就够了。"老头儿说，"稍微长出一点儿就够了，我不喜欢时髦的长头发。"

如何观察其功能变化？（湖北中医药大学,2002）
2. 不打开胸腔,怎知“心主血脉”功能正常与否？（浙江中医药大学,2001）
3. 何谓肺主宣发肃降？其生理作用各如何？（湖北中医药大学,2002）
4. 何谓脾主运化？其生理,病理如何？（湖北中医药大学,2001）
5. 脾与精、气、血、津液在生理上有何关系？（长春中医药大学,2005）
6. 何为脾主升清？其临床意义如何。（黑龙江中医药大学,2008）
7. 何为肝主疏泄？表现在哪些方面？请述之。（山东中医药大学,2005）
8. 何为肾藏精,有何生理作用？（长春中医药大学,2003）
9. 结合《素问·上古天真论》试述女子七岁——七七各阶段的生理特点。（山东中医药大学试题,2006）

第三节 六 腑

板书与教案栏——浓缩教材精华，打破听记矛盾

一、概述

- （一）概念:六腑,即胆、胃、小肠、大肠、膀胱、三焦的总称
- （二）共同生理功能:受盛和传化水谷
- （三）六腑的共同生理特性:以降为顺,以通为用
- （四）七冲门
  - 概念:饮食物进入人体,至排出体外,要通过七个重要关口,《难经》称之为“七冲门”
  - 部位:唇为飞门,齿为户门,会厌为吸门,胃上口为贲门,胃下口为幽门,大小肠之会为阑门,下极为魄门

二、胆

- （一）概述
  - 1. 位置:位于右胁下,附于肝之短叶间
  - 2. 表里关系:胆与肝相表里
- （二）胆的主要生理功能
  - 1. 贮存与排泄胆汁
    - （1）生理表现
      - 贮存胆汁
        - 胆为“中精之府”
        - 胆汁生成于肝而贮藏于胆
      - 排泄胆汁
        - 胆汁的排泄受肝主疏泄的调节
        - 肝主疏泄,胆汁排于肠道,促进消化
    - （2）病理表现
      - 胆气上逆——口苦、呕吐黄绿苦水
      - 胆汁滞留——日久易形成砂石
      - 胆汁分泌与排泄受阻——厌食、腹胀、腹泻
      - 湿热蕴结肝胆,胆汁不循常道——黄疸
  - 2. 胆主决断
    - （1）生理表现
      - 胆性刚直、果敢、与人的胆量有关
      - 胆为“中正之官,决断出焉”
    - （2）病理表现
      - 胆气虚——胆小惊怯、睡眠不安
      - 胆热痰扰——惊悸而烦、急躁易怒
  - 3. 胆既为六腑,又为奇恒之腑
    - 空腔器官,与肝相表里——属六腑
    - 内藏精汁,不直接受纳水谷——属奇恒之腑

医著精要

经脉者,脏腑之枝叶;脏腑者,经脉之根本。（明·张介宾《类经·经络类》）

三、胃

- (一) 胃的概述
  - 1. 位置:位于膈下,上接食道,下通小肠
  - 2. 表里关系:胃与脾相表里
  - 3. 特点:胃为"太仓"、"水谷之海"、"水谷气血之海"
  - 4. 胃两门三脘的划分
    - 上部—上脘(包括贲门)
    - 中部—中脘,即胃体
    - 下部—下脘(包括幽门)
- (二) 胃的主要生理功能
  - 1. 主受纳
    - 接受容纳饮食物
    - 受纳是腐熟消化的前提
    - (以上两项:)胃为"太仓"、"水谷之海""水谷气血之海"
  - 2. 腐熟水谷
    - 胃气对饮食物初步消化,变成食糜
    - 在脾的帮助下化生精微,初步吸收
    - 胃气
      - 含义:胃的受纳、腐熟与脾的运化功能综合,称为"胃气"
      - 意义
        - "人以胃气为本"
        - "有胃气则生"、"无胃气则死"
        - "保胃气"为养生治疗的重要原则
  - 3. 病理
    - 受纳失职——食少纳呆,胃脘胀满
    - 食滞胃脘——胃脘胀痛,嗳腐,恶心,呕吐
    - 受纳腐熟功能亢进——消谷善饥,胃中嘈杂
- (三) 生理特性
  - 1. 胃气通降
    - 1) 含义:指胃气宜保持通畅下降的运动趋势,以降为和
    - 2) 体现
      - 饮入于胃——胃容纳而不拒之
      - 食糜下传小肠——进一步消化
      - 残渣下移大肠——形成粪便,粪便有节制地排出体外
      - (以上三项:)脾宜升则健 胃宜降则和
    - 3) 生理
      - 脾升胃降,共同完成饮食物的消化吸收
      - 脾胃为"仓廪之官,五味出焉"
    - 4) 病理
      - 胃失通降——胃脘胀闷,或胀痛,大便秘结
      - 胃气上逆——恶心,呕吐,呃逆,嗳气
  - 2. 喜润恶燥
    - 1) 含义:指胃当保持充足的津液以利饮食物的受纳和腐熟
    - 2) 生理
      - 维持受纳腐熟的功能
      - 保持通降下行的特性
    - 3) 病理:胃为阳土,易成燥热,胃津易损伤

四、小肠

- (一) 小肠的概述
  - 1. 位置:位于腹中,上端接胃,下通大肠
  - 2. 表里关系:小肠与心相表里

【风湿病人】病人:"你还记得吗?去年你曾给我看过风湿病,你当时要我避免潮湿。"

医生:"是啊。现在你要看什么?"

病人:"我想知道,眼下我是否可以洗个澡?"

- （二）小肠的主要生理功能
  - 1. 主受盛化物
    - 受盛
      - 盛就是以器盛物，即接受的意思
      - 受盛是小肠接受由胃初步消化的食物
    - 化物
      - 化，有变化、消化、化生的意思
      - 化物是将胃消化的食物进一步消化吸收
    - （受盛、化物）“小肠者，受盛之官，化物出焉”
    - 病理
      - 受盛失职——腹部疼痛
      - 化物失常——腹胀，腹泻，便溏
  - 2. 泌别清浊
    - 1）含义：所谓“清”，即指各种精微物质；所谓“浊”，即指饮食物经消化后剩余的残渣部分
    - 2）生理
      - 将水谷精微吸收，经脾转输全身
      - 将食物残渣下推大肠
      - 吸收大量水分，参与水液代谢，故称“小肠主液”
    - 3）病理：清浊不分——小便短少，便溏泄泻——利小便以实大便

五、大肠

- （一）大肠的概述
  - 1. 位置：位于腹中，上端接小肠，下连魄门
  - 2. 表里关系：大肠与肺相表里
- （二）大肠的主要生理功能：传化糟粕
  - 1. 含义：大肠接受由小肠下传的食物残渣，吸收多余的水分，形成粪便
  - 2. 机理
    - 胃气的通降
    - 肺气的肃降
    - 脾气运化
    - 肾气的蒸腾和固摄
  - 3. 生理
    - 传送糟粕
    - 吸收水分——大肠主津
    - 变成粪便，排出体外
  - （脾气运化 至 吸收水分）“大肠者，传导之官，变化出焉”
  - 4. 病理
    - 大肠虚寒——肠鸣，腹痛，泄泻
    - 大肠实热——大便干结难解
    - 湿热蕴结大肠——腹痛，下痢脓血，里急后重

六、膀胱

- （一）膀胱的概述
  - 1. 位置：位于小腹正中，居肾之下，大肠之前
  - 2. 表里关系：膀胱与肾相表里
- （二）膀胱的主要生理功能：贮尿和排尿
  - （1）机理：与肾气化密切相关
  - （2）生理
    - 贮存尿液——经机体利用后的水液，下输膀胱
    - 排泄尿液——尿液达一定量时，通过气化排出体外
    - “膀胱者，州都之官，津液藏焉，气化则能出矣”
  - （3）病理
    - 气化功能失常——小便不利，尿少，甚则癃闭
    - 膀胱失约——小便量多，甚则尿失禁
    - 膀胱湿热——尿频，尿痛，尿急

医著精要

心者，生之本，神之变也，其华在面，其充在血脉，为阳中之太阳，通于夏气。肺者，气之本，魄之处也，其华在毛，其充在皮，为阳中之太阴，通于秋气。肾者，主蛰，封藏之本，精之处也，其华在发，其充在骨，为阴中之少阴，通于冬气。肝者，罢极之本，魂之居也，其华在爪，其充在筋，以生血气，其味酸，其色苍，此为阳中之少阳，通于春气。脾胃大肠小肠三焦膀胱者，仓廪之本，营之居也，名曰器，能化糟粕，转味而入出者也，其华在唇四白，其充在肌，其味甘，其色黄，此至阴之类，通于土气。凡十一藏取决于胆也。（《素问·六节藏象论》）

七、三焦

- (一)三焦的概述
  - 分布于胸腹腔的一个大腑,即脏腑之间和脏腑内部间隙互相沟通所形成的通道
  - 部位三焦(上、中、下焦的合称)
    - 上焦,膈以上的部位,包括心肺等
    - 中焦,膈以下至脐,包括脾胃、肝胆等
    - 下焦,脐以下,包括肾、膀胱、大肠、小肠等
- (二)三焦的主要生理功能
  - 1. 三焦的总体功能
    - (1)通行诸气
      - 宗气自上而下资元气;元气自下而上至胸中 → 通过三焦而运行于全身 → “三焦者,原气之别使也”
    - (2)运行水液
      - 含义:三焦是全身水液运行的通道
      - 机理:三焦气化。三焦对水液代谢的协调作用,称“三焦气化”
      - 故曰:“三焦者,决渎之官,水道出焉”
  - 2. 三焦各部的生理功能特点
    - (1)上焦如雾
      - 雾——形容水谷精气轻清而弥漫的状态
      - 上焦如雾——上焦有宣发精微与卫气,以雾露弥漫的状态营养于肌肤、毛发及全身各脏腑组织的作用
    - (2)中焦如沤
      - 沤——是对水谷被消化时状态的生动描述
      - 中焦如沤——指脾胃的生理功能,例如水谷的受纳、消化,营养物质的吸收、体液的蒸化、化生精微为血液等
    - (3)下焦如渎
      - 渎——沟渠水道之意
      - 下焦如渎——是对肾、膀胱、大肠、小肠,渗泄水液,泌别清浊,排泄二便作用的概括

测试与考研栏——驰骋考研战场,成就高分能手

一、单项选择

1. 六腑“以降为顺,以通为用”的理论基础是
   A. 六腑的形体特点为空腔器官
   B. 六腑都是接受饮食物的受盛器官
   C. 六腑都不是贮藏精气的器官
   D. 六腑既是受盛水谷又是传化糟粕的器官
   E. 以上都不是 (中医综合A型题,1995,11题)

2. 下列不属于“七冲门”的是
   A. 飞门 B. 户门
   C. 鬼门 D. 魄门
   E. 吸门 (湖南中医药大学,2005)

3. 《难经》中所说的“户门”是指
   A. 唇 B. 齿
   C. 会厌 D. 胃之上口
   E. 肛门 (山东中医药大学,2004)

4. 六腑中与情志有关的是
   A. 胃 B. 胆
   C. 膀胱 D. 三焦
   E. 大肠 (长春中医药大学,2005)

5. 被称为“中精之府”的是
   A. 胃 B. 大肠
   C. 小肠 D. 膀胱
   E. 胆 (山东中医药大学,2005)

6. 《素问·灵兰秘典论》之“中正之官”是指
   A. 胆 B. 胃
   C. 心 D. 肝

【严重问题】病人很担心自己的脑袋。经CT检验后,他问医生:“CT显示我脑部有什么?”医生:“什么也没有。”“真的这么严重?!”

E. 肾 （山东中医药大学,2006）

7. 主决断之腑为
A. 胃 B. 大肠
C. 小肠 D. 三焦
E. 胆 （山东中医药大学,2004）

8. “泌别清浊”,属于
A. 胃的生理功能
B. 大肠的生理功能
C. 小肠的生理功能
D. 肾的生理功能
E. 以上都不是 （中医综合A型题,1995,6题）

9. 小肠的别泌功能表现为
A. 将津液上输于心肺
B. 将精微上输心
C. 将饮食物的残渣传送到大肠
D. 将剩余之水分渗入膀胱
E. 传导糟粕 （浙江中医药大学,2004）

10. 具有“泌糟粕,蒸津液”作用的是
A. 上焦 B. 中焦
C. 小肠 D. 大肠
E. 脾胃 （甘肃中医学院,2005、2006）

11. 临床上“利小便,实大便”的理论依据是
A. 小肠的泌别清浊功能
B. 小肠化物功能
C. 大肠的传导作用
D. 脾的运化作用 （浙江中医药大学,2003）

12. “利小便即所以实大便”的理论依据是
A. 肾司二便,故利小便即所以实大便
B. 中气不足,溲便为之变,故二便相关
C. 淡渗利水,则脾阳得健而大便实
D. 二便之源均来自小肠的泌别清浊
E. 利小便的药物本身具有止泻作用
（中医综合A型题,1993,4题;1998,6题;2000,3题）

13. 下列脏腑中,与二便的排泄均有密切关系的是
A. 膀胱 B. 胆
C. 大肠 D. 胃
E. 小肠 （山东中医药大学,2004）

14. 三焦之所以被称为“孤府”是因为
A. 有名无形 B. 无表里关系
C. 唯其最大 D. 功能重要
E. 无五行归属 （山东中医药大学,2004）

15. 决渎之官是
A. 经脉 B. 膀胱
C. 腠理 D. 三焦
E. 小肠
（山东中医药大学,2005;长春中医药大学,2005）

16. 三焦主持诸气的内涵是
A. 三焦为决渎之官
B. 三焦为气升降出入之通道
C. 三焦主通行三气
D. 三焦为气化之场所
（中医综合A型题,2005,18题）

17. 有疏通水道功能的腑为
A. 胃 B. 大肠
C. 小肠 D. 胆
E. 三焦 （山东中医药大学,2005）

18. 属于上焦生理功能的特点的是
A. 主气的升发 B. 升已而降,若雾露之溉
C. 通行三气 D. 原气之别使
E. 以上都不是
（中医综合A型题,1992,7题;1993,11题;2004,13题）

19. “中焦如沤”是比喻
A. 胃主受纳的功能状态
B. 脾气散精的功能状态
C. 小肠泌别清浊的功能状态
D. 水谷精微的弥漫布散状态
E. 消化过程中腐熟水谷的状态
（中医综合A型题,1993,5题;1999,8题）

20. 水液代谢的道路是指
A. 肺 B. 三焦
C. 脾 D. 膀胱
（黑龙江中医药大学,2005）

21. 全身“元气”和“水液”运行的通道是
A. 三焦 B. 肺、脾、肾

人身之有经络,犹地理之有界分。治病不知经络,犹捕贼不知界分,岂能无诛伐无过之咎乎?（明·王绍隆《医灯续焰·痈疽脉证·痈疽杂述》）

C. 十二经脉　　D. 奇经八脉
E. 以上都不是
（中医综合 A 型题,1996,1 题）

22. 津液与元气运行的主要通道是
A. 三焦　　B. 腠理
C. 血脉　　D. 水道
（中医综合 A 型题,2008,8 题）

二、多项选择

1. 胆为六腑之一,又属奇恒之腑,是由于
A. 胆为“中精之府”,内藏精汁
B. 胆无传化饮食物作用,具有藏而不泻的特点
C. 胆附于肝,为空腔器官,具有以通为用的特点
D. 胆为“中正之官”,脏腑皆取决于胆
（中医综合 X 型题,1996、2000,123 题）

2. 导致胆汁分泌排泄障碍的主要原因是
A. 气机失调　　B. 食滞中阻
C. 湿热熏蒸　　D. 胆郁痰扰
（中医综合 X 型题,1992,126 题）

3. 导致胆汁分泌、排泄障碍的主要原因是
A. 情志所伤　　B. 痰湿内蕴
C. 脾胃湿热　　D. 阴虚火旺
（中医综合 X 型题,1993,125 题;1999,125 题）

4. 胆汁的生成与排泄异常,可导致
A. 胃失和降　　B. 脾失健运
C. 肝失疏泄　　D. 肝升太过
（中医综合 X 型题,2004,123 题）

5. 胃的功能失调病机,主要是指
A. 受纳障碍　　B. 腐熟水谷功能异常
C. 和降失职　　D. 胃气上逆
（中医综合 X 型题,1991,125 题）

6. 胃的生理特性有
A. 主通降　　B. 主传导
C. 喜润　　D. 恶燥
E. 主液　　（山东中医药大学,2005）

7. 胃失和降可出现
A. 口臭　　B. 腹胀
C. 便秘　　D. 腹泻
（湖北中医药大学,2001）

8. 小肠的生理功能是
A. 主受纳　　B. 主受盛
C. 主化物　　D. 泌别清浊
（中医综合 X 型题,2006,107 题）

9. 影响大肠传导变化作用的因素有
A. 肺的肃降　　B. 胃的降浊
C. 肝的疏泄　　D. 肾的气化
E. 小肠泌别清浊　　（长春中医药大学,2003）

10. 三焦主持诸气的生理功能,其确切内涵是
A. 为原气之别使
B. 为升降出入之通道
C. 主通行三气,经历五脏六腑
D. 为气化的场所
（中医综合 X 型题,2001,122 题）

11. 属于上焦生理特点的是
A. 宣发卫气　　B. 泌糟粕
C. 布散水谷精微　　D. 为升降之枢
E. 气血生化之源　　（山东中医药大学,2006）

12. 影响大肠传导功能变化的因素是
A. 肺的肃降　　B. 胃的降浊
C. 肾的气化　　D. 小肠的泌别清浊
（中医综合 X 型题,2009,122 题）

13. 胆为六腑,又属奇恒之腑的根据是
A. 胆无判断事物、作决定的作用
B. 胆不传化饮食糟粕
C. 胆为“中精之府”
D. 胆附于肝,为空腔器官
（中医综合 X 型题,2011,123 题）

三、填空

1. 六腑的生理特点是____和____。
（山东中医药大学,2006）

2. 六腑以____为顺,以____为用。
（长春中医药大学,2003、2005）

3. “七冲门”一词,首见《难经》。其中唇为____,齿为____,会厌为____,太仓下口为____,下极为____。
（黑龙江中医药大学,2007、2008）

4.《素问·灵兰秘典论》称小肠为____之官。
（黑龙江中医药大学,2008）

5. 小肠主要的生理功能是____和____。
（浙江中医药大学,2001）

轻松一刻

【就在嘴边】一学生问老师,“粪”字如何写,老师一时也忘了,只好说:“就在嘴边,怎么就出不来了呢?”

6. 大肠的传导与____、____、____有关。

（天津中医药大学，1997）

7. 三焦的主要生理功能是____、____。

（山东中医药大学，2004）

8. 三焦者，____之官，____出焉。

（黑龙江中医药大学，2002）

四、名词解释

1. 孤府

（山东中医药大学，2005；黑龙江中医药大学，2002）

2. 大肠主津 （湖北中医药大学，2000）

3. 三焦气化 （山东中医药大学，2006）

4. 上焦如雾 （长春中医药大学，2005）

5. 中焦如沤

（长春中医药大学，2003；山东中医药大学，2006）

6. 下焦如渎

（湖北中医药大学，2001；黑龙江中医药大学，2008）

7. 飞门 （黑龙江中医药大学，2007）

五、简答题

1. 胃的生理功能和生理特性是什么？

（山东中医药大学，2004）

2. 胃气的含义是什么？ （山东中医药大学，2005）

3. 大肠传化糟粕功能与哪些脏腑有关？

（长春中医药大学，2005；甘肃中医学院，2006）

4. 三焦的部位划分及功能？

（山东中医药大学，2004）

5. 怎样理解“六腑以通为用”？

（长春中医药大学，2003；甘肃中医学院，2004）

第四节 奇恒之腑

板书与教案栏——浓缩教材精华，打破听记矛盾

一、脑

（一）概述
- 1. 位置：深藏于头部，居颅腔之中，上至天灵盖，下至风府穴
- 2. 形态：由髓汇集而成，故称“脑为髓之海”

（二）主要生理功能
- 1. 主宰生命活动：脑为元神之府
- 2. 与精神活动有关
  - 头者，精明之府
  - 脑为精神之海
- 3. 主感觉运动
  - 听觉、视觉、嗅觉、思维
  - 记忆、言语等功能都归于脑

以上功能：
- 髓海充盈：思维灵敏；精神饱满；视、听等感觉正常
- 髓海不足：精神不振；视物不明；嗅觉不灵

（三）与脏腑精气的关系
- 1. 脑由精髓汇集而成，精由肾藏——脑与肾关系密切
- 2. 肾所藏先天之精，需后天之精充养——脑与五脏六腑有关

二、女子胞

（一）概述
- 1. 位置：位于小腹正中，直肠之前，膀胱之后
- 2. 形态：呈倒置梨形

（二）主要生理功能
- 1. 生理
  - （1）通行月经，月经初潮 14 岁左右，周期 28 ~ 30 天
  - （2）孕育胎儿，男女之精结合后，在胞宫内发育成胎儿
- 2. 病理
  - （1）月经不调、闭经等
  - （2）不孕症

医著精要

阴阳者天地之枢机，五行者阴阳之终始，非阴阳则不能为天地，非五行则不能为阴阳。（汉·华佗《华氏中藏经·生成论》）

（三）女子胞与脏腑经脉的关系
- 1. 肾与天癸：是女子胞发挥正常作用的基本条件
- 2. 冲任二脉
  - 冲为血海，调节十二经气血
  - 任主胞胎，为阴脉之海
  - 带脉约束、统摄冲任督，固摄胞胎
- 3. 心肝脾
  - 肝藏血，肝主疏泄
  - 心主血脉
  - 脾主统血，为气血生化之源

测试与考研栏——驰骋考研战场，成就高分能手

一、单项选择

1. 下列不属于奇恒之腑的是
   A. 脑　　B. 骨
   C. 筋　　D. 脉
   E. 胆　　（山东中医药大学，2004）
2. 下列奇恒之腑中，除哪一项外，均无表里配合关系
   A. 脑　　B. 髓
   C. 骨　　D. 胆
   E. 脉　　（湖南中医药大学，2005）
3. 下列哪项与女子胞的生理功能最为密切
   A. 心、肝、脾、胃、冲脉、督脉
   B. 心、肺、肾、胃、阳维脉、带脉
   C. 心、肝、肾、胃、冲脉、任脉
   D. 心、肺、脾、肝、冲脉、任脉
   E. 心、肝、脾、肾、冲脉、任脉
   （中医综合 A 型题，2001，4 题）
4. "元神之府"是指
   A. 心　　B. 脉
   C. 肾　　D. 脑
   （天津中医学院，1997）

二、多项选择

1. 既属于五体，又属于奇恒之腑的是
   A. 脑　　B. 髓
   C. 骨　　D. 胆
   E. 脉　　（湖南中医药大学，2005）
2. 下列何者属于脑的称谓
   A. 精明之府　　B. 髓海
   C. 脑户　　D. 元神之府
   E. 诸阳之会　　（山东中医药大学，2005）
3. 髓海不足，则可导致
   A. 脑转耳鸣　　B. 目无所见
   C. 懈怠安卧　　D. 胫酸脚软
   （中医综合 X 型题，1996，126 题）
4. 与女子胞功能密切相关的因素为
   A. 天癸　　B. 冲任二脉
   C. 任督二脉　　D. 心肝脾
   （黑龙江中医药大学，2005）
5. 导致女子胞生理功能失调的原因是
   A. 气血不和　　B. 心、肝、脾、肾功能障碍
   C. 冲、任气血不足　　D. 督、带经气失和
   （中医综合 X 型题，1991、1997，128 题；1998，126 题）
6. 影响冲、任二脉气血充盈的因素是
   A. 肾中精气不足　　B. 阳明脉衰少
   C. 肝失疏泄　　D. 脾失健运
   （中医综合 X 型题，1995，129 题）
7. 奇恒之腑的特点有
   A. 以通为用　　B. 藏而不泻
   C. 以降为和　　D. 形多中空
   （中医综合 X 型题，2012，124 题）

【医学笑话】病人对医生诉说着睡不着觉的苦恼。

医生见数种药方均无效，只得又教以原始的疗法："你坚持数数，一直数到 3000，过几天再来找我。"

下次见面，病人仍愁容满面，精神不振。

"医生，我依然睡不着啊。我按您说的，坚持数数，数到 1786 时，实在困得不行了，就喝了杯咖啡提提神，这才数到 3000。但这一来，我又睡不着了。"

三、名词解释

1. 奇恒之腑

（山东中医药大学,2004;湖北中医药大学,2000;天津中医药大学,1997;黑成江中医药大学,2008）

2. 髓之府

（黑龙江中医药大学,2002）

四、简答题

1. 女子胞有何生理功能？其功能与哪些因素有关？

（湖北中医药大学,2000;天津中医药大学,1997）

2. 与女子月经来潮和胎儿的孕育有关的生理因素有哪些？

（黑龙江中医药大学,2008）

第五节　脏腑之间的关系

板书与教案栏——浓缩教材精华，打破听记矛盾

一、脏与脏之间的关系

（一）心与肺

- 1. 主要体现于血液运行和呼吸吐纳之间的协调关系
- 2. 生理：气与血的关系
  - 肺主气——气为血帅——肺气助心行血
  - 心主血——血为气母——心血运布肺气
- 3. 病理
  - 心气虚、肺气虚：心肺气虚——气短、乏力、心悸、口唇青紫、舌紫暗
  - 肺气虚弱，行血无力；肺失宣肃，肺气壅塞：血行不畅，心血瘀阻——心悸、口唇青紫、舌紫暗
  - 心气不足、心阳不振：血行不畅，影响肺的呼吸——胸闷咳喘

（二）心与脾

- 1. 主要体现于血液的生成和运行方面
- 2. 生理
  - 血液生成：脾旺血足，心血充盈；心阳温脾，脾健运不息——两者相互促进
  - 血液运行：心行血，推动血行；脾统血，血液不溢脉外——血运正常
- 3. 病理
  - 脾气虚弱，生化无源；脾气虚弱，统摄无力——心血不足
  - 心阳不足，脾失温养——脾气虚弱
  - 思虑劳神过度——耗心血、损脾气
  - 以上均致心脾两虚：心悸、失眠；多梦、纳少；腹胀、体倦

（三）心与肝

- 1. 主要体现于行血藏血和精神情志调节两方面
- 2. 生理
  - 血液：心主血、肝藏血——血液充足
    - 心气旺盛，血行正常——肝有所藏
    - 肝有所藏，疏泄有度——血行正常
  - 情志：心主神明，主宰精神活动；肝主疏泄，调节精神情志——共同维持正常的情志活动
- 3. 病理
  - 血液不足、心肝失养：心肝血虚——头晕目眩、心悸失眠、月经量少；双目干涩、肢体麻木
  - 心肝火旺、血不养神：神志不安——心烦、失眠、急躁易怒、神志狂乱；精神恍惚、情绪抑郁等

医著精要

人之一身，有气有血，气血调和，百病不生，一有弗郁，诸病生焉。（清·王琦《医林指月·易氏医案》）

- （四）心与肾
  - 1. 主要表现为心肾相交
  - 2. 生理（心肾相交）
    - 水火既济
      - 心位居上，心火下降肾，滋肾阳，肾水不寒
      - 肾位居下，肾水上济心，资心阴，使心火不亢
    - 精神互用
      - 心藏神
      - 肾藏精
      - → 心神肾精，共同参与神志活动
    - 君相安位
      - 心为君火居上，一身主宰
      - 肾为相火居下，阳气之根
      - → 各安其位
  - 3. 病理（心肾不交）
    - 水火不济
      - 肾阴虚于下 → 腰膝酸软、梦遗、女子梦交
      - 心阳亢于上 → 失眠、心悸、怔忡，心烦
    - 水气凌心
      - 肾阳虚 → 心肾阳虚 → 心悸、唇舌青紫
      - 心阳虚 → 水饮凌心 → 水肿、形寒肢冷
    - 精神失调
      - 肾精不足，不能养神 → 心神恍惚，精神疲惫
      - 心神不足，无力驭精 → 梦遗，滑精
- （五）肺与脾
  - 1. 主要体现于气的生成和津液的输布代谢两个方面
  - 2. 生理
    - 气的生成
      - 肺主呼吸，吸入自然界清气
      - 脾主运化，为气血生化之源
      - → 胸中结合为宗气
    - 水液代谢
      - 肺主通调水道
      - 脾主运化水液
      - → 共同参与水液输布、排泄
  - 3. 病理
    - 肺气虚、脾气虚 → 脾肺气虚
      - 面白、少气、懒言、咳喘
      - 食少、纳呆、腹胀、便溏、肢倦
    - 脾失健运、水不化津
      - 转为痰浊 → 咳喘
      - 痰浊停肺 → 痰白量多
      - → 脾为生痰之源，肺为贮痰之器
- （六）肺与肝
  - 1. 主要体现于人体气机的升降和调节方面
  - 2. 生理：气机升降
    - 肺气肃降
    - 肝气升发
    - → 升降协调——调畅全身气机
  - 3. 病理：气机失调
    - 肺气不降
    - 肝气升发太过
    - → 肝火犯肺
      - 咯血、咯痰不爽
      - 胁痛、急躁、面红耳赤
- （七）肺与肾
  - 1. 主要体现于水液代谢、呼吸运动及阴阳互资方面
  - 2. 生理
    - 水液代谢
      - 肺主行水，为水之上源
      - 肾主水液代谢，为主水之脏
      - → 共同参与水液输布、排泄
    - 呼吸运动
      - 肺主气，司呼吸
      - 肾主纳气，为气之根
      - → 肺肾共同参与呼吸运动
    - 阴阳互资
      - 肺阴充足，下输于肾，肾阴充盈
      - 肾阴充足，上滋于肺，使肺充足
      - 肾阳资助肺阳，同温肺阴及肺津，推动津液输布
  - 3. 病理
    - 肺气虚、肾气不足，摄纳失职 → 肺肾气虚
      - 气短、呼多吸少
      - 呼吸表浅，动则尤甚
    - 肺阴不足、肾阴亏虚 → 肺肾阴虚
      - 五心烦热、潮热盗汗
      - 干咳少痰、腰膝酸软
    - 肺肾阳虚——津凝为痰——痰饮咳喘

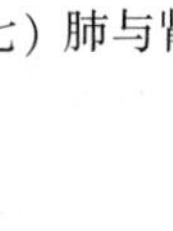

【医学笑话】一位富商对他的医生说：“我们相识多年了，我觉得每次以现金付你医疗费，简直像是种侮辱，所以我决定在我的遗嘱里赠你一笔可观的遗产。”医生说：“好极了，不过请把刚刚我开给你的药方给我一下，我想改变其中几种配方。”

- （八）肝与脾
  - 1. 主要体现在疏泄与运化的相互作用、藏血与统血的协同作用
  - 2. 生理
    - 藏血与统血
      - 肝主藏血，调节血量
      - 脾生血，统血，使肝血充足
      - 共同维持血液正常运行
    - 饮食物消化
      - 肝主疏泄
        - 协调脾胃升降
        - 疏利胆汁
        - 促进消化
      - 脾主运化，散精于肝——肝气冲和调达
  - 3. 病理
    - 肝失疏泄、脾失健运——肝脾不调——胁痛、腹胀、便溏、泄泻
    - 脾胃湿热，熏蒸肝胆——黄疸、纳少、口苦
    - 脾虚血少、脾不统血——肝血不足——头晕、目眩、月经量少
- （九）肝与肾
  - 1. 主要体现在肝肾同源，藏泄互用及阴阳之间的互滋互制作用
  - 2. 生理
    - 肝肾同源
      - 肾藏精
      - 肝藏血
      - 精血皆由水谷之精化生及充养，相互资生，故曰同源互化
    - 藏泄互用
      - 肝主疏泄，使肾气开合有度
      - 肾主闭藏，防肝之疏泄太过
      - 一藏一泄，调节生殖机能
    - 阴阳互滋互制
      - 肾阴滋养肝阴，共同制约肝阳
      - 肾阳资助肝阳共同温煦肝脉
      - 维持肝肾协调平衡
  - 3. 病理
    - 肝血不足、肾精亏损——肝肾精血两虚——头晕目眩、耳鸣、腰膝酸软
    - 肾阴不足，累及肝阴；水不涵木，肝阳失养——肝阳上亢
      - 眩晕、耳鸣
      - 甚则中风
    - 肝肾藏泄失调
      - 女子月经周期失常，经量过多或闭经
      - 男子阳痿、遗精、阳强不泄
- （十）脾与肾
  - 1. 主要体现于先后天的互促互助和水液代谢方面
  - 2. 生理
    - 先后天相互资生
      - 脾主运化，为后天之本——后天补先天
      - 肾藏精，为先天之本——先天养后天
    - 水液代谢
      - 脾主运化水液，赖命火温煦——土能制水
      - 肾为主水之脏，赖脾阳协助——肾阳气化，开合有度
  - 3. 病理
    - 肾阳亏虚、脾阳亏虚——脾肾阳虚——五更泻，少腹冷痛、下利清谷、肢冷
    - 脾虚失运，水湿内生；肾虚蒸化失司，水湿内蕴——水肿、腹胀、便溏

二、腑与腑之间的关系

胆、胃、大肠、小肠、三焦、膀胱各自的生理功能虽然不同，但都是传化水谷、输布津液的器官，在饮食物的受纳、腐熟、消化、吸收以及水液代谢和糟粕的排泄等方面相互配合。

医著精要

形者神之体，神者形之用；无神者形不可活，无形则神无以生。故形之肥瘦，营卫血气之盛衰，皆人神之所赖也。故欲养神者，不可不谨养其形。（明·张介宾《类经·十九卷·针刺类》）

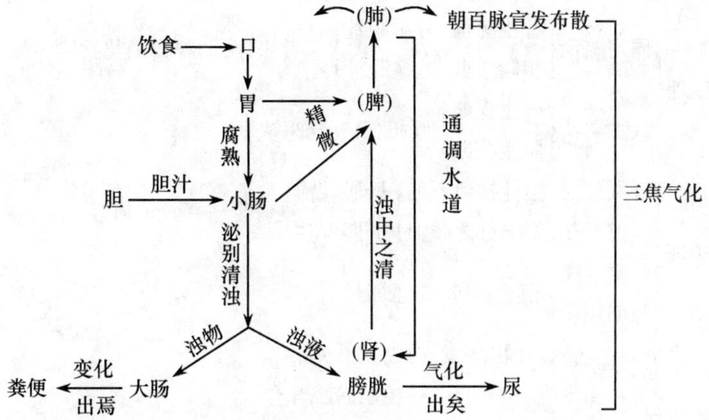

六腑对饮食物的协同作用图

三、脏与腑之间的关系

（一）心与小肠
- 1. 表里关系：经脉互相络属，构成表里关系
- 2. 生理
  - 心主血脉，心阳温煦——助小肠化物之功
  - 小肠化物，清浊泌别——上输心肺化赤为血，荣养心脉
- 3. 病理
  - 心经实火，下传小肠——小肠实热
  - 小肠之热，循经上熏于心——心火亢盛
  - 以上均见：尿频、尿急、尿赤、尿痛，心烦、舌赤、口舌生疮

（二）肺与大肠
- 1. 表里关系：经脉互相络属，构成表里关系
- 2. 生理
  - 肺气清肃下降——助大肠传导之功
  - 大肠传导——利于肺气肃降
- 3. 病理
  - 大肠实热，传导不畅——肺失宣降——胸满，喘咳
  - 肺失肃降，腑气不通——大便干结

（三）脾与胃
- 1. 表里关系：经脉互相络属，构成表里关系
- 2. 生理
  - 纳运协调
    - 胃主受纳、腐熟水谷
    - 脾主运化、消化食物
    - 以上两项：维持饮食物的消化及精微物质的吸收、转输
  - 升降相因
    - 脾主升
    - 胃主降
    - 以上两项：既保证饮食的纳运正常，又维护着内脏位置的相对恒定
  - 阴阳燥湿相济
    - 脾喜燥恶湿——太阴湿土，得阳始运
    - 胃喜湿恶燥——阳明燥土，得阴自安
    - 以上两项：纳运、升降协调的条件
- 3. 病理
  - 脾失健运、胃失受纳——脾胃纳运失调——食少、腹胀、胃脘胀痛、泄泻
  - 脾虚气陷、胃失和降——升降失常
    - 清气在下，则生飧泄——眩晕、泄泻
    - 浊气在上，则生䐜胀——腹胀

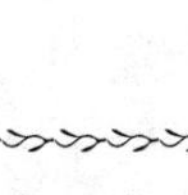

【考试与出汗】医学院期末考试考场里，一个学生绞尽脑汁，也想不出答案。

只见其中一道题是："如何使一个病人大量出汗？"

这个学生最后只得写道："在本学院里，我只需将他送来参加医学考试即可。"

- （四）肝与胆
  - 1. 表里关系：经脉互相络属，构成表里关系
  - 2. 生理
    - 同司疏泄：肝主疏泄，分泌胆汁；胆附于肝，贮藏胆汁——二者协作，助脾胃消化食物
    - 共主勇怯：肝主谋略；胆主决断——肝胆相济，遇事决断
  - 3. 病理
    - 肝气郁滞，胆汁排泄不畅——肝胆气滞；胆腑湿热，影响肝之疏泄——肝胆湿热——口苦、胁痛、黄疸等
    - 肝胆气滞；胆郁痰扰——情志抑郁、惊恐胆怯
- （五）肾与膀胱
  - 1. 表里关系：经脉互相络属，构成表里关系
  - 2. 生理
    - 肾为水脏，司开合——控制膀胱开合
    - 膀胱贮尿，为水腑——利于肾气的主水功能
  - 3. 病理
    - 肾气虚；固摄无权——膀胱开合失度——尿少、癃闭、小便失禁
    - 膀胱湿热；膀胱失约——上犯于肾——尿频、尿急、尿痛、尿血、腰痛等

四、五脏与奇恒之腑之间的关系

- （一）五脏与女子胞
  - 1. 女子胞的功能依赖于：神的调控；气的推动；精血充养——与脏腑相关
  - 2. 生理
    - 心主行血化血，藏神
    - 肝主疏泄而藏血，为妇女经血之本
    - 脾主运化，为后天之本，主生血统血——化生、固摄经血
    - 肾藏精，为先天之本——主司天癸的至竭和生殖
  - 3. 病理
    - 心神不宁、心血不足、心气虚衰——月经周期失调、不孕
    - 肝疏泄失职；肝藏血不足——痛经、闭经、崩漏、不孕等
    - 脾失运化；脾不统血——经少、崩漏等
    - 肾精亏虚——月经不调或闭经、不孕等
- （二）五脏与脑
  - 1. 生理：心主血，藏神；肝主疏泄，藏魂；肺主气，藏魄；脾藏意，为后天之本；肾藏精，为先天之本——保证脑的功能
    - 主宰生命活动
    - 主精神意识
    - 主感觉运动

医著精要

夫气者，形之主，神之母，三才之本，万物之元，道之变也。（金·刘完素《素问玄机原病式·六气为病》）

（二）五脏与脑
- 2. 病理
  - 心气虚衰、肾精亏虚、脾失运化、肝失疏泄、藏血不足 → 脑髓不充、脑失所养、血瘀于脑 → 精神失常、中风昏厥、运动障碍等

（三）五脏与脉
- 1. 生理
  - 心主血脉、肝主疏泄、肺主气、朝百脉、脾主统血、肾为五脏阴阳之本 → 保证脉的柔韧、舒缩及血液的畅行
- 2. 病理
  - 心气虚衰、脾气不足、肝失疏泄 → 血脉拘急、血液逸出脉外

（四）五脏与骨、髓
- 1. 生理
  - 脾主运化，为后天之本；肾为先天之本，藏精，精化髓，髓充骨 → 骨骼健全，身体强壮
- 2. 病理
  - 肾精亏虚、五脏精气不足 → 骨骼发育迟缓，身体矮小

测试与考研栏——驰骋考研战场，成就高分能手

一、单项选择

1. 下列观点何者为错
   A. 脏泻浊于腑　B. 腑输精于脏
   C. 腑实者泻脏　D. 脏病多虚
   E. 腑病多实　（湖南中医药大学，2005）
2. 下述内容为脏腑相为表里的依据，但应除外
   A. 生理相关　B. 经脉络属
   C. 病理相关　D. 结构相似
   E. 胜至则复　（湖南中医药大学，2005）
3. 与精神意识思维活动关系最密切的是
   A. 心主血脉的生理功能
   B. 肝主疏泄的生理功能
   C. 脾主运化的生理功能
   D. 肺主治节的生理功能
   E. 肾主藏精的生理功能
   （中医综合A型题，1991，2题；2003，3题）
4. “水火既济”反应的是哪两个脏的关系
   A. 肺和肾　B. 心和肾
   C. 脾和肾　D. 心和脾
   E. 肝和肾　（山东中医药大学，2004）
5. 连结“肺主呼吸”和“心主血脉”的中心环节是
   A. 经脉的相互连结
   B. 气血的相互关系
   C. 心主营，肺主卫之间的相互作用
   D. 宗气的贯通和运行
   E. 以上都不是
   （中医综合A型题，1993，2题；1999，6题）
6. 辅助心脏对血液运行具有推动和调节作用的是

【医学笑话】某精神病院新来护士一名，此女初来乍到，见院中有一病人围着一口古井打转，口中念着：“13，13，……”

小护士心中颇为奇怪，想不出这个“13”是何含义，连续观察几日，均是如此。她总想上前问个究竟，但害怕病人发作，始终不敢。一日，小护士终于按捺不住好奇心，慢慢地走到那个病人身边，探头向井中观望。突然那个病人抱住护士的双腿，向上一掀，把她扔进了井里，随后在井旁边跑边念：“14，14，14，……”

A. 胃的生理功能　　B. 肺的生理功能
C. 脾的生理功能　　D. 肝的生理功能
E. 肾的生理功能
（中医综合 A 型题，1997，4 题）

7. 以调节气机升降为主要作用的脏腑是
A. 肺与肾　　B. 肾与肝
C. 脾与胃　　D. 肝与肺
（中医综合 A 型题，2008，7 题）

8. 具有调节女子行经，男子排精功能的两脏是
A. 心与肺　　B. 心与肾
C. 肾与肝　　D. 脾与肾
E. 肝与肾　（黑龙江中医药大学，1999）

9. 与生殖功能关系密切的是
A. 肝脾　　B. 心肾
C. 脾肾　　D. 肺肾
E. 肝肾　（甘肃中医学院，2006）

10. “肝肾同源”的主要依据是
A. 厥、少二阴之气相通
B. 相火同寄于肝肾
C. 肝肾同属于下焦
D. 精血相互生化
E. 肝肾之阴相通
（中医综合 A 型题，1992、1995，8 题）

11. “肝肾同源”的理论依据是
A. 同位于下焦
B. 同为相火所寄
C. 精血互生互化
D. 疏泄与封藏之间相反相成
E. 肝肾之阴滋生平衡
（中医综合 A 型题，1997，5 题）

12. “乙癸同源”应归属于
A. 肝和心的关系　　B. 肝和肺的关系
C. 肝和肾的关系　　D. 肝和脾的关系
E. 肾和脾的关系
（中医综合 A 型题，1991，4 题）

13. 肺与大肠的关系，主要表现为
A. 肺气宣发，布津于大肠
B. 肺气肃降，输送水液于大肠
C. 肺气肃降，以助大肠传导
D. 肺主治节，调节大肠功能
（中医综合中医基础必答 30 题 A 型题，2007，152 题）

14. 全身气机调畅最重要的环节是
A. 肺主呼吸，肾主纳气
B. 心火下降，肾水上升
C. 肝气主升，肺气主降
D. 脾气主升，胃气主降
E. 肺气宣发，亦主肃降
（中医综合 A 型题，2003，10 题）

15. 脏腑具有协调气机升降关系的两脏
A. 肺与肾　　B. 肾与肝
C. 肝与肺　　D. 肺与脾
E. 脾与心　（湖南中医药大学，2005）

16. 在脾胃的相互关系中，最根本的是
A. 脾燥胃湿，燥湿相济
B. 太阴湿土得阳始运，阳明燥土得阴自安
C. 胃主纳谷，脾主磨谷
D. 脾主升清，胃主降浊
E. 胃为水谷之海，脾为胃行其津液
（中医综合 A 型题，1992，9 题；1999，7 题；2003，8 题）

17. “太阴湿土，得阳始运，阳明燥土，得阴自安”说明了脾胃之间存在的哪一种关系
A. 升降相因　　B. 纳运相得
C. 以膜相连　　D. 燥湿相济
（长春中医药大学，2003）

18. “燥湿相济”说的是哪两者的关系
A. 心与小肠　　B. 脾与胃
C. 肺与大肠　　D. 肝与胆
E. 肾与膀胱　（山东中医药大学，2004）

19. 下列“诸海”中错误的是
A. 脑为髓海　　B. 肺为气海
C. 冲脉为十二经脉之海　　D. 冲脉为血海
E. 胃为水谷之海
（中医综合 A 型题，1999，9 题）

20. 三焦为
脉为
A. 元神之府　　B. 精明之府

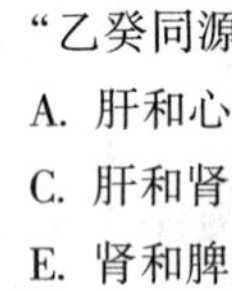

虽曰心生血，肝藏血，冲任督三脉俱为血海，为月信之原，而其同主则惟脾胃。脾胃和则血自主。谓血生于水谷之精也。（清 · 陈念祖《女科要旨 · 调经》）

C. 中精之府　　D. 血之府
E. 孤府　（中医综合B型题,1998,75、76题）

21. 心与脾的生理联系,主要表现于
A. 血液的统摄和贮藏
B. 津液与血液的互化
C. 血液的生成和运行
D. 精髓与血液的互化
（中医综合A型题,2010,4题）

22. 乙癸同源指的是
A. 金水相生　　B. 精血互化
C. 津气互生　　D. 水火既济
（中医综合A型题,2010,5题）

23. 肝与肺在生理上的协调,主要表现于
A. 气机的调节　　B. 血液的运行
C. 津液的代谢　　D. 营卫的协调
（中医综合A型题,2011,4题）

24. 精血互生互化的依据是
A. 肺肾同源　　B. 肝肾同源
C. 脾肾同源　　D. 心肾同源
（中医综合A型题,2011,5题）

二、多项选择

1. 脏与腑互为表里的主要依据是
A. 经络循行路线阴阳相对
B. 经络循行相互络属
C. 生理、病理密切相关
D. 解剖部位邻近或直接相通
（中医综合X型题,1998,122题）

2. 表现为“水火既济”关系的两脏是
A. 心　　B. 肺
C. 脾　　D. 肝
E. 肾　（山东中医药大学,2005）

3. “心肾相交”主要是指
A. 心阳下降于肾,以制约肾阴
B. 肾阳上腾以温煦心阳
C. 肾阴上升,以制约心阳
D. 心阴下降,以滋肾阴
（中医综合X型题,1999,124题）

4. “心肾不交”主要是
A. 心阴不能下降于肾
B. 心阳不能下降于肾
C. 肾阳不能上济于心
D. 肾阴不能上济于心
（中医综合X型题,1992,127题;1994,123题）

5. 症见心悸、怔忡、心烦,腰酸膝软,或见男子梦遗,或见女子梦交等症,可称为
A. 心肾相交　　B. 水火不济
C. 水不制火　　D. 心肾不交
E. 心肝火旺　（浙江中医药大学,2004）

6. 心与肝的相互关系中最主要的是
A. 木火同气,同气相求
B. 心主神志,肝调畅情志,相互影响
C. 母子相依,难以分割
D. 心主行血,肝主藏血,相反相成
（中医综合X型题,1999,123题）

7. 肺与肾在生理方面的相互关系,主要表现为
A. 精气的生成　　B. 呼纳的协调
C. 宣发肃降的协调　　D. 水液代谢的协调
（中医综合X型题,1998,123题）

8. “先天之本”与“后天之本”关系中最根本的是
A. 肾的蒸化有助于气血的生成
B. 脾胃运化依赖于肾的蒸化
C. 肾的生理活动依赖于水谷精微之濡养
D. 肾中精气的充盈依赖于水谷精微培育
（中医综合X型题,1999,122题;2004,144题）

9. 表现为“精血同源”关系的两脏是
A. 心　　B. 肝
C. 肾　　D. 脾
E. 肺　（黑龙江中医药大学,2000）

10. 与口津变化密切相关的脏腑是
A. 肝　　B. 心
C. 脾　　D. 肺
E. 肾　（湖南中医药大学,2005）

11. 肝肺之间的关系主要表现在
A. 气机的调节　　B. 血液的运行

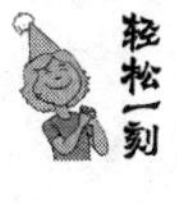

【你也是香菇吗】有一个精神病患者,每天中午,大热天的撑着一只黑伞,顶着大太阳,一个人就坐在广场上,动也不动。医师几经心理辅导都不知其为何会有此举动。一天中午跟着他,也拿着一黑伞,就坐在该患者的后面,借此就近观察他有什么举动,1个小时过去了,患者仍是不动。再过了半个钟头,他终于动了。他转过头来,对那个医师说:“你也是香菇吗?”

C. 津液的输布　　D. 气的生成

E. 血的生成　　（山东中医药大学,2006）

12. 对肺通调水道具有调节作用的生理功能是

A. 肝主疏泄　　B. 肾主气化

C. 脾主运化　　D. 腠理开合

（中医综合 X 型题,2000,122 题）

13. 脾与肝的相互关系为

A. 肝主疏泄,助脾之运化

B. 脾生血,使肝有所藏

C. 肝藏血,脾统血,使血不离经脉

D. 脾胃湿热可熏蒸肝胆

（中医综合 X 型题,1996,124 题;2002,122 题）

14. 属于胃气通降作用的两个相关脏器是

A. 小肠　　B. 脾

C. 肝　　D. 大肠

E. 肺　　（湖南中医药大学,2005）

15. 在气的生成过程中,尤为重要的是

A. 肺的呼吸功能　　B. 肾的闭藏功能

C. 脾胃的运化功能　　D. 肝的疏泄功能

（中医综合 X 型题,2004,112 题）

16. 导致津液输布障碍的主要原因是

A. 三焦水道不利　　B. 肺失宣发和肃降

C. 肝失疏泄,气滞津停　　D. 脾运化功能障碍

（中医综合 X 型题,2000,125 题）

17. 肺与肾在生理上的相互关联,主要表现为

A. 呼吸及纳气的协调

B. 精气的生成和输布

C. 宣发与肃降的协调

D. 水液代谢的协调

（中医综合 X 型题,2010,123 题）

18. 脏与腑相表里的主要依据是

A. 经络循行线路阴阳相对

B. 经络循行相互络属

C. 生理、病理密切相关

D. 解剖部位相邻或相通

（中医综合 X 型题,2011,122 题）

19. 下列各项中,属于肝与脾的生理联系的有

A. 气的运行　　B. 血液的运行

C. 饮食的消化　　D. 津液的生成

（中医综合 X 型题,2013,123 题）

20. 下列各项中,与肾精不足相关的有

A. 耳鸣耳聋　　B. 头发枯槁

C. 两目涩痛　　D. 牙齿松动

（中医综合 X 型题,2013,124 题）

21. 肾主封藏是对肾生理功能的高度概括,体现于

A. 藏精　　B. 纳气

C. 主水　　D. 固胎

（中医综合 X 型题,2014,123 题）

22. 脾与胃的关系表现为

A. 藏泄相济　　B. 升降相用

C. 燥湿相济　　D. 纳运相济

（中医综合 X 型题,2014,124 题）

三、填空

1. 肺与肝的关系,主要表现在____方面。

（长春中医药大学,2005）

2. 肺与脾的关系,主要表现于____和____两个方面。

（浙江中医药大学,2003;山东中医药大学,2004）

3. 心与脾的关系主要表现在____和____两个方面。

（山东中医药大学,2006）

4. 肝主____与肾主____的功能协调,才能保持女子月经与男子泄精生理功能的正常。

（黑龙江中医药大学,2008）

四、名词解释

1. 心肾相交

（湖北中医药大学,2002;黑龙江中医药大学,2005;甘肃中医学院,2005、2006）

2. 肝肾同源

（湖北中医药大学,2001;黑龙江中医药大学,2006）

五、简答题

1. 心与脾在生理功能方面有何联系?

（长春中医药大学,2003）

2. 肺与脾在生理功能方面有何联系?

（长春中医药大学,2005）

3. 试述肺与肾的关系。

（黑龙江中医药大学,2002）

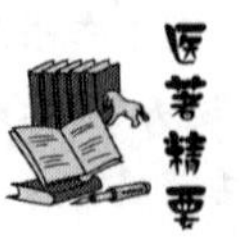

太阳之为病,脉浮,头项强痛而恶寒。(《伤寒论·辨太阳病脉证并治》)

4. 肝主疏泄与脾胃运化的关系有哪些表现？

（黑龙江中医药大学，2006）

5. 何谓“君火”、“相火”？

（黑龙江中医药大学，2008）

六、论述题

1. 什么叫“脏腑表里相合”？其生理基础是什么？在临床有什么意义？

（天津中医药大学，1997）

2. 肾和膀胱在生理、病理上有何联系？

（湖北中医药大学，2000）

3. 试述心与肾的关系。

（黑龙江中医药大学，2003、2006）

4. 试述肝与脾的关系。

（黑龙江中医药大学，2005）

5. 试述肝与肾之间的关系。

（甘肃中医学院，2004；黑龙江中医药大学，2008）

6. 肺与肾的关系如何？详述之。

（黑龙江中医药大学，2007）

7. 试述脾与胃之间的生理、病理关系。

（甘肃中医学院，2005）

8. 试从生理、病理谈谈肾与骨，髓，脑之间的关系。

（湖北中医药大学，2001）

（狄舒男）

【医学笑话】一位男子被告知只有6个月可活了，他非常着急。“医生，”他问，“我还有什么努力可做吗？”

“有啊，”医生回答，“首先，把你的所有财产分给穷人；其次，搬到又冷又潮的林间小屋去住；然后再娶一个拉扯着9个幼小孩子的女人。”

“这能使我的生命延长吗？”

“不，但它能使这6个月成为一生中最漫长的6个月。”

第四章　经　　络

板书与教案栏——浓缩教材精华，打破听记矛盾

第一节　经络学说概述

一、经络的基本概念

经络的基本概念
- 经络：经脉和络脉的总称，是
  - 运行全身气血
  - 联络脏腑形体官窍
  - 沟通上下内外
  - 感应传导信息

  的通道
- 经络
  - 经脉：经，路径。经脉是主干，纵行于固定的路径，多循行于深部
  - 络脉：络，网络。络脉是分支，纵横交错，网络全身，深浅部皆有

二、经络学说的形成

经络学说的形成
- 《内经》奠定了经络学说和中医学理论体系的基础
- 《难经》首创"奇经八脉"一词
- 晋·皇甫谧《针灸甲乙经》——第一部针灸学专著
- 宋·王惟一铸造经络穴位模型"铜人"两具，著《铜人腧穴针灸图经》
- 元·滑寿《十四经发挥》——首次提出"十四经"名称
- 明·李时珍《奇经八脉考》——探讨经络学说起源
- 明·杨继洲《针灸大成》——对经络、穴位针刺手法与适应证论述有创意
- 清·陈惠畴《经络图考》等——对经络线路及穴位正确标示起一定作用

三、经络系统的组成

经络系统
- 经脉与络脉
  - 经脉
    - 十二经脉（正经）
      - 手足三阴经
      - 手足三阳经

      气血循行主要通道
    - 奇经八脉
      - 督脉、冲脉、任脉、带脉
      - 阴跷脉、阳跷脉
      - 阴维脉、阳维脉

      有统率、联络、调节十二经脉的作用
    - 十二经别：从十二经脉别出的经脉。有加强十二经脉中相为表里的两经在体内联系的作用
  - 络脉
    - 十五别络：加强表里两经在体表的联系和渗灌气血
    - 孙络：细小的络脉
    - 浮络：浮现于体表的络脉
- 内外连属
  - 内属
    - 属：十二经脉各与其本身脏腑直接相连
    - 络：十二经脉各与其相为表里的脏腑相连
  - 外连
    - 十二经筋：十二经脉所连属的筋肉关节体系。具有连缀四肢百骸，主司关节运动的功能
    - 十二皮部：十二经脉的功能活动反映于体表皮肤的分区

第二节 十二经脉

一、十二经脉的名称

- 命名原则
  - 阴阳
    - 阴:分布四肢内侧面的经脉
      - 太阴经
      - 少阴经
      - 厥阴经
    - 阳:分布四肢外侧面的经脉
      - 阳明经
      - 太阳经
      - 少阳经
  - 脏腑
    - 脏为阴,每一条阴经分别隶属于一脏
    - 腑为阳,每一条阳经分别隶属于一腑
  - 手足
    - 手:行于上肢,起于或止于手的经脉,在经脉名前冠以手
    - 足:行于下肢,起于或止于足的经脉,在经脉名前冠以足
- 具体名称
  - 阴经(内侧:前缘、中线、后缘;属脏)
    - 手(行于上肢)
      - 太阴肺经
      - 厥阴心包经
      - 少阴心经
    - 足(行于下肢)
      - 太阴脾经*
      - 厥阴肝经*
      - 少阴肾经
  - 阳经(外侧:前缘、中线、后缘;属腑)
    - 手(行于上肢)
      - 阳明大肠经
      - 少阳三焦经
      - 太阳小肠经
    - 足(行于下肢)
      - 阴明胃经
      - 少阳胆经
      - 太阳膀胱经

*在小腿下半部和足背部,肝经在前缘,脾经在中线。至内踝上八寸处交叉之后,脾经在前缘,肝经在中线

二、十二经脉的走向交接规律

- 走向与交接规律(阴阳相贯,如环无端)
  - 走向规律
    - 手
      - 手三阴从胸走手
      - 手三阳从手走头
    - 足
      - 足三阳从头走足
      - 足三阴从足至腹胸
  - 交接规律
    - 相为表里的阴经与阳经在四肢末端交接
    - 同名的手足阳经在头面部交接(头为诸阳之会)
    - 手足阴经在胸部交接

轻松一刻

【检查身体】某君住院,第一天为他检查的是眼科;第二天是喉科;第三天是呼吸系统;第四天是消化器官;第五天进病房的是一个带着铁桶、布片和刷子的人。这位病人惶惶不安地问:“今天还要检查什么?”这人愣了一下,然后笑着说:“不,我是来擦玻璃窗的。”

三、十二经脉的分布规律

- 分布规律
  - 体内分布
    - 以纵行为主
    - 兼有或多或少的迂回曲折、交错出入
    - 各经间及其与奇经和络脉之间多有交叉、交会
  - 体表分布
    - 四肢
      - 阴经:在内侧面
        - 前缘:太阴
        - 中线:厥阴
        - 后缘:少阴
      - 阳经:在外侧面
        - 前缘:阳明
        - 中线:少阳
        - 后缘:太阳
    - 头面部
      - 阳明经:面部、额部
      - 太阳经:面颊、头顶、头后部
      - 少阳经:头侧部
    - 躯干部
      - 手
        - 手三阳经行于肩部和肩胛部
        - 手三阴经均从腋下走出
      - 足
        - 足三阳经
          - 阳明经行于前(胸、腹面)
          - 太阳经行于后(背面)
          - 少阳经行于侧面
        - 足三阴经:行于腹胸面,自内而外的顺序是:足少阴、足阳明、足太阴、足厥阴

} 十二经脉循行于胸、背、头面、四肢,均是左右对称地分布于人体两侧,共计二十四条

四、十二经脉的表里关系

- 表里关系
  - 含义:手足三阴经、三阳经,其分支及经别和别络相互沟通,组成六对("表里相合"关系)
  - 表(阳经)里(阴经)
    - 手
      - 阳明与太阴
      - 少阳与厥阴
      - 太阳与少阴
      - } 为表里
    - 足
      - 阳明与太阴
      - 少阳与厥阴
      - 太阳与少阴
      - } 为表里
  - 作用
    - 机理:由于相为表里的两条经脉的衔接,且又相互络属于同一脏腑,因而加强脏腑的表里关系
    - 表现:相为表里的脏腑,生理上相互为用,病理上相互影响

五、十二经脉的流注次序

十二经脉的气血是循环贯注的,即从手太阴肺经始,依次传至足厥阴肝经,复再回到手太阴肺经,首尾相贯,如环无端,是气血循环流注的主要途径。

七情偏胜,五脏失和,则偏害之病生矣。(清·冯兆张《冯世锦囊秘录·邪祟论》)
疠大至,民善暴死。(《素问·六元正经大论》)

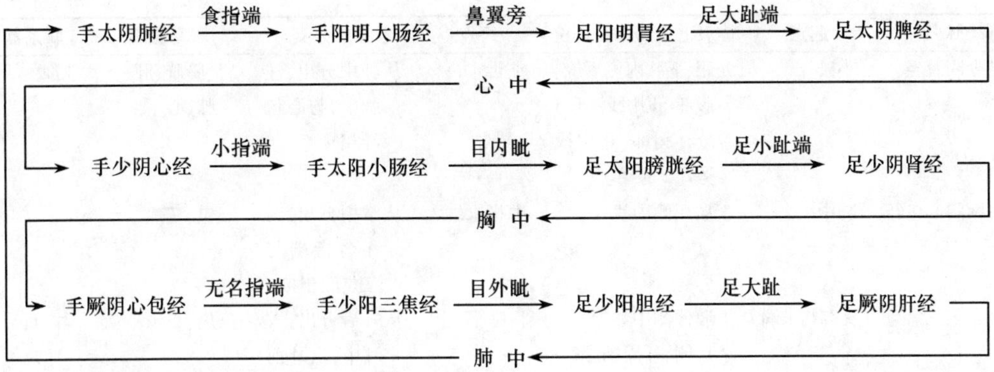

六、十二经脉的循行部位

经脉名称	起点	体表上主要循行部位	终点	主要分支	联系脏腑	联系器官
手太阴肺经	中焦(胃)	胸部外上方、上肢屈侧前缘	拇指末端	从腕后分出,到食指末端与大肠经相接	肺、大肠、胃	气管、喉咙
手阳明大肠经	食指末端	上肢伸侧前缘、肩关节前缘、颈部前面、夹口	鼻旁与胃经相接		大肠、肺	下齿、口、鼻
足阳明胃经	鼻旁	鼻根、前额、胸部(乳中线)、腹部(正中线旁开 2 寸)、下肢前外侧	二趾(及中趾)	从足背分出,到大趾与脾经相接	胃、脾、心	上齿、喉咙、乳、鼻、口
足太阴脾经	大趾	下肢内侧前缘(在内踝上 8 寸处以下,行于中线),腹部、胸部	舌下	从胃直上过横膈,注入心中与心经相接	脾、胃、心	咽、舌
手少阴心经	心中	上肢屈侧后缘	小指末端与小肠经相接	从心系分出,上夹咽,系目系	心、心系、小肠、肺	咽、目系
手太阳小肠经	小指末端	上肢伸侧后缘、绕肩胛,交肩上,颈侧部,面颊、目眶下缘	目内眦与膀胱经相接	从缺盆沿颈上颊,至目外眦,转入耳中	小肠,心、胃	耳、目、咽
足太阳膀胱经	目内眦	额、顶、枕、项、背、腰部(正中线旁开 1.5 寸及 3 寸),下肢后外侧	小趾与肾经相接	从头顶部分出,向两侧下行至耳上角	膀胱、肾、脑	肛门、目

【还在下跌】在登山训练中,两名登山运动员当中的一个不慎跌下了悬崖。另一个向下喊道:“你伤着了吗?”

“不知道,我还在下跌。”

续表

经脉名称	起点	体表上主要循行部位	终点	主要分支	联系脏腑	联系器官
足少阴肾经	小趾	足跟、下肢内侧后缘、腹部(正中线旁开5分),胸部(正中线旁开2寸)	夹舌本	从肺中分出,注胸中,与心包经相接	肾、膀胱、肝、肺、心	喉咙、舌
手厥阴心包经	胸中	上肢屈侧中线	中指末端	从掌中分出,到无名指端与三焦经相接	心包、三焦	
手少阳三焦经	无名指末端	上肢伸侧中线、肩关节后侧、耳周围、颊	目眶下	从耳后分出,入耳中,出耳前至目外眦,与胆经相接	三焦、心包	耳、目
足少阳胆经	目外眦	头部颞侧、耳周围、胸侧、腹侧、下肢外侧中线	四趾	从足背分出,到大趾,与肝经相接	胆、肝、心	耳、目
足厥阴肝经	大趾	下肢内侧中线(在内踝上8寸处以下,行于前缘)、少腹、胁肋	头顶	从肝分出,贯膈,注肺中与肺经相接	肝、胆、肺、胃	外生殖器、目系、喉咙、鼻、目

第三节 奇经八脉

一、奇经八脉的主要生理机能

奇经八脉
- 概念:奇者,异也。指异于十二正经的八条经脉。即督、任、冲、带、阴跷、阳跷、阴维、阳维脉的总称,亦称“奇经”
- 与十二经脉的区别
  - 十二经脉(正经)
    - 分布:遍及全身
    - 循行:遵循上下、内外、顺逆的阴阳表里的规律
    - 脏腑属络:直接络属脏腑,表里相合
  - 奇经八脉
    - 分布:上肢无奇经
    - 循行(奇经)
      - 带脉横绕腰腹
      - 除冲脉一支下行外,余均从下肢或少腹部上行
    - 脏腑属络:不与脏腑直接属络,无表里相配关系
- 功能
  - 密切十二经脉的联系
  - 调节十二经脉的气血
  - 与肝、肾、女子胞、脑、髓等脏腑有密切关系

医著精要

有所劳倦,形气衰少,谷气不盛,上焦不行,下焦不通。(《素问·调经论》)

二、奇经八脉的循行部位和基本机能

（一）督脉
- 循行部位
  - 起点：起于胞中，下出会阴
  - 循行：沿脊柱里面（背部正中线）上行，至项后风府穴入颅，络脑、由项沿头部正中线，经额、鼻、上唇至上唇系带处
  - 分支：从脊柱里面分出，络肾
- 基本机能
  - 调节阳经气血｛与手足三阳经；阳维脉交会｝调节一身之阳经为“阳脉之海”
  - 反映脑、髓和肾的机能，督脉行脊里、络肾、络脑

（二）任脉
- 循行部位
  - 起点：起于胞中，下出会阴
  - 循行：上行至阴毛处，沿胸腹正中线上行至咽喉、下颌部，环绕口唇，沿面颊，分行至目眶下
  - 分支：从胞中分出，向后与冲脉偕行至脊柱前
- 基本机能
  - 调节阴经气血｛与足三阴经；阴维脉交会｝总任一身之阴经为“阴脉之海”
  - 任主胞胎，与妊娠、月经密切相关｛任与妊相通，任起于胞中；与月经妊养生殖机能相关｝主胞胎

（三）冲脉
- 循行部位
  - 起点：起于胞中，下出会阴
  - 循行：从气街起与肾经相并，夹脐上行，散布胸中，上行经喉，环绕口唇，至目眶下
  - 分支
    - 从气街分出，沿下肢内侧下行至足踝｛入足下而止；向前斜入足背至大趾｝
    - 从胞中分出，上行于脊柱前，向后与督脉相通
- 基本机能（以下两项合为“血海”）
  - 调节十二经脉气血｛上行至头；下行于足｝总领十二经气血为“十二经脉之海”
  - 与女子月经及孕育机能有关

（四）带脉
- 循行部位
  - 起点：起于季胁
  - 循行：斜向下行至带脉穴，绕身一周，环行于腰腹部
- 基本机能
  - 约束纵行诸经，不使经气下陷｛带脉围腰一周，状如束带；加强纵行经脉间的联系｝“诸脉皆属于带”
  - 主司妇女带下

（五）阴阳跷脉（以下各项合为：跷脉左右对齐）
- 循行部位
  - 起点：均起于足踝下｛阴跷脉起于内踝；阳跷脉起于外踝｝
  - 循行
    - 阴跷脉上行下肢内侧，经前阴，沿腹、胸入缺盆，出行于人迎穴之前，经鼻旁
    - 阳跷脉上行下肢外侧，经腹，沿胸部后外侧，经肩部、颈外侧，上口角
- 基本机能
  - 主司下肢运动｛跷脉从下肢内、外侧上行向头；交通一身阴阳之气｝使下肢活动灵活跷捷
  - 司眼睑开合：跷脉交会于目内眦

（六）阴阳维脉
- 循行部位
  - 起点
    - 阴维起于小腿内侧足三阴经交会之处
    - 阳维起于外踝下
  - 循行
    - 阴维沿下肢内侧上行至腹与足太阴并行于胁部，与足厥阴经相合，上行至咽喉，与任脉相会
    - 阳维脉与足少阳胆经并行沿下肢外侧向上，经躯干向外侧，从腋后上肩，经颈部、耳后、前行到额与督脉合
- 基本机能
  - 阴维：维系联络全身阴经；阳维：维系联络全身阳经｝阴阳维脉相互维系，对气血盛衰起调节溢蓄作用

第四节 经别、别络、经筋、皮部

一、经别

经别是从十二经别行分出,深入躯体深部,循行于胸腹及头部的重要支脉。

（一）生理机能
- 1. 加强了十二经脉表里两经在体内的联系
  - 途径:十二经别
    - 进入体腔后
      - 表里两经相并而行
      - 经过相为表里的脏腑
    - 浅出体表
      - 阴经经别合入阳经经别
      - 共同注入体表的阳经
    - →加强了相为表里的两条经脉、一脏一腑的内在联系
- 2. 加强了体表与体内、四肢与躯干的向心性联系
  - 途径:十二经别
    - 均从十二经脉的四肢部分别出
    - 进入体内后都是向心性循行
    - →扩大了经络的联系,由外而内的传递信息
- 3. 加强了十二经脉和头面部的联系
  - 途径
    - 十二经脉中之六条阳经
    - 十二经别中的六条阳经经别
    - 足三阴经的经别合入阳经经别
    - 手三阴经经别均经喉咙
    - →上达于头面部
- 4. 扩大了十二经脉的主治范围
  - 途径:十二经别的分布弥补了十二经脉所不到处,因而扩大了经络穴位的主治范围
- 5. 加强了足三阴、足三阳经脉与心脏的联系
  - 途径
    - 足三阴、足三阳的经别上行经过腹、胸
      - 加强了脏腑的表里联系
      - 均与胸腔内的心脏相联系

（二）循行部位
- 从十二经脉分出称“离”
- 进入体腔脏腑深部称“入”
- 浅出体表而上头面称“出”
- 六合
  - 阴经经别合入阳经经别分别注入六阳经脉称合
  - 每一对相为表里的经别组成一“合”

二、别络

概念
- 含义:从经脉分出的支脉,加上脾之大络,共十五条,称为“十五别络”。若加上胃之大络又称“十六别络”
- 分类
  - 从中分出的细小部分,即“孙络”
  - 分布在肌肤表面的络脉,即“浮络”

（一）生理机能
- 1. 加强了十二经脉表里两经在体表的联系
  - 途径:十二经脉中
    - 阴经别络走向阳经
    - 阳经别络走向阴经
    - →沟通和加强了表里两经之间的联系
- 2. 统率其他络脉,加强了人体前、后、侧面的统一联系
  - 途径
    - 任脉别络散布于腹部
    - 督脉别络散布于背部
    - 脾之大络散布于胸胁
    - →加强了人体前、后、侧面的统一联系
- 3. 渗灌气血以濡养全身
  - 途径:别络分为
    - 孙络:由大到小
    - 浮络:由深至浅
    - →遍布全身

- （二）循行部位
  - 十二经脉的别络在本经四肢肘膝以下分出，表里两经的别络相互联络
  - 任脉的别络分布于腹部
  - 督脉的别络分布于背部
  - 脾之大络分布在胸胁

三、经筋

- 经筋
  - 概念：经筋是十二经脉之气结、聚、散、络于筋肉、关节的体系，分为十二部分，称“十二经筋”
  - 循行部位
    - 一般都在浅部
      - 从四肢末端走向头身
      - 多结聚于关节和骨骼附近
      - 进入胸腹腔而不络属脏腑
    - 在体表的循行部位与十二经脉基本一致，但循行走向不尽相同
  - 生理机能：约束骨骼，有利于关节的屈伸运动

四、皮部

- 皮部
  - 概念：是指体表的皮肤按经络的分布部位分区。全身皮肤划分为十二个部分，分属十二经脉，称十二皮部
  - 分布：十二经脉的体表分区，其分布范围大致上属于该经络的循行部位
  - 功能
    - 抵御外邪
      - 皮部是人体的屏障
      - 卫气循行其间
    - 传导病变：皮部内属于十二经脉，脏腑、经络的病变可反映到皮部

第五节 经络的生理机能和应用

一、经络的生理机能

- （一）沟通联系作用：联络脏腑器官，沟通内外上下
  - 含义：人体的脏腑组织器官，通过经络构成了统一有机的整体
  - 途径
    - 1. 脏腑与体表的联系
      - 通过十二经脉
        - 在内络属于固定的脏腑
        - 在外结聚于经筋，散于皮部
        - （以上两项）内外相连
    - 2. 脏腑与官窍的联系
      - 通过经络构成
        - 脏腑与官窍的特定联系
        - 官窍与脏腑广泛的整体联系
    - 3. 脏腑之间的联系
      - 十二经脉
        - 分别络属一脏一腑，构成表里相合关系
        - 有的联系多个脏腑
        - 多条经脉到达同一脏腑
    - 4. 经脉之间的联系
      - 十二经脉之间
        - 有序地衔接，与任、督脉构成整体循环系统
        - 多处的交叉、交会，再加上经别、别络的联系
  - 生理
    - 意义：经络是联络脏腑组织，沟通内外上下的纽带
    - 表现：人体在结构上相互联系，在功能上相互协调，彼此为用
  - 病理表现：在病理上相互影响，互相传变
- （二）运输渗灌作用：运行全身气血，营养脏腑组织
  - 含义：气血通过经络传注，布散全身，以营养脏腑组织
  - 途径：循十二经脉流注衔接顺序，与任、督两脉首尾相接如环无端，周流不息，循环往复
  - 生理
    - 意义：十二经脉内属脏腑，外连经筋、皮部
    - 表现：气血运行畅通，脏腑功能强健，抗御外邪
  - 病理表现：经气不利，气血失和，御邪不力，外邪易侵

【请勿吸烟】比尔误把一瓶汽油当酒喝到肚子里了，他很紧张，就去找医生。医生说：“没关系，只是在1周内不要吸烟。”

- （三）感应传导作用
  - 含义：指经络系统具有感应及传导针灸或其他刺激等各种信息的作用
  - 机理：通过运行于经络之中的经气对信息的感受负载作用而实现
  - 意义
    - 传递生命信息，沟通机体之间的联系
    - 将信息输送到脏腑形体官窍，反映和调节其功能状态
- （四）调节作用
  - 含义及机理：经络系统通过其沟通联系、运输渗灌气血作用及经气的感受和负载信息的作用，对各脏腑形体官窍的功能活动进行调节，维持人体阴阳平衡状态
  - 意义：通过经络系统的调节作用，促使人体机能活动，恢复平衡协调

二、经络学说的应用

- （一）阐释病理变化
  - 外邪由表传里的途径
  - 体内病变反映于外的途径
  - 脏腑病变相互传变的途径
- （二）指导疾病的诊断
  - 循经诊断
    - 两胁疼痛——多为肝胆疾病
    - 缺盆中痛——多为肺病
    - “虚里”痛连左手臂——多为“真心痛”
    - 阑尾穴压痛——多为肠痈
    - 横骨压痛——月经病或遗精
  - 分经诊断
    - 前额疼痛——与阳明经有关
    - 两侧头痛——与少阳经有关
    - 后头痛连及项部——与太阳经有关
    - 巅顶痛——与厥阴经有关
- （三）指导疾病的治疗
  - 指导针灸推拿治疗
    - 循经所过
    - 主治所及
  - 指导药物治疗
    - 指导药物归经理论
    - 指导方剂组成

测试与考研栏——驰骋考研战场，成就高分能手

一、单项选择

1. 十二经脉气血充盛有余时，则渗注于
   A. 经别　B. 别络
   C. 浮络　D. 孙络
   E. 奇经
   （中医综合 A 型题，1991，6 题；2006，10 题）
2. “气盛则身以前皆热”的经脉是
   A. 手少阴心经　B. 任脉
   C. 冲脉　D. 足阳明胃经
   E. 足太阴脾经　（中医综合 A 型题，1991，9 题）
3. 下述经脉循行过程中，哪组经脉经过气街
   A. 足少阴与足太阳　B. 手少阴与足少阳
   C. 手阳明与足阳明　D. 足厥阴与足太阳
   E. 足阳明与足少阳
   （中医综合 A 型题，1992，10 题）
4. 下列可用“离、合、出、入”来概括其循行特点的是
   A. 十五别络　B. 十二经别
   C. 十二经筋　D. 十二经脉
   E. 奇经八脉
   （中医综合 A 型题，1992，11 题；2006，10 题）

医著精要

风雨寒热不得虚，邪不能独伤人。卒然逢疾风暴雨而不病者，盖无虚，故邪不能独伤人。此必因虚邪之风，与其身形，两虚相得，乃客其形。两实相逢，众人肉坚，其中于虚邪也因于天时，与其身形，参以虚实，大病乃成，气有定舍，因处为名，上下中外，分为三员。（《素问·百病始生》）

5. 十二经筋的分布多结聚于
A. 胸腹部　　B. 肌肤体表部位
C. 关节和骨骼附近　　D. 四肢末端
E. 头面及顶部　（中医综合 A 型题,1992,12 题）

6. 十二经脉中循行于腹部的经脉,自内向外的顺序是
A. 足少阴,足阳明,足太阴,足厥阴
B. 足少阴,足阳明,足厥阴,足太阴
C. 足太阴,足阳明,足少阴,足厥阴
D. 足阳明,足少阴,足太阴,足厥阴
E. 足阳明,足太阴,足厥阴,足少阴
（中医综合 A 型题,1994,9 题）

7. 任脉的终点是
A. 目内侧　　B. 目眶下
C. 口唇　　D. 上唇系带
E. 下唇　（中医综合 A 型题,1993,10 题）

8. “一源三歧”的奇经是指
A. 冲、任、带脉　　B. 任、督、带脉
C. 冲、任、督脉　　D. 督、任、带脉
E. 冲、任、跷脉（中医综合 A 型题,1995,12 题）

9. 十二经脉气血流注的形式为
A. 循环灌注　　B. 手足灌注
C. 左右灌注　　D. 上下灌注
E. 以上都不是（中医综合 A 型题,1995,13 题）

10. 既至目内眦,又至目外眦的经脉是
A. 手少阳三焦经　　B. 足少阳胆经
C. 手太阳小肠经　　D. 手阳明大肠经
E. 足太阳膀胱经
（中医综合 A 型题,1996,2 题）

11. 奇经八脉中与任脉在咽部相会的经脉是
A. 阳跷脉　　B. 督脉
C. 阴维脉　　D. 阳维脉
E. 阴跷脉　（中医综合 A 型题,1996,3 题）

12. 十二经脉的别络都是从
A. 胸背面分出　　B. 头面部分出
C. 四肢肘膝以下分出　D. 四肢肘膝以上分出
E. 四肢末端分出（中医综合 A 型题,1997,8 题）

13. 下列哪一组经脉是环绕口唇的
A. 胆经、胃经、肝经、任脉
B. 肾经、任脉、胆经、冲脉
C. 脾经、肝经、任脉、冲脉
D. 心经、脾经、肝经、胃经
E. 胃经、肝经、冲脉、任脉
（中医综合 A 型题,1999,10 题）

14. 经筋的生理功能是
A. 主蓄积渗灌气血
B. 主联络机体内外
C. 主运行气血津液
D. 主束骨而利关节
E. 主经气的感应传导
（中医综合 A 型题,2001,5 题）

15.《灵枢·经脉》说何经“气不足,则身以前皆寒栗”
A. 手少阴心经　　B. 任脉
C. 冲脉　　D. 足阳明胃经
E. 足太阴脾经
（中医综合 A 型题,2002,11 题）

16.《素问·诊要经终论》载,临床见“戴眼,反折,瘛疭,其色白,绝汗乃出”,为何经气血衰竭
A. 太阴之脉　　B. 少阴之脉
C. 阳明之脉　　D. 少阳之脉
E. 太阳之脉　（中医综合 A 型题,2002,12 题）

17. 少阴经脉气血衰竭可出现
A. 戴眼反折瘛疭,其色白
B. 耳聋百节皆纵,目寰绝系
C. 口目动作,善惊妄言
D. 面黑齿长而垢,腹胀闭
E. 腹胀闭不得息,善噫善呕
（中医综合 A 型题,2003,13 题）

18.《灵枢·经脉》所载“实则狂巅,虚则足不收,胫枯”,此为何经之别的病变
A. 手少阴心经　　B. 任脉
C. 足厥阴肝经　　D. 足阳明胃经
E. 足太阴脾经　（中医综合 A 型题,2004,8 题）

19. 下列哪组经脉的循行均通过其经别到达头部
A. 手太阳与足少阴　　B. 手少阴与足太阴
C. 手阳明与足阳明　　D. 手太阳与足太阳

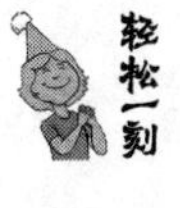

【医学笑话】一位胸部丰满、脸蛋漂亮的护士急急忙忙地对医生说:“请你赶快去看看那个病人,我刚才量他的脉搏,一分钟跳动一百二十下,而且他的两只眼睛盯着我一动也不动。”医生不慌不忙地说:“你先把他的眼睛用纱布蒙起来,然后再量好了。”

E. 手太阳与足阳明

（中医综合 A 型题，2004，10 题）

20. 加强足三阴、足三阳经脉与心脏联系的是

A. 奇经　B. 别络

C. 经别　D. 经筋

E. 正经

（中医综合 A 型题，2004，11 题；2005，12 题）

21. 足少阳胆经接交的经脉为

A. 接肺经交大肠经　B. 接三焦经交肝经

C. 接胃经交脾经　D. 接肝经交肺经

E. 接肝经交三焦经　（湖南中医药大学，2005）

22. 连舌本，散舌下的经脉是

A. 肾经　B. 心包经

C. 肝经　D. 脾经

E. 心经　（湖南中医药大学，2002、2005）

23.《素问·气穴论》称其具有“溢奇邪”、“通营卫”用的是

A. 皮部　B. 孙络

C. 浮络　D. 别络

E. 大络　（中医综合 A 型题，2005，10 题）

24. 手厥阴心包经中的气血流注于

A. 足少阴肾经　B. 足少阳胆经

C. 手少阳三焦经　D. 手太阳小肠经

（湖北中医药大学，2002）

25. 三焦经分布在四肢的部位是

A. 上肢内侧前面　B. 上肢内侧中线

C. 上肢外侧中线　D. 上肢外侧后面

（黑龙江中医药大学，2006）

26. 膀胱经分布在四肢的部位是

A. 上肢外侧后面　B. 下肢外侧后面

C. 下肢内侧前面　D. 下肢外侧前面

（黑龙江中医药大学，2005）

27. 足少阴经于胸腔中交

A. 手太阴　B. 手厥阴

C. 手少阴　D. 手太阳

E. 足太阳　（湖南中医药大学，2002）

28. 手少阴心经

A. 接小肠经交脾经　B. 接脾经交小肠经

C. 接肾经交小肠　D. 接小肠经交肾经

E. 接肺经交胃经　（湖南中医药大学，2002）

29. 手足太阳经接交的部位在

A. 小指端　B. 目外眦

C. 目内眦　D. 鼻翼旁

E. 小趾端　（湖南中医药大学，1999）

30. 冲脉下出会阴之后，有一支脉与何经相并而夹脐上行

A. 足阳明经　B. 足厥阴经

C. 足太阴经　D. 足少阴经

E. 足少阳经　（湖南中医药大学，1999）

31. 足太阴脾经

A. 在心中交手少阴　B. 在肺中交手太阴

C. 在小趾交足少　D. 在二趾交足阳明

E. 在目内眦交足太阳　（湖南中医药大学，1999）

32. 循行于腹面的十二经脉自内向外的顺序是

A. 肾、脾、胃、肝经　B. 肾、脾、肝、胃经

C. 肾、胃、脾、肝经　D. 脾、胃、肝、肾经

（天津中医药大学，1997）

33. 有连缀百骸，维络全身，主司关节运动作用的是

A. 十二经脉　B. 十二经别

C. 十二经筋　D. 十二皮部

（长春中医药大学，2003）

34. 经别是从正经中别出的经脉，共有

A. 12 条　B. 14 条

C. 15 条　D. 16 条

E. 24 条　（山东中医药大学，2004）

35. 手三阴经的走向是

A. 从胸走手　B. 从手走头

C. 从手走腹　D. 从手走胸

E. 从头走手　（山东中医药大学，2004）

36. 与月经有密切关系的奇经是

A. 督脉　B. 任脉

C. 冲脉　D. 带脉

E. 阳维脉　（山东中医药大学，2004）

37. 行于上肢内侧前方的经脉是

A. 手太阴肺经　B. 手少阴心经

医著精要

终日稳坐，皆能凝结气血，久即损寿。（明·龚廷贤《寿世保元·饮食》）

C. 手厥阴心包经　D. 手少阳三焦经
E. 手太阳小肠经　（山东中医药大学,2006）

38. 足阳明胃经与足太阴脾经交接于
A. 足小趾端　B. 足大趾
C. 足大趾端　D. 胸中
E. 腹中　（山东中医药大学,2005）

39. 对十二经气血起调节作用的奇经是
A. 督脉　B. 任脉
C. 冲脉　D. 带脉
E. 阳维脉　（山东中医药大学,2006）

40. 主司妇女带下的奇经是
A. 督脉　B. 任脉
C. 带脉　D. 冲脉
E. 阳维脉　（山东中医药大学,2006）

41. 按十二经脉流注次序足少阴经下接
A. 手少阴经　B. 足太阳经
C. 足少阳经　D. 手太阳经
E. 手厥阴经　（山东中医药大学,2005）

42. 阴阳两经的交接部位是
A. 头面部　B. 四肢末端
C. 胸部　D. 腹部
E. 背部　（山东中医药大学,2005）

43.《灵枢·经脉》所谓"诸脉之浮而常见者"是指
A. 经脉　B. 经别
C. 经筋　D. 络脉
E. 皮部　（山东中医药大学,2006）

44. 足少阴肾经与手厥阴心经交接于
A. 心中　B. 胸中
C. 肺中　D. 中焦
E. 心包　（山东中医药大学,2006）

45. 治疗"前额痛"应取
A. 足太阳经　B. 足少阳经
C. 足厥阴经　D. 足阳明经
E. 手阳明经
（山东中医药大学,2006）

46. 足三阳经的走向是
A. 从手走头　B. 从胸走手
C. 从头走足　D. 从足走腹
E. 从手走足　（长春中医药大学, 2005）

47. 大肠经的终端与何经的起点相接
A. 脾经　B. 小肠经
C. 膀胱经　D. 胃经
E. 三焦经　（长春中医药大学,2005）

48. "一源三歧"的三条经脉是
A. 任冲带　B. 带督任
C. 冲任督　D. 冲带督
E. 以上均不是　（长春中医药大学,2005）

49. 肺病时按压哪个穴有压痛
肠痈时按压哪个穴有压痛
A. 足三里　B. 中府
C. 肺俞　D. 上巨虚
E. 期门　（中医综合 B 型题,1991,79、80 题）

50. 连舌本,散舌下的经脉是
到达巅顶的经脉是
A. 肝经　B. 肾经
C. 脾经　D. 心经
E. 肺经　（中医综合 B 型题,1995,77、78 题）

51. 手厥阴心包经起于
冲脉起于
A. 中焦　B. 胞中
C. 胸中　D. 手小指端
E. 足大趾端
（中医综合 B 型题,2006,76,77 题）

52. 具有司眼睑开合功能的是
具有司下肢运动功能的是
A. 阳跷脉　B. 阴跷脉
C. 两者均是　D. 两者均非
（中医综合 C 型题,1995,101、102 题）

53. 循行于腹部的是
与督脉会于巅顶的是
A. 足阳明胃经　B. 任脉
C. 两者均是　D. 两者均非
（中医综合 C 型题,1999,101、102 题）

54. 经过会阴的经脉是

【岂有此理】医院产房外的休息室里,一群男子正在等着就任新爸爸。

一位护士从产房匆匆走出,对其中一人说道:"祝贺你,你太太生了一位小姐!"

另外一个男子把烟蒂掷在地上,跳起来喊道:"岂有此理!我比他先到的,为什么还没轮到我?"

进入脑的经脉是

A. 督脉　B. 任脉

C. 二者均是　D. 二者均非

（中医综合 C 型题，2003，91、92 题）

55. 十二经脉气血贯注的形式是

A. 循环贯注　B. 手足贯注

C. 左右贯注　D. 上下贯注

（中医综合 A 型题，2007）

56. 具有主束骨而利机关作用的是

A. 十二经别　B. 十二经筋

C. 十五别络　D. 十二皮部

（中医综合 A 型题，2007）

57. 交接于目内眦的两条经脉是

A. 手太阳与足太阳　B. 手少阳与足少阳

C. 手阳明与足阳明　D. 手太阴与手阳明

（中医综合 A 型题，2008）

58. 足阳明胃经与他经相交的部位是

A. 在足大趾端交于足太阴脾经

B. 在目内眦交于足太阳膀胱经

C. 在食指端交于手阳明大肠经

D. 在足小趾端交于足少阴肾经

（中医综合 A 型题，2009，10 题）

59. 十二经脉的别络分出的部位是

A. 头面部　B. 胸背部

C. 肘膝以上　D. 肘膝以下

（中医综合 A 型题，2009，11 题）

60. 其循行多从肘膝以下分出的经络是

A. 别络　B. 经别

C. 奇经　D. 经筋

（中医综合 A 型题，2010，8 题）

61. 具有濡养眼目，“分主一身左右之阴阳”功能的是

A. 冲脉　B. 督脉

C. 阴、阳跷脉　D. 阴、阳维脉

（中医综合 A 型题，2010，9 题）

62. 能加强表里两经在体内联系的是

A. 经筋　B. 经别

C. 别络　D. 奇经

（中医综合 A 型题，2011，8 题）

63. 十二经别的循行特点是

A. 离、入、出、合　B. 起、结、聚、布

C. 多交叉于十二经脉　D. 多从肘膝以下分出

（中医综合 A 型题，2011，9 题）

64.《灵枢》所谓足阳明“气盛”的表现是

A. 足不收胫枯　B. 胃中寒胀满

C. 身以前皆热　D. 身以前皆寒栗

（中医综合 A 型题，2011，10 题）

65. 分布于下肢外侧前缘的经脉是

A. 足阳明胃经　B. 足少阳胆经

C. 足太阳膀胱经　D. 足少阴肾经

（中医综合 A 型题，2012，8 题）

66. 下列各组经脉中，均上连“目系”的是

A. 手少阴经和足厥阴经

B. 手太阴经和足厥阴经

C. 手太阴经和足太阳经

D. 手少阴经和足太阳经

（中医综合 A 型题，2013，8 题）

67. 络脉是经络的分支，其中最大的是

A. 孙络　B. 浮络

C. 经别　D. 别络

（中医综合 A 型题，2014，8 题）

二、多项选择

1. 心开窍于舌的主要机理是

A. 手少阴之别系于舌本

B. 心血荣于舌

C. 心气通于舌

D. 舌为心之外候

（中医综合 X 型题，1995，125 题）

2. 脏与腑互为表里的主要依据是

A. 经络循行路线阴阳相对

B. 经络循行相互络属

C. 生理病理密切相关

D. 解剖部位临近或直接相通

（中医综合 X 型题，1998，122 题）

3. 十二正经循行中阴经与阳经的交接部位是

A. 手指端　B. 胸腹中

善补阳者，必于阴中求阳，则阳得阴助而生化无穷；善补阴者，必于阳中求阴，则阴得阳升而源泉不竭。（《景岳全书·新方八阵》）

C. 头面部　　D. 足趾端

（中医综合X型题,2002,123题）

4. 十二经别的生理功能,主要是

A. 加强相为表里经脉在体表的联系

B. 加强相为表里经脉在体内的联系

C. 加强足三阳经脉与心脏的联系

D. 加强手足三阴经与头面的联系

（中医综合X型题,2003,111题）

5. 分布于耳周围的经脉有

A. 肝经　　B. 胆经

C. 三焦经　　D. 小肠经

（中医综合X型题,2006,103题）

6. 十二经脉中,与牙齿有联系的是

A. 胃经　　B. 大肠经

C. 小肠经　　D. 三焦经

（中医综合X型题,2006,111题）

7. 分布于腹面的经脉有

A. 足少阴　　B. 足厥阴

C. 足阳明　　D. 足太阴

（天津中医药大学,1998;湖北中医药大学,2000）

8. 属于足厥阴经循行的部位有

A. 前阴　　B. 两乳

C. 少腹　　D. 头部巅顶

（湖北中医药大学,2001）

9. 经过"大椎"穴的经脉有

A. 手阳明经　　B. 足阳明经

C. 手太阳经　　D. 手少阳经

（湖北中医药大学,2001）

10. 经络能联络沟通全身脏腑组织器官,主要表现在

A. 脏腑与肢节之间的联系

B. 脏腑与五官九窍之间的联系

C. 脏腑之间的联系

D. 六腑之间的联系

E. 经脉之间的联系

（湖南中医药大学,2005）

11. 属于足厥阴经循行的部位有

A. 阴器　　B. 少腹

C. 两胁　　D. 两乳

E. 巅顶　　（湖南中医药大学,2005）

12. 在腹部循行的经脉有

A. 肾经　　B. 脾经

C. 冲脉　　D. 肝经

E. 胃经　　（湖南中医药大学,2002）

13. 起于胞中的经脉有

A. 三焦经　　B. 冲脉

C. 任脉　　D. 督脉

（天津中医药大学,1998）

14. 起于胞中的经脉有

A. 督脉　　B. 任脉

C. 带脉　　D. 冲脉

E. 肾脉　　（山东中医药大学,2004）

15. 络脑的经脉有

A. 手少阴经　　B. 手厥阴经

C. 任脉　　D. 督脉

E. 足太阳经　　（天津中医药大学,2003）

16. 以下有"别络"的经脉有

A. 任脉　　B. 督脉

C. 阳跷脉　　D. 心经

E. 小肠经　　（天津中医药大学,2003）

17. 奇经八脉的生理功能体现在

A. 进一步密切十二经脉之间的联系

B. 调节十二经气血

C. 连缀四肢百骸,司关节运动

D. 维系一身阴阳

E. 与肝肾脑髓女子胞关系密切

（长春中医药大学,2003）

18. 环绕口唇的经脉有

A. 足厥阴经　　B. 任脉

C. 督脉　　D. 冲脉

E. 足阳明经　　（长春中医药大学,2003）

19. 在目内眦相交接的经脉是

A. 肝经　　B. 胆经

C. 小肠经　　D. 心经

E. 膀胱经　　（长春中医药大学,2003）

20. 经络学说指导疾病的诊断,下列哪些是正确的

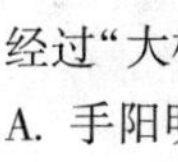

【汽车配件】大卡车司机开车经过一个山村时向一位居民打听:"请问,此地哪里可以找到汽车配件?"

"往前走,过了那个急转弯处有个峡谷,那下面多得很。"

A. 两胁疼痛,多为肝胆疾病
B. 缺盆中痛,多为肺的病变
C. 前额疼痛,多与少阳有关
D. 巅顶疼痛,多与太阳经有关
E. 头两侧痛,多与少阳经有关

(河南中医学院,2006)

21. 循行于腹面的经脉有
A. 足阳明经　B. 足少阳经
C. 足太阴经　D. 任脉
E. 足厥阴经　(河南中医学院,2006)

22. 奇经八脉的作用是
A. 进一步密切十二经脉之间的联系
B. 加强五脏六腑之间的联系
C. 与肝肾脑髓关系密切
D. 调节十二经脉气血
E. 统帅全身络脉　(河南中医学院,2005)

23. 从腋下走出的经脉是
A. 手太阴经　B. 足厥阴经
C. 足太阴经　D. 手少阴经
E. 手厥阴经　(河南中医学院,2005)

24. 下列夹口入齿的经脉是
A. 足太阴经　B. 足厥阴经
C. 足阳明经　D. 手阳明经
E. 足少阴经　(山东中医药大学,2005)

25. 入耳的经脉有
A. 足少阴经　B. 手少阴经
C. 手少阳经　D. 足少阳经
E. 手太阳经　(山东中医药大学,2005)

26. 循行于头面部的经脉有
A. 手少阳经　B. 手厥阴经
C. 足太阳经　D. 手阳明经
E. 足厥阴经　(长春中医药大学,2005)

27. 十二经脉中与喉咙有联系的经脉有
A. 肺经　B. 肾经
C. 脾经　D. 胃经

(中医综合 X 型题,2007)

28. 十二经脉气血流注,阴经和阴经的交接部位有
A. 肺中　B. 手指端
C. 胸中　D. 足趾端

(中医综合 X 型题,2007)

29. 任脉的生理机能有
A. 调节十二经气血
B. 孕育妊养胎儿
C. 维系全身血脉
D. 总任一身阴经

(中医综合 X 型题,2007)

30. 影响冲、任二脉气血充盈的因素有
A. 肝肾功能失调　B. 心脾功能失调
C. 肺肾功能失调　D. 脾胃功能失调

(中医综合 X 型题,2008)

31. 起于胞中的经脉是
A. 任脉　B. 冲脉
C. 带脉　D. 督脉

(中医综合 X 型题,2009,124 题)

32. 循行于背部的经脉是
A. 肾经　B. 膀胱经
C. 冲脉　D. 督脉

(中医综合 X 型题,2010,127 题)

33. 循行于口唇的经脉有
A. 任脉　B. 足阳明经
C. 冲脉　D. 督脉

(中医综合 X 型题,2011,127 题)

34. 十二经别的生理功能有
A. 加强相为表里经脉的联系
B. 加强十二经脉与头面的联系
C. 加强足三阴经、足三阳经与心的联系
D. 加强手三阳经、手三阴经与心的联系

(中医综合 X 型题,2012,126 题)

35. 下列各项中,循行分布于胸腹部的经脉有
A. 足少阴经　B. 足太阳经
C. 足阳明经　D. 足厥阴经

(中医综合 X 型题,2013,127 题)

36. 奇经八脉的生理功能
A. 加强十二经脉之间的联系
B. 调节六腑的生理功能
C. 调节十二经脉的气血
D. 调节脑、髓和女子胞的功能

(中医综合 X 型题,2014,126 题)

三、填空

1. ____经入上齿,____经入下齿。

(湖南中医药大学,2002)

2. 足少阴肾经循行于____的____侧____缘。

(长春中医药大学,2005)

3. 十二经脉循行于腹面的经脉,自内向外的顺序为足少阴、____、____、足厥阴。(天津中医药大学,1997)

4. 手太阴经起于____,下接____经。

(天津中医药大学,1997)

5. 督脉,起于____,下出____,沿脊椎后而上行,至项后风府处进入颅内,络脑,并由项沿头部正中线,经头顶,额部、鼻部、上唇,到上唇系带处。（天津中医药大学,1997）
6. 孙络是最细小的络脉,《素问·气穴论》称之有____、____的作用。（天津中医药大学,1998）
7. 手少阴经属____,络____。（天津中医药大学,1998）
8. 手太阴经络____,上接____经。（天津中医药大学,2003）
9. 行于上肢内侧前缘的经脉是____,行于下肢内侧后缘的经脉是____。（长春中医药大学,2003）
10. 十五别络是十二经脉及____各分出一支别络,再加上____。（长春中医药大学,2003）
11. 从耳后入耳中,走耳前的经脉有:____,____。（河南中医学院,2006）
12. 十二经脉中入耳的经脉有:____,____,____。（河南中医学院,2005）
13. 大肠经起于____,胃经起于____。（山东中医药大学,2004）
14. 带脉的基本功能是____,阴跷脉起于____。（山东中医药大学,2004）
15. 十二经别,其循行分布特点可用离、合、____、____来概括。（山东中医药大学,2005）
16. 阳经和阳经的交接部位在____;阳经和阴经的交接部位在____。（山东中医药大学,2006）
17. 经脉和络脉的主要区别是____,____。（山东中医药大学,2006）

四、改错

1. 经络可成为脏腑之间病变相互影响的途径。（湖南中医药大学,1999）
2. 药物可以通过经络发挥作用。（湖南中医药大学,1999）
3. 心包经在四肢循行部位应该是上肢内侧的中线。（天津中医药大学,1997）
4. 十二经脉的别络都是从四肢末端分出的。（天津中医药大学,1997）
5. 阴经属脏,循行于四肢内侧。分布于四肢内侧前缘的称太阴经;分布于四肢内侧中间的称厥阴经;分布于四肢内侧后缘的称少阴经。（天津中医药大学,1997）

五、名词解释

1. 经别（黑龙江中医药大学,2003）
2. 膻中（黑龙江中医药大学,2003）
3. 十二经筋（湖北中医药大学,2001）
4. 六合（湖南中医药大学,2005）
5. 肺合大肠（天津中医药大学,1997）
6. 阳脉之海（天津中医药大学,1997）
7. 十二经脉（山东中医药大学,2005）
8. 十二经筋（山东中医药大学,2005）

六、简答题

1. 十二经脉的流注次序如何？（黑龙江中医药大学,2006）
2. 十二经在四肢的分布规律如何？（黑龙江中医药大学,2002）
3. 经络系统的组成如何？它有何生理功能？（湖北中医药大学,2002）
4. 试比较说明奇经与正经(十二经脉)之异同点？（湖北中医药大学,2003）
5. 为什么说“头为诸阳之会”？何谓“阳脉之海”？（湖南中医药大学,2005）
6. 经别与别络有何异同？（湖南中医药大学,2002）
7. 手三阴三阳经在上肢的分布规律？（山东中医药大学,2005）
8. 什么是奇经八脉？（山东中医药大学,2005）
9. 简述经络学说在疾病诊断和治疗中的应用。（山东中医药大学,2006）
10. 奇经八脉的生理功能是什么？（长春中医药大学,2005）

七、论述题

1. 十二经脉在躯干部的分布规律如何？（黑龙江中医药大学,2003）
2. 十二经脉在头部的分布如何？（黑龙江中医药大学,2002）

（林晓峰 关慧波）

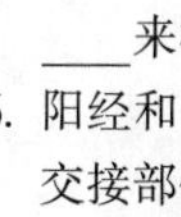

【医生药箱】某人带一位医生给妻子看病,他把医生请进里屋,自己在门外等候。不久,医生探出头来问:“有螺丝刀吗?”

一会儿,医生又要钳子;接着,又要锤子。这人终于忍不住了:“我妻子到底得了什么病?”

医生:“不知道,我的药箱还没打开啊!”

第五章　体　　质

板书与教案栏——浓缩教材精华，打破听记矛盾

第一节　体质学说概述

- 体质概念
  - 基本概念：是指人类个体在生命活动过程中，由遗传性和获得性因素所决定的表现在形态结构、生理机能和心理活动方面综合的相对稳定的特性
  - 体质的构成
    - 形态结构的差异性
    - 生理机能的差异性
    - 心理特征的差异性
  - 体质的标志
    - 体质的评价指标
      - 身体形态结构状况
      - 功能水平
      - 素质及运动能力水平
      - 心理发育水平
      - 适应能力
    - 理想健康体质的标志
  - 体质的特点
    - 人体心身特性的概括
    - 普遍性、全面性和复杂性
    - 稳定性和可变性
    - 连续性和可预测性
  - 体质学说的形成和发展

第二节　体质的生理学基础

- (一) 体质与脏腑经络及精气血津液的关系
  - 体质的差异取决于脏腑盛衰偏颇的不同
  - 经络内属于五脏，外络于肢节，是人体气血运行的道路
  - 精气血津液是决定体质的重要物质基础

医著精要

肾虚则水泛，脾虚则湿聚，二者均酿痰之本也。（清·柳宝诒《柳选四家医案·环溪草堂医案·上卷》）

- （二）影响体质的因素
  - 先天因素
  - 年龄因素
  - 性别差异
  - 饮食因素
  - 劳逸所伤
  - 情志因素
  - 地理因素
  - 疾病针药及其他因素

第三节　体质的分类

- 体质分类
  - 常用体质的分类方法
  - 体质分类及特征类型
    - 阴阳平和质：功能较为协调的体质类型
    - 偏阳质：具有亢奋、偏热、多动等特点的体质类型
    - 偏阴质：具有抑制、偏寒、多静等特点的体质类型

第四节　体质学说的应用

- （一）说明个体对某些病因的易感性
  - 体质决定着个体对某些病邪的易感性、耐受性
  - 体质决定着发病的倾向性
- （二）阐释发病原理：体质强弱决定着发病与否及发病情况
  - 外感病：人体能否感邪而发病，主要取决于个体的体质状况
  - 内伤病：也与体质密切相关
- （三）解释病理变化
  - 体质决定病机的从化
  - 体质因素决定疾病的传变
- （四）指导辨证
  - 体质是辨证的基础
  - 体质决定疾病的证候类型，包括同病异证和异病同证
- （五）指导治疗
  - 区别体质特征而施治
  - 根据体质特征注意针药宜忌
    - 药物性味
    - 用药剂量
    - 针灸宜忌
  - 兼顾体质特征重视善后调理
- （六）指导养生
  - 要点：根据体质不同注意衣食住行各方面
  - 内容
    - 顺时摄养
    - 调摄精神
    - 起居有常
    - 劳逸适度
    - 饮食调养
    - 运动锻炼

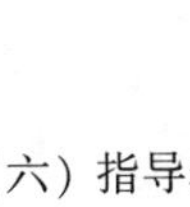

【达尔文】新颖的金属眼镜架给小王平添了几分学者风度。

“你知道达尔文吗？”刚结识的女友突然问道。

“当然知道。”小王的语调十分自信，“我学过两年，比英文、日文难学多啦！”

测试与考研栏——驰骋考研战场，成就高分能手

一、多项选择

1. 体质因素对发病的影响表现为
   A. 影响发病倾向　　B. 对病邪的易感性
   C. 影响证候类型　　D. 影响病位病情
   E. 影响发病性质和特点
   （山东中医药大学,2006）
2. 体质与发病的关系可以反映以下几个方面
   A. 体质强弱决定发病与否
   B. 体质因素决定某些病邪的易感性
   C. 体质因素决定疾病的倾向性
   D. 体质因素决定某些病邪性质
   E. 体质因素决定某些疾病的证候类型
   （湖南中医药大学,2005）
3. 决定体质强弱的主要因素有
   A. 先天禀赋　　B. 精神状态
   C. 体育锻炼　　D. 生活习惯
   （湖北中医药大学,2001）
4. 影响体质的因素有
   A. 先天禀赋　　B. 性别差异
   C. 饮食因素　　D. 劳逸所伤
   E. 年龄因素　　（山东中医药大学,2005）

二、填空

体质因素决定个体对某些病邪的____和____。
（山东中医药大学,2005）

三、名词解释

体质
（湖北中医药大学,2002;河南中医学院,2006）

（桑希生）

医著精要

夫以方治病，犹以律断狱。（清·吴其浚《植物名实图考·紫参》）

第六章 病 因

板书与教案栏——浓缩教材精华，打破听记矛盾

- 概述
  - 病因——导致疾病发生的原因
  - 病因学说——研究各种病因的概念、形成、性质、致病特点及其所致病证临床表现的理论
  - 中医对病因的分类及其沿革
    - 秦国名医医和提出六气病源说——六气，阴、阳、风、雨、晦、明
    - 《内经》阴阳分类法
      - 生于阳——得之风雨寒暑
      - 生于阴——得之饮食居处，阴阳喜怒
    - 《内经》三部分类法
      - 脏——喜怒不节则伤脏
      - 上——风雨则伤上
      - 下——清湿则伤下
    - 张仲景的发病途径分类法
      - 一者——经络受邪，入脏腑，为内所因也
      - 二者——四肢九窍，血脉相传，壅塞不通为外皮肤所中也
      - 三者——房室、金刃、虫兽所伤
    - 晋·葛洪三因论
      - 一为内疾
      - 二为外发
      - 三为它犯
    - 隋·巢元方首次提出具有传染性的乖戾之气
    - 宋·陈无择的三因分类法
      - 外所因——六淫
      - 内所因——七情
      - 不内外因——饮食劳倦、跌仆金刃、虫兽所伤
    - 现代的病因分类法
      - 1. 外感病因——六淫、疠气
      - 2. 内伤病因——七情、劳逸失常、饮食失宜
      - 3. 病理产物形成的病因——水湿痰饮、瘀血、结石
      - 4. 其他病因——外伤、寄生虫、药邪、医过、先天因素
    - 本教材的病因分类 六淫、疠气、七情、劳逸失常、饮食失宜、病理产物、其他病因等七类
    - 中医探求病因的方法
      - 1. 了解发病过程中可能作为致病因素的客观条件
      - 2. 主要临床表现为依据，分析病证的症状、体征来推求病因，即辨证求因

一个爱唠叨的女人终于坚持不住了，对医生说："你让我把舌头伸出来，已经过去了5分钟了，你却不给我检查，这是为什么？"

"让你把舌头伸出来，是为了让你别打扰我给你开处方。"

第一节 六 淫

一、六淫的概念及共同致病特点

- （一）六淫的基本概念
  - 六淫——指风、寒、暑、湿、燥、火六种外感病邪
  - 六气——指风、寒、暑、湿、燥、火六种正常的自然界气候变化
  - 六淫产生的因素
    - 自然界气候异常变化，超过了人体的适应能力
    - 人体的正气不足，抵抗力下降，不能适应气候变化
  - 自然界的气候变化异常与否的相对性
    - 一是与该地区常年同期气候变化相比
      - 六气太过或不及
      - 非其时而有其气
      - 气候变化过于急骤
    - 二是气候变化作为致病条件，主要是与人体正气的强弱及调节适应能力相对而言
- （二）六淫致病的共同特点
  - 外感性——多从肌表、口鼻侵入人体而发病，其所致疾病称为“外感病”
  - 季节性——有明显的季节性，如春季多风病，夏季多暑病，长夏多湿病，秋季多燥病，冬季多寒病，六淫致病与时令气候变化密切相关，又称之为“时令病”
  - 地区性——与生活、工作的区域环境密切相关。如西北多燥病、东北多寒病、江南多湿热为病；久居潮湿环境多湿病；长期高温环境作业者，多燥热或火邪为病等
  - 相兼性——既可单独伤人致病，又可两种以上同时侵犯人体而为病。如风热感冒、暑湿感冒、湿热泄泻、风寒湿痹等

二、六淫各自的性质和致病特征

- （一）风邪
  - 1. 风邪的基本概念
    - 凡致病具有善动不居、轻扬开泄等特性的外邪
    - 风邪侵入所发病证——外风证
    - 风虽为春季的主气，但终岁常在。风邪为病，四季常有，以春季为多见
  - 2. 风邪的性质及致病特征
    - （1）风为阳邪，轻扬开泄，易袭阳位
      - 风邪善动不居，具有轻扬、升发、向上、向外的特性而属阳邪
      - 风性开泄——易使腠理宣泄而开张——可见汗出、恶风等
      - 易袭阳位
        - 上部
          - 头——头痛、项强
          - 肺——鼻塞、咽痒、咳嗽
        - 肌表——汗出、恶风、发热
        - 阳经——阳经受病
    - （2）善行而数变
      - 善行：发病病位游移、行无定处。如风痹之游走性关节疼痛，痛无定处
      - 数变：致病变幻无常，发病迅速。如风疹块（荨麻疹）表现为皮肤瘙痒时作，疹块发无定处，此起彼伏，时隐时现等特征
    - （3）风性主动：其致病具有动摇不定的特征：眩晕、震颤、抽搐、角弓反张、两目上视等
    - （4）风为百病之长
      - 风邪常兼他邪合而伤人，为外邪致病的先导：因风性开泄，他邪常依附于风而侵入发病
      - 风邪袭人，致病最多
        - 风邪终岁常在，发病机会多
        - 风邪侵入，无孔不入，遍及全身

新病可急治，久病宜缓调。（清·喻昌《医门法律·申明内经法律》）

- （二）寒邪
  - 1. 寒邪的基本概念
    - 凡致病具有寒冷、凝结、收引特性的外邪
    - 寒为冬季的主气，也可见于其他季节。如气温骤降、涉水淋雨、汗出当风、空调过凉等所致
    - 寒邪侵入所致病证称为外寒证
      - 寒客肌表，郁遏卫阳——伤寒
      - 寒邪直中于里，伤及脏腑阳气——中寒
  - 2. 寒邪的性质及致病特征
    - （1）寒为阴邪易伤阳气
      - 寒邪袭表，阻遏卫阳——恶寒、发热、无汗、鼻塞流清涕等
      - 直中脾胃，损伤脾阳——脘腹冷痛、呕吐腹泻等
      - 直中少阴，损心肾之阳——恶寒蜷卧、手足厥冷、下利清谷、小便清长等
    - （2）寒性凝滞：气血津液凝结，经脉阻滞不通，不通则痛
      - 侵袭肌表——一身尽痛
      - 犯关节——关节疼痛剧烈（寒痹）
      - 犯中焦——脘腹冷痛
      - 寒客肝脉——少腹、阴部冷痛
    - （3）寒性收引：气机收敛，腠理、经络、筋脉收缩挛急
      - 侵袭肌表——恶寒无汗
      - 寒客血脉——头身疼痛脉紧
      - 寒客关节——关节屈伸不利
- （三）湿邪
  - 1. 湿邪的基本概念
    - 凡致病具有重浊、黏滞、趋下特性的外邪
    - 湿为长夏的主气，也可见于其他季节。长夏即农历六月，时值夏秋之交，阳热尚盛，雨水且多，热蒸水腾，潮湿充斥，为一年中湿气最盛的季节
    - 湿邪侵入所致病证称为外湿证——多由气候潮湿、涉水淋雨、居处潮湿、水中作业而致
  - 2. 湿邪的性质和致病特征
    - 湿为阴邪，易损伤阳气，阻遏气机
      - 湿性类水——故为阴邪
      - 阴胜则阳病——尤以损伤脾阳为著
      - 气机升降失常——胸闷、脘痞、二便不爽
    - 湿性重浊
      - 重——临床表现以沉重感为特征——头重如裹、四肢沉重（湿痹）
      - 浊——指分泌物、排泄物秽浊不清——如面垢、眵多、下痢脓血、赤白带下
    - 湿性黏滞（黏即黏腻；滞即停滞）⟶
      - 症状的黏滞性——分泌物、排泄物黏滞，如二便黏腻不爽
      - 病程的缠绵性——起病隐缓，病程迁延，反复发作，缠绵难愈
    - 湿性趋下，易袭阴位——湿性重浊，类水而就下，易伤人体下部，以人体下部症状为多
- （四）燥邪
  - 1. 燥邪的基本概念
    - 凡致病具有干燥、收敛等特性的外邪
    - 燥为秋季的主气，兼邪不同可分
      - 温燥——由燥与热合所致
      - 凉燥——由燥与寒合所致
    - 燥邪伤人，发为外燥
  - 2. 燥邪的性质和致病特征
    - （1）燥性干涩，易伤津液——口鼻干燥、咽干口渴，皮肤干涩、甚则皲裂，毛发不荣，小便短少，大便干结
    - （2）燥易伤肺——损伤肺津，使肺宣降失职，表现干咳少痰，痰黏难咯，痰中带血，喘息胸痛

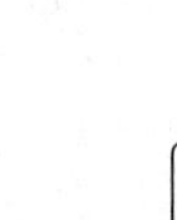

【外科病和内科病】儿科病房里的两个病儿在谈论自己的住院经验。

其中一个问："你是外科病还是内科病？"

"我不知道。"

"我的意思是你来这里之前不舒服，还是到这里后他们使你不舒服的？"

- （五）火（热）邪
  - 1. 火（热）邪的基本概念
    - 凡致病具有炎热升腾等特性的外邪
    - 火热无明显的季节性，四季均可发生
    - 火热侵入所致病证称为外感火热病证或外火证
    - 火与热的异同
      - 相同点：本质皆为阳盛，均为外感六淫邪气，致病基本相同
      - 主要区别
        - 热属阳，其性弥漫，临床多全身弥漫性发热征象
        - 火属阴，其性结聚，临床表现为某些局部症状。如肌肤局部红、肿、热、痛，或口舌生疮，或目赤肿痛等
  - 2. 火（热）邪的性质及致病特征
    - （1）火热为阳邪，其性燔灼趋上
      - 火热之性燔灼升腾——故为阳邪
      - 阳胜则热：高热、烦渴、汗出、脉洪数等症
      - 火性趋上：火热病证以人体上部，头面部多见，头痛、咽痛、唇烂等
    - （2）火热易扰心神——故见心烦失眠、狂躁不安，神昏谵语
    - （3）火热易伤津耗气
      - 伤津 {迫津外泄、消灼阴津} 口渴喜饮，咽干舌燥，尿赤便秘
      - 耗气 {壮火食气、气随津泄} 体倦、乏力、少气
    - （4）火热易生风动血
      - 生风：火热燔灼肝阴，使肝阳亢奋，肝风内动，致高热、抽搐、角弓反张
      - 动血：热邪灼伤脉络，迫血妄行，致各种出血
    - （5）火热易致疮痈——热邪腐蚀血肉——疮疡痈肿
- （六）暑邪
  - 1. 暑邪的基本概念
    - 夏至以后，立秋以前，凡致病具有炎热、升散、兼湿特性的外邪
    - 暑邪为夏季的主气，致病有明显的季节性
      - 先夏至日为病温
      - 后夏至日为病暑
    - 暑邪致病
      - 伤暑——起病缓，病情轻
      - 中暑——发病急，病情重
  - 2. 暑邪的性质及致病特征
    - （1）暑为阳邪，其性炎热——暑邪伤人多见高热、心烦、面赤、脉洪大等阳热症状
    - （2）暑性升散，扰神伤津耗气
      - 上扰心神头目——心胸烦闷不宁，头昏、目眩、面赤
      - 开泄腠理 {汗多伤津、气随津泄} 津气伤则口渴尿赤，气短乏力
    - （3）暑多夹湿
      - 发热、烦渴——暑热症状
      - 身热不扬、四肢困倦、胸闷呕恶、便溏——湿滞症状

医著精要

食气入胃，散精于肝，淫气于筋。食气入胃，浊气归心，淫精于脉。脉气流经，经气归于肺，肺朝百脉，输精于皮毛。毛脉合精，行气于腑，腑精神明，留于四藏。气归于权衡，权衡以平，气口成寸，以决死生。

饮入于胃，游溢精气，上输于脾，脾气散精，上归于肺，通调水道，下输膀胱，水精四布，五经并行。合于四时，五脏阴阳，揆度以为常也。（《素问·经脉别论》）

第二节　疠　　气

（一）疠气的基本概念
- 含义——是一类具有强烈致病性和传染性的外感病邪
- 别名——疫毒、疫气、异气、戾气、毒气、乖戾之气等
- 传播途径——空气、口鼻、饮食、蚊虫叮咬、虫兽咬伤、皮肤接触等途径

（二）疠气的致病特点
- 发病急骤，病情危笃——来势凶猛，常见发热、扰神、动血、生风、剧烈吐泻等危重症状。缓者朝发夕死，重者顷刻而亡
- 传染性强，易于流行——通过多种途径传播，无论男女老少强弱，触之者即病，既可大面积流行，也可散在发生
- 一气一病，症状相似——疠气具有特异性，对机体作用部位具有一定的选择性，每种疠气均有各自特异的临床特点和传变规律
- 同一种疠气致病，无论大小，病状相似

（三）影响疠气产生（与流行）的因素
- 气候因素——久旱、酷热、洪涝、湿雾瘴气、地震等
- 环境因素——水源、空气污染、食物污染、饮食不当
- 预防措施不当——预防工作所采取的措施不当
- 社会因素——战乱不停、社会动荡不安、工作环境恶劣、生活贫困

第三节　七情内伤

一、七情的基本概念

概念
- 七情——即喜、怒、忧、思、悲、恐、惊七种正常的情志活动，是人体的生理和心理活动对外界环境刺激的不同反应
- 七情内伤——只有强烈持久的情志刺激，超越了人体的生理和心理适应能力，损伤机体脏腑精气，导致功能失调，或人体正气虚弱，脏腑精气虚衰，对情志刺激的适应调节能力低下，因而导致疾病发生或诱发时，七情则称之为“七情内伤”

二、七情与内脏精气的关系

七情与内脏精气的关系
- 生理：脏腑精气是情志产生的物质基础
  - “人有五脏化五气”
  - “以生喜怒悲忧恐”
    - 心在志为喜
    - 肝在志为怒
    - 脾在志为思
    - 肺在志为悲忧
    - 肾在志为恐
- 病理：情志过激，持续不断
  - 脏腑精气阴阳失调
  - 首先伤心神，再伤他脏

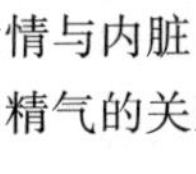

【那是回音】牙医检查病人的口腔：“你的牙上有个大洞！有个大洞！”病人：“是有个洞，可你也不用说两遍呀”。牙医：“我只说了一遍。那是回音”。

三、七情内伤的致病特点

- （一）直接伤及内脏
  - 1. 七情损伤相应之脏
    - 过怒伤肝
    - 过喜伤心
    - 过思伤脾
    - 过悲伤肺
    - 过恐伤肾
  - 2. 七情首先影响心神——情志之伤，虽五脏各有所属，然求其所由，则无不从心而发
  - 3. 数情交织，多伤心肝脾
  - 4. 易损伤潜病之脏腑：如情志所伤，胸痹患者首现胸闷、胸痛等。症潜病，是指病证已经发生存在但无明显临床表现的病证
- （二）影响脏腑气机
  - 怒则气上——过度愤怒，使肝气横逆上冲——头胀头痛、甚则呕血、昏厥
  - 喜则气缓——过喜使心气涣散，神不守舍——精神不集中，甚则失神狂乱
  - 悲则气消——过度悲忧，损伤肺气——精神委靡，气短乏力
  - 恐则气下——恐惧过度，使肾气不固，气泄于下——二便失禁，甚则遗精，昏厥
  - 惊则气乱——突然受惊，使心气紊乱——心悸，惊恐不安
  - 思则气结——思虑过度，使脾气郁结——脘腹胀满，纳呆便溏
- （三）多发为情志病证
  - 1. 因情志刺激而发的病证，如郁证、癫、狂等
  - 2. 因情志刺激而诱发的病证，如胸痹、真心痛、眩晕等身心疾病
  - 3. 其他原因所致但具有情志异常表现的病证，如消渴、恶性肿瘤、慢性肝胆疾病等
- （四）七情变化影响病情
  - 情绪积极乐观，七情反应适当则有利于疾病康复
  - 情绪消沉，悲观失望，七情异常波动，使病情加重恶化，甚则死亡

第四节 饮食失宜

- （一）饮食不节
  - 过饥——摄食不足——气血生化乏源，脏腑组织失养
    - 正虚易招邪侵
    - 继发他疾
    - 影响儿童发育
  - 过饱——脾胃损伤——脘腹胀满、嗳腐吞酸、呕吐泄泻、纳呆厌食，引发他病
- （二）饮食不洁
  - 腐败变质食物——胃肠功能失调
  - 寄生虫污染食物——导致寄生虫病
  - 疫毒污染食物——发生某些传染性疾病
  - 毒性食物——轻则伤及脾胃，重则危及生命
- （三）饮食偏嗜
  - 寒热偏嗜
    - 偏食生冷寒凉，耗伤脾胃阳气，导致寒湿内生
    - 偏食辛热温燥，使肠胃积热，酿成痔疮等
  - 五味偏嗜——脏气偏胜——伤及本脏及相关之脏（尤其伤及所胜之脏）
  - 食类偏嗜
    - 过食肥甘厚味——伤及脾胃——助湿，生痰化热，或生痈疡
    - 偏嗜饮酒——酿生湿热痰浊——引发多种疾患
    - 因偏食而致营养缺乏——引发瘿瘤（碘缺乏）、夜盲（维生素 A 缺乏）等疾患

医著精要

上焦开发，宣五谷味，熏肤、充身、泽毛，若雾露之溉，是谓气。（《灵枢·决气第三十》）

第五节　劳逸失度

- （一）过劳
  - 劳力过度——劳则气耗，损伤形体，则少气懒言、体倦神疲、喘息汗出；久立伤骨，久行伤筋
  - 劳神过度——思虑太过，暗耗心血，损伤脾气——心悸失眠、健忘、纳呆腹胀、便溏
  - 房劳过度——肾精、肾气耗伤——腰膝酸软、眩晕耳鸣、精神委靡、性机能减退，导致早衰
- （二）过逸
  - 安逸少动，气机不畅——脾胃呆滞，气滞血瘀，水湿痰饮内生——食少胸闷，痰盛体胖
  - 阳气不振，正气虚弱——动则心悸、气喘汗出，抗邪无力，易感外邪致病
  - 长期用脑过少，加之阳气不振，导致神气衰弱——精神委靡、健忘、反应迟钝

第六节　病理产物

一、痰饮

- 概念
  - 含义：痰饮是机体水液代谢障碍所形成的病理产物。稠浊的为痰，清稀的为饮
  - 痰
    - 有形之痰——指视之可见，闻之有声的痰液，如咳嗽之吐痰
    - 无形之痰——指只见其征象，不见其形质的痰病，如眩晕、癫狂等
  - 饮：因其所停留的部位不同而有“痰饮”、“悬饮”、“支饮”、“溢饮”等不同名称

- （一）痰饮的形成
  - 外感六淫、内伤七情、饮食劳逸 → 肺、脾、肾、肝、三焦、膀胱 → 脏腑气化功能失常
    - 肺失宣肃，水津不能敷布下输
    - 脾失健运，水湿停聚
    - 肾气化失司，水湿不得蒸化
    - 肝疏泄失常，津液停积
    - 三焦水道不通，津液失布
    - 膀胱贮尿、排尿失常
    - → 水液代谢障碍 → 聚而生成水湿痰饮
  - 与痰饮形成直接相关的某些外感内伤因素
    - 外感湿邪，留滞成痰
    - 外感火邪，炼津成痰
    - 七情内伤，气郁水停
    - 血行瘀滞，水液不行
    - 恣食肥甘厚味，湿浊内生
    - 饮食不化，痰饮内生

- （二）痰饮的致病特点（多见滑腻舌苔）
  - 阻滞气血运行
    - 痰阻经络——肢体麻木，屈伸不利
    - 痰饮阻肺——胸闷、咳嗽、喘促
    - 痰饮停胃——脘腹胀满，恶心呕吐
    - 痰阻心脉——胸闷心痛
  - 影响水液代谢
    - 痰湿困脾——水湿不运
    - 痰饮阻肺——宣降失职，水液不布
    - 痰饮停滞下焦——影响肾、膀胱的蒸化功能，致水液停蓄
  - 易于蒙蔽心神——蒙蔽清窍，扰乱心神——头晕目眩，精神不振，神昏谵妄等
  - 致病广泛，变幻多端
    - 百病多由痰作祟：痰饮随气流行全身各处，致病较广且易兼邪致病，病证繁杂，变化多端
    - 怪病多痰：奇难怪病，多为停痰留饮而致

轻松一刻

医生做不出诊断，于是小心翼翼地问病人：“请告诉我，这毛病您以前也有过？”

“是的。”病人答。

医生说：“那么就清楚了，您的老毛病又犯了。”

二、瘀血

- 概述
  - 瘀血的概念：是指体内血液停积而形成的病理产物；包括体内瘀积的离经之血和阻滞于经脉及脏腑组织内运行不畅的血液；又称恶血、衃血、蓄血、败血、污血等
  - 瘀血与血瘀的区别
    - 血瘀指血液运行不畅或血液瘀滞不通的病理状态，属病机学概念
    - 瘀血指能继发新病变的病理产物，属于病因学概念

- （一）瘀血的形成
  - 1. 血出致瘀
    - 各种外伤使脉管破损
    - 脾不统血，肝不藏血，经行不畅或流产
    - ——所出之血未能排出体外或及时消散而成瘀
  - 2. 气滞致瘀——气行则血行，气滞则血瘀
  - 3. 因虚致瘀
    - 气虚则运血无力
    - 阳虚则脉道失于温通而滞涩，阴血不足则脉道失充而不畅致瘀
    - 津液亏虚无以充血则血脉不利
  - 4. 血寒致瘀——血得寒则凝
  - 5. 血热致瘀
    - 血热互结，煎灼津液，炼血成瘀
    - 热灼脉络，迫血妄行，积于体内

- （二）瘀血的致病特点
  - 1. 易于阻滞气机——血瘀必兼气滞，如外伤出血，局部气机郁滞，而见青紫、肿胀、疼痛等症状
  - 2. 影响血脉运行
    - 瘀血阻心，胸痹心痛
    - 瘀血阻肝，肝络阻滞
    - 瘀阻脉道，血逸脉外
    - 阻滞经脉，气血运行不利，可见唇甲青紫，皮肤、舌面瘀斑，脉涩不畅
  - 3. 影响新血生成——瘀血不去，新血不生，肌肤甲错，毛发不荣
  - 4. 病位固定病证繁多
    - 瘀阻于心：胸闷心痛
    - 瘀阻于肺：胸痛、气促、咯血
    - 瘀阻于肝：胁痛、癥积、肿块
    - 瘀阻胞宫：经行不畅，可见痛经、闭经、经色紫暗有块
    - 瘀阻肢体：可见肿痛青紫
    - 瘀阻于脑：脑络不通，突然昏倒，不省人事，痴呆，语言謇涩

- （三）瘀血致病的病证特点
  - 1. 疼痛：刺痛拒按，痛处固定，夜间痛甚
  - 2. 肿块：体表可见局部青紫肿胀隆起的血肿
    体内可有扪之质硬坚固难移的癥积
  - 3. 出血：血少不畅，紫暗有块
  - 4. 色紫暗：面色紫暗，唇甲青紫；舌质紫暗，瘀斑瘀点
  - 5. 可现肌肤甲错及脉象上的某些异常，如涩脉或结代脉等

三、结石

结石的含义——是指体内某些部位形成并停滞为病的砂石样病理产物或结块。

- （一）结石的形成
  - 1. 饮食不当
    - 偏食肥甘厚味，内生湿热，蕴结肝胆，久而为胆结石
    - 空腹吃柿子、生枣——影响胃的受纳和通降——胃结石
    - 饮用硬水等——肾结石
  - 2. 情志内伤——情志失调，肝胆气郁，胆汁蕴结，日久煎熬——形成结石
  - 3. 药物服用不当——长期服用某些药物，使脏腑功能失调，药物沉积而形成结石
  - 4. 体质差异——先天禀赋差异，以致某些物质的代谢失常，形成结石体质
  - 5. 久病损伤——某些慢性病变，邪气久留，损伤脏腑组织结构、功能，物质滞留而成结石

医著精要

师曰：病黄疸，发热烦喘，胸满口燥者，以病发时火劫其汗，两热所得。然黄家所得，从湿得之。一身尽发热而黄，肚热，热在里，当下之。（《金匮要略·黄疸病脉证并治第十五》）

（二）结石的致病特点
- 1.
  - 多发于肝、肾、胆、胃、膀胱等脏腑
  - 多见肾结石、胆结石、胃结石、膀胱结石
- 2. 病程较长，病情轻重不一
  - 结石多由湿热气血瘀阻，日久煎熬而成，故发病慢且病程长
  - 症状由结石的大小和停留部位不同而不同：小者病轻，大者病重
- 3. 阻滞气机，损伤脉络
  - 影响气血津液运行：局部胀痛，水液停聚等
  - 结石大者，阻滞局部，可现腹部或腰部绞痛
  - 损伤脉络引起出血：如尿血等

第七节　其他病因

一、外伤

含义：主要指机械暴力等外力所致伤损，也包括烧烫、冷冻、虫兽蛇叮咬等意外因素所致形体组织的创伤。

（一）外力损伤——机械暴力引起，可见皮开肉绽、筋伤骨折、血脉破损、脏腑损伤、危及生命。

（二）烧烫伤
- 1. 轻者——灼伤肌肤，创面红肿热痛，起水疱
- 2. 重者——焦炙肌肉筋骨，创面呈皮革样——蜡白、焦黄、炭化
- 3. 更甚者——火毒内侵脏腑，可出现烦躁不安，神识昏迷，伤津耗液，亡阴亡阳

（三）冻伤
- 1. 全身性冻伤——初则为寒战，继则体温骤降，面色苍白，唇舌指甲青紫，感觉麻木，反应迟钝，甚则呼吸微弱，脉微欲绝，神识昏迷，阳绝而亡
- 2. 局部性冻伤——多发生在手、足、耳郭、鼻尖和面颊部
  - 皮肤苍白冷麻
  - 青紫肿胀痒痛
  - 水泡、溃疡

（四）虫兽所伤
- 猛兽所伤，轻者皮损出血肿痛，重者内脏损伤出血死亡，疯狗咬伤，可发为狂犬病。蜂、蝎、蚂蚁、蜈蚣、毒蛇咬伤，局部肿痛，头晕、心悸、恶心、呕吐、甚则昏迷死亡

二、诸虫

诸虫
- （一）蛔虫——虫卵随饮食入口所致，脐周疼痛，时轻时重，寐时磨牙；蛔入胆道，恶心吐蛔
- （二）蛲虫——饮食不洁所致，肛门奇痒、夜间尤甚、睡眠不安、身体消瘦
- （三）绦虫——饮食不洁的猪肉、牛肉所致，腹痛腹泻、食欲亢进、形体消瘦、大便中有虫体节片
- （四）钩虫——手足皮肤直接接触所感染，初起局部皮肤痒痛红肿，继而腹部隐痛、食欲不振、面黄肌瘦、神疲乏力、心悸气短，甚或肢体浮肿
- （五）血吸虫——血吸虫幼虫从皮肤侵入人体，初起恶寒发热、咳嗽胸痛，日久则以胁下癥块、臌胀腹水为特征

三、药邪

药邪的概念——指因药物加工、使用不当而引起疾病发生的一类致病因素。

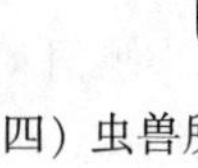

【醒世恒言】有一回读参考书，念得昏昏欲睡，不经心瞄到书上两句话：

生时何必久睡

死后自会长眠

立刻惊醒……

- （一）药邪的形成
  - 1. 用药过量——特别是含有毒性的药物，过量则易中毒
  - 2. 炮制不当——有些含有毒性的药物，若炮制不规范，则易致中毒
  - 3. 配伍不当——某些药物合用会使毒性增加，如黎芦伍人参
  - 4. 用法不当
    - 妊娠期用了应禁忌的药
    - 有些药应先煎而未先煎
    - 使用不当或违反有关禁忌
    - （以上）中毒
- （二）药邪的致病特点
  - 1. 多表现为中毒症状
    - 轻者——头晕、心悸、恶心呕吐、腹痛腹泻、舌麻等
    - 重者——全身肌肉颤动、烦躁、黄疸、紫绀、出血、昏迷、死亡
  - 2. 加重病情，变生他疾——使原有的病情加重，还会引起新的疾病

四、医过

含义：是指由于医生的过失而导致病情加重或变生他疾的一类致病因素，也称医源性致病因素。

- （一）医过的形成
  - 1. 言行不当
    - 语言粗鲁、态度生硬
    - 暴露病人隐私
    - 举止鲁莽、行为不端
  - 2. 处方草率——处方用字不规范
    - 轻则使患者不信任，或因处方药物难辨而耽误时间
    - 重则贻误治疗，错发药物而致不测
  - 3. 诊治失误
    - 辨证失准、用药失误、寒热不辨、补泻误投
    - 针刺时刺伤重要脏器，或断针体内
    - 推拿用力过大或不当，引起筋脉损伤，甚或骨折
- （二）医过的致病特点
  - 1. 易致情志异常波动——导致患者拒绝治疗，或导致气血紊乱而使病情更为复杂
  - 2. 加重病情，变生他疾

五、先天因素

先天因素——是指人出生前已经潜伏着的可以致病的因素。包括父母的遗传性病因和在胎儿孕育期及分娩时所形成的病因。

- 先天因素
  - 胎弱
    - 含义：也称胎怯，是指胎儿禀受父母的精血不足或异常，以致日后发育障碍，畸形或不良
    - 表现：皮肤脆薄、毛发不生、面黄肌瘦、形寒肢冷、筋骨不利、齿生不齐、发生不黑、项软头倾、手足痿软、神慢气怯
    - 病因
      - 一是各类遗传性疾病，如先天性畸形
      - 二是禀赋虚弱，多因受孕妊娠之时，父母体虚或疾病缠身、饮食不调、七情内伤、劳逸过度、以致精血不充，胎元失养
  - 胎毒
    - 含义
      - 狭义——是指某些传染病在胎儿期由亲代传给子代，如梅毒
      - 广义——是指妊娠早期，其母感受邪气或误用药物、误食不利于胎儿之物，导致遗毒于胎儿，出生后渐见某些疾病，如小儿出生后即易患疮疖、痘疹等
    - 其他病因
      - 近亲婚配，怀孕时遭受重大精神刺激，分娩时的种种意外，也可成为先天性病因
      - 父母个体的体质类型也可遗传给子女，决定其对某些疾病的易感性

测试与考研栏——驰骋考研战场，成就高分能手

一、单项选择

1.《素问·五藏生成》说“多食酸”则

A. 脉凝泣而变色　B. 皮槁而毛拔　C. 筋急而爪枯　D. 肉胝䐢而唇揭

治上治下，不如理中。（清·魏荔彤《金匮要略方论本义·卷三》）

E. 骨痛而发落　（中医综合A型题，1991，7题）

2.《素问·生气通天论》所说："味过于甘"则

A. 肝气以津，脾气乃绝

B. 大骨气劳，短肌，心气抑

C. 脾气不濡，胃气乃厚

D. 心气喘满，色黑，肾气不衡

E. 筋脉沮弛，精神乃央

（中医综合A型题，1992，13题）

3. 火淫证候可见

4. 暑淫证候可见

A. 衄衄齿痛　　B. 口㖞

C. 两者均有　　D. 两者均无

（中医综合C型题，1992，103、104题）

5. 导致津液输布障碍最主要的原因是

A. 三焦水道不利　　B. 肺失宣发和肃降

C. 肝失疏泄　　D. 脾运化功能障碍

（中医综合X型题，1992，122题）

6."寒从中生"的主要机理是

A. 肺气不足，寒饮内停

B. 胸阳不振，阴寒内盛

C. 恣食生冷，寒伤中阳

D. 脾肾阳气不足，阴寒内盛

E. 痰湿内阻，从阴化寒

（中医综合A型题，1993，6题；1996，6题）

7. 痰浊蒙蔽心包神志改变的特征是

A. 狂言，谵语　　B. 神昏，痴呆

C. 喜悲，欲哭　　D. 烦躁不安

E. 疑虑不定　（中医综合A型题，1993，8题）

8. 湿邪的性质和致病特点之一是

9. 痰迷心窍的主要症状有

10. 痰火扰心的主要症状有

A. 神志不清　　B. 舌苔白腻

C. 两者均有　　D. 两者均无

（中医综合C型题，1993，103、104题）

11. 七情内伤致病最多见于

A. 心、肺、脾　　B. 心、肝、脾

C. 心、肝、肾　　D. 心、肺、肝

E. 以上都不是

（中医综合A型题，1994，11题；1996，6题）

12.《素问·五脏生成篇》说"多食甘则"

A. 脉凝泣而变色　　B. 皮槁而毛拔

C. 筋急而爪枯　　D. 肉胝胎而唇揭

E. 骨痛而发落

（中医综合A型题，1994，12题）

13. 下列属于风邪性质和致病特点的是

A. 为阳邪，其性炎热

B. 为阳邪，其性开泄

C. 为阳邪，伤津耗气

D. 为阳邪，易生风动血

E. 为阳邪，其性炎上

（中医综合A型题，1996，4题）

14."大怒则形气绝而血菀于上"的确切病机是

A. 气不摄血　　B. 气机逆乱

C. 血随气逆　　D. 血随气脱

E. 血随气结　（中医综合A型题，1996，7题）

15. 影响月经来潮的因素

16. 影响津液运行的因素

A. 肾主封藏　　B. 肝主疏泄

C. 两者均有关　　D. 两者均无关

（中医综合C型题，1996，99、100题）

17. 下列哪项不是瘀血腰痛的特点

A. 腰痛如刺　　B. 痛处喜按

C. 痛有定处　　D. 昼轻夜重

E. 俯仰不便　（中医综合A型题，1997，64题）

18. 寒邪致病，症见肢体屈伸不利，是由于

A. 寒为阴邪，易伤阳气

B. 寒客肌表，卫阳被遏

C. 寒性凝滞，痹阻经脉

D. 寒性收引，筋脉挛急

E. 寒邪入里，直中三阴

（中医综合A型题，1998，9题；2000，9题）

19.《素问·生气通天论》说："味过于甘"，则

A. 肝气以津，脾气乃绝

B. 大骨气劳，短肌，心气抑

C. 脾气不濡，胃气乃厚

D. 心气喘满，色黑，肾气不衡

【时过境迁】一只苍蝇和它的孩子们在一个秃头上散步。过了一会儿，它若有所思地说："孩子们，时间过得真快呀，我像你们这么大的时候，这里还只有一条小道"。

E. 筋脉沮弛,精神乃央

(中医综合 A 型题,1998,10 题)

20.《素问·生气通天论》说:"味过于苦"则

A. 肝气以津,脾气乃绝

B. 大骨气劳,短肌,心气抑

C. 脾气不濡,胃气乃厚

D. 心气喘满,色黑,肾气不衡

E. 筋脉沮弛,精神乃央

(中医综合 A 型题,1999,11 题)

21. "味过于酸"则

A. 大骨气劳,短肌,心气抑

B. 肝气以津,脾气乃绝

C. 心气喘满,色黑,肾气不衡

D. 脾气不濡,胃气乃厚

E. 筋脉沮弛,精神乃央

(中医综合 A 型题,2000,10 题)

22. 把病因区分为"外所因"、"内所因"与"不内外因"的医家是

A. 唐·王冰　　B. 宋·陈无择

C. 汉·张仲景　　D. 晋·陶弘景

E. 宋·钱乙　(中医综合 A 型题,2001,6 题)

23. 暑邪为病而见汗多、气短、乏力,这是由于

A. 暑为阳邪,其性炎热

B. 暑应于心,易扰心神

C. 暑多夹湿,易因脾土

D. 暑性升散,耗气伤津

E. 暑为阳邪,化火伤阴

(中医综合 A 型题,2001,7 题)

24. 产生"薄厥"的病因,多是

A. 大怒　　B. 过悲

C. 过喜　　D. 大惊

E. 卒恐　(中医综合 A 型题,2001,8 题)

25.《素问·五脏生成篇》说:"多食辛"可致

A. 脉凝泣而变色

B. 皮槁而毛拔

C. 筋急而爪枯

D. 肉胝䐢而唇揭

E. 骨痛而发落　(中医综合 A 型题,2001,9 题)

26.《素问·五脏生成篇》说"多食咸"可致

A. 脉凝泣而变色

B. 皮槁而毛拔

C. 筋急而爪枯

D. 肉胝䐢而唇揭

E. 骨痛而发落

(中医综合 A 型题,2002,10 题)

27.《三因极一病证方论》认为,七情内伤先自哪些脏腑郁发

A. 心、肺、脾　　B. 心、肝、脾

C. 心、肝、肾　　D. 心、肺、肝

E. 心、肝、胃　(中医综合 A 型题,2003,11 题)

28.《内经》所说"味过于辛"则

A. 肝气以津,脾气乃绝

B. 大骨气劳,短肌,心气抑

C. 脾气不濡,胃气乃厚

D. 心气喘满,色黑,肾气不衡

E. 筋脉沮弛,精神乃央

(中医综合 A 型题,2003,12 题)

29. "大怒则形气绝,而血菀于上"的病机是

A. 肝气上逆　　D. 血随气升

C. 气机逆乱　　D. 火气上逆

E. 肺气上逆　(中医综合 A 型题,2004,9 题)

30. 下列哪项不是湿邪为病的主要表现

A. 困重　　B. 闷胀

C. 酸楚　　D. 无汗

E. 舌苔腻浊　(中医综合 A 型题,2004,21 题)

31. 疫病发生的原因是

32. 六淫邪气形成的原因是

A. 四时不正之气　　B. 湿雾瘴气

C. 二者均是　　D. 二者均非

(中医综合 B 型题,2004,93、94 题)

33. 形成瘀血的原因是

34. 形成出血的病机是

(中医综合 B 型题,2004,91、92 题)

A. 气虚　　B. 血热

C. 二者均是　　D. 二者均非

35. 导致"心无所依,神无所归,虑无所定"的情志

药随病为转移,方随证为增减。(清·赵晴初《存存斋医话稿》)

因素是

A. 喜　　B. 怒

C. 思　　D. 惊

E. 悲　　（中医综合 A 型题,2006,12 题）

36. 引起"肉胝胎而唇揭"病证的饮食偏嗜是

A. 多食酸　　B. 多食咸

C. 多食苦　　D. 多食甘

E. 多食辛　　（中医综合 A 型题,2006,13 题）

37. 燥邪的特性是

38. 风邪的特性是

A. 炎上动血　　B. 重浊黏滞

C. 善行数变　　D. 干涩伤津

E. 收引凝滞

（中医综合 B 型题,2006,78、79 题）

39. 只有外感而无内伤的邪气

A. 暑邪　　B. 燥邪

C. 风邪　　D. 火邪

E. 寒邪　　（长春中医药大学,2004）

40. 燥邪致病最易伤

A. 口鼻　　B. 皮毛

C. 咽喉　　D. 肺

E. 脾　　（长春中医药大学,2004）

41. 七情致病首先影响

A. 脏腑　　B. 气机

C. 血流　　D. 经脉

E. 气血　　（长春中医药大学,2004）

42. 水饮停留胸膈见胸闷、咳喘而不能卧者称为

A. 溢饮　　B. 悬饮

C. 支饮　　D. 痰饮

E. 以上均不是　　（长春中医药大学,2004）

43. 六淫致病季节性最强的是

A. 风邪　　B. 寒邪

C. 暑邪　　D. 湿邪

E. 燥邪

（长春中医药大学,2005;黑龙江中医药大学,2005）

44. 可致"首如裹"的病邪是

A. 燥邪　　B. 寒邪

C. 风邪　　D. 湿邪

（长春中医药大学,2003）

45. 下列何气能全兼五气

A. 寒　　B. 暑

C. 湿　　D. 火

E. 风　　（湖南中医药大学,2005）

46. 不属于寒邪的致病性质和特点的是

A. 寒为阴邪,易伤下部

B. 其性收引,收敛气机

C. 其性凝滞,易致疼痛

D. 寒邪伤阳,易致内寒

E. 寒性收引,筋脉拘急

（湖南中医药大学,2005）

47. 六淫之中可直中少阴为病的是

A. 燥邪　　B. 暑邪

C. 湿邪　　D. 火邪

E. 寒邪　　（湖南中医药大学,2002）

48. "吐下之余,定无完气",是指

A. 气不摄津　　B. 气不化津

C. 津停气阻　　D. 气随津脱

E. 津不化气

（湖南中医药大学,2002）

49. 支饮是指水饮停于

A. 胃肠　　B. 胸膈

C. 四肢　　D. 胁肋

E. 肌肤　　（湖南中医药大学,2002）

50. 下列何气能全兼五气

A. 寒　　B. 暑

C. 湿　　D. 火

E. 风　　（湖南中医药大学,1999）

51. 易致出血的是

A. 风邪　　B. 暑邪

C. 燥邪　　D. 寒邪

E. 火邪　　（湖南中医药大学,1999）

52. 易引起经脉拘挛,屈伸不利致病特点的邪气是

A. 风　　B. 湿

【孺子可教】老师："你叫什么名字,为什么捣蛋?"

学生："我叫王小呆。"

老师："对老师说话要有礼貌,必须加上'先生'这称呼,知道吗?"

学生："是,我叫王小呆先生。"

C. 暑　　D. 寒
（黑龙江中医药大学,2006）

53. 疠气致病最主要的特点是
A. 发病急　　B. 病势重
C. 症状相似　　D. 传染性强
（黑龙江中医药大学,2006）

54. 诸痉项强,皆属于
A. 风　　B. 湿
C. 肝　　D. 火
（黑龙江中医药大学,2006）

55. 五行学说用于精神治疗,何以胜悲
A. 喜　　B. 怒
C. 思　　D. 恐
（黑龙江中医药大学,1997）

56. 病因多种,哪项不属于病因
A. 六淫　　B. 七情
C. 饮食劳逸　　D. 内生五邪
（黑龙江中医药大学,1997）

57.《素问·生气通天论》提出痔的病因是
A. 饱食　　B. 寒热
C. 七情内伤　　D. 大饮
E. 过食辛辣　　（山东中医药大学,2004）

58. 喜则气
A. 消　　B. 缓
C. 下　　D. 结
E. 乱　　（山东中医药大学,2004）

59. 诸痛痒疮,皆属于
A. 火　　B. 肝
C. 心　　D. 湿
E. 风　　（山东中医药大学,2004）

60. 具有凝滞特点的邪气是
A. 风　　B. 寒
C. 湿　　D. 燥
E. 暑　　（山东中医药大学,2004）

61. 六淫致病后,易扰乱心神的是
A. 火(热)邪　　B. 风
C. 寒　　D. 湿
E. 燥　　（山东中医药大学,2005）

62. 思虑过度所致的气机失调是
A. 气结　　B. 气上
C. 气消　　D. 气乱
E. 气下　　（山东中医药大学,2005）

63. 具有凝滞特点的邪气是
A. 风　　B. 寒
C. 湿　　D. 燥
E. 暑　　（山东中医药大学,2005、2006）

64. 蛲虫病的特点是
A. 脐周疼痛　　B. 儿童多见
C. 肛门奇痒　　D. 异嗜生米
E. 皮下结节　　（浙江中医药大学,2004）

65. 下列符合"湿邪"的性质和致病特点的是
A. 气机收敛　　B. 阻遏脏腑气机
C. 易于伤肺　　D. 易袭肌表
E. 发病迅速　　（山东中医药大学,2006）

66.《素问·宣明五气篇》谓"久卧"则伤
A. 筋　　B. 骨
C. 肉　　D. 气
E. 血　　（山东中医药大学,2006）

67. 六淫中伤即可伤阳,又能化火的是
A. 风邪　　B. 寒邪
C. 湿邪　　D. 燥邪
E. 火邪　　（湖南中医药大学,2002、2005）

68. 剧烈吐泻最易损耗的物质是
A. 精　　B. 气
C. 血　　D. 津
E. 液　　（湖南中医药大学,2005）

69. 六淫中最易导致血液运行异常的是
A. 风邪　　B. 寒邪
C. 暑邪　　D. 湿邪
E. 火邪　　（湖南中医药大学,2005）

70. 生痰之源为
A. 脾　　B. 肺
C. 三焦　　D. 气管
（浙江中医药大学,2003）

71. "大怒则形气绝,而血菀于上"的病机是
A. 气随血脱　　B. 血随气逆

医著精要

冬伤于寒,春必温病;春伤于风,夏生飧泄;夏伤于暑,秋必痎疟;秋伤于湿,冬生咳嗽。（《素问·阴阳应象大论第五》）

C. 血随气结　　D. 气不摄血
E. 气不行血　（浙江中医药大学，2004）

72.《素问·至真要大论》说，诸痛痒疮，皆属于
A. 热　　B. 心
C. 火　　D. 肺
E. 脾　（山东中医药大学，2004）

73. 在病因学说上提出“千般疢难，不越三条”的是
A.《内经》　　B. 张仲景
C. 陈无择　　D. 陶弘景
E. 巢元方　（山东中医药大学，2004）

74. 下列各项邪气中，纯属外感，而无内生的是
A. 风邪　　B. 寒邪
C. 暑邪　　D. 燥邪
E. 火邪　（山东中医药大学，2004）

75. 七情致病可影响气机，其中恐则
A. 气乱　　B. 气下
C. 气消　　D. 气结
E. 气耗　（山东中医药大学，2004）

76. 劳逸过度均可致病，其中久行伤
A. 气　　B. 肉
C. 骨　　D. 筋
E. 血　（山东中医药大学，2004）

77. 饮在肌肤，水肿，身体疼重，《金匮要略》称之为
A. 痰饮　　B. 悬饮
C. 支饮　　D. 溢饮
E. 大饮　（山东中医药大学，2004）

78. 暑邪为病，烦渴、气短、乏力，是由于
A. 暑为阳邪，易损肺气
B. 暑应于心，耗气伤血
C. 暑多夹湿，易困脾气
D. 暑性升散，耗气伤津
（中医综合试题 A 型题，2008，13 题）

79. A. 重浊　　B. 凝滞
C. 善行　　D. 炎上
火邪的致病特点
湿邪的致病特点
（中医综合试题 B 型题，2007，76、77 题）

80. 下列选项中，与亡阳证形成无关的是
A. 阳气虚衰基础上的恶化
B. 阴寒极盛而暴伤阳气
C. 大汗、大泻、大失血而致阳随阴脱
D. 气机阻滞而血行不畅
（中医综合 A 型题，2009，27 题）

81. 易致心神耗伤、脾气郁结的原因是
A. 思虑过度　　B. 喜乐过度
C. 恼怒过度　　D. 悲伤过度
（中医综合 A 型题，2012，9 题）

82. 湿浊内生的主要原因是
A. 肾气失化　　B. 肺失宣肃
C. 脾失运化　　D. 肝失疏泄
（中医综合 A 型题，2012，12 题）

83. 易侵犯人体上部和腠理的外邪是
A. 风邪　　B. 寒邪
C. 湿邪　　D. 燥邪
（中医综合 A 型题，2013，9 题）

84. 根据《素问·生气通天论》饮食偏嗜伤及五脏的论述，味过于苦则
A. 大骨气劳，短肌
B. 脾气不濡，胃气乃厚
C. 筋脉沮驰，精神乃央
D. 心气喘满，色黑
（中医综合 A 型题，2013，10 题）

85. 多出现气逆病变的脏腑是
A. 肺、脾、胃　　B. 肝、胃、肺
C. 肺、脾、胆　　D. 胃、肝、心
（中医综合 A 型题，2013，11 题）

【医学笑话】——大夫，我和妻子都是脾气很暴躁的人。我们不吵架，日子就过不去。我应该怎么办？

——我认为，根本原因是精力过剩。契林先生，我建议你一天至少要步行十公里。两星期之后打电话告诉我，事情有什么进展。半个月之后，契林先生打电话给医生。他兴奋地通过话筒对医生喊道。

——谢谢你，大夫，这一切简直太了不起了！

——和夫人怎么样？还吵架吗？

——当然不吵了，要知道我已经离家一百五十公里远了。

86. A. 炎上　　B. 干涩
C. 升散　　D. 善行
风邪的性质是
火邪的性质是
（中医综合 B 型题，2009，85、86 题）

87. A. 湿邪　　B. 火邪
C. 暑邪　　D. 寒邪
易侵犯头面部的邪气是
易侵犯人体下部的邪气是
（中医综合 B 型题，2012，83、84 题）

88. A. 风邪　　B. 寒邪
C. 暑邪　　D. 湿邪
六淫邪气中，易阻遏气机的是
六淫邪气中，易耗伤津液的是
（中医综合 B 型题，2013，83、84 题）

二、多项选择

1. "寒从中生"是指
A. 寒邪直中三阴
B. 阳气虚衰，温煦功能减退
C. 恣食生冷，伤及中阳
D. 阳不化阴，水湿痰浊壅盛
（中医综合 X 型题，1992，123 题）

2. 阻滞脉道通利的因素是
A. 气机不利　　B. 痰浊内停
C. 津液枯涸　　D. 火热内扰
（中医综合 X 型题，1994，122 题）

3. 津液的输布障碍，主要是由于
A. 三焦的气化失常
B. 肺的宣发和肃降功能失常
C. 肝疏泄条达功能失常
D. 脾运化和散津功能失常
（中医综合 X 型题，1994，124 题）

4. 寒邪的致病特点
A. 易伤阳气　　B. 易凝滞气血
C. 易致筋脉挛急　　D. 易致腠理不密
（中医综合 X 型题，1997，124 题）

5. 痰饮的病理属性是
A. 本虚标实　　B. 标实致虚
C. 阳虚及阴　　D. 阳虚阴盛
（中医综合 X 型题，1997，151 题）

6. 风邪致病的临床表现有
A. 身重而痛　　B. 皮肤瘙痒
C. 疲乏无力　　D. 肢体麻木
（中医综合 X 型题，1998，135 题）

7. 火与热的主要区别是
A. 火为热之极，热极能化火
B. 火为内生，热为外受
C. 火多脏腑郁发或邪郁化火，其性炎上，热多泛及全身
D. 火易耗血动血，热易耗伤阴液
（中医综合 X 型题，2000，124 题）

8. 导致津液输布障碍的主要原因是
A. 三焦水道不利
B. 肺失宣发和肃降
C. 肝失疏泄，气滞津停
D. 脾运化功能障碍
（中医综合 X 型题，2000，125 题）

9. 寒邪的致病特点是
A. 易伤阳气　　B. 易凝滞气血
C. 易致筋脉挛急　　D. 易致腠理不密
（中医综合 X 型题，2001，125 题）

10. 因痰而引起的病变有
A. 癫狂　　B. 瘰疬
C. 积聚　　D. 阴疽
（中医综合 X 型题，2002，124 题）

11. 形成瘀血的原因是
A. 三焦气化失司　　B. 气虚、气滞
C. 血热、血寒　　D. 思虑过度
（中医综合 X 型题，2002，125 题）

12.《内经》认为，寒邪入经，其性凝滞，则
A. 客于经络关节，经脉拘急收引
B. 客于脉外则血少
C. 客袭肌表，卫阳不得宣泄
D. 客于脉中则气不通
（中医综合 X 型题，2003，112 题）

13. 过劳导致的疾病的发生，包括

医著精要

医不可执方治病。（姜春华《姜春华论医集 · 医话》）

A. 劳力过度　　B. 劳神过度
C. 劳气过度　　D. 房劳过度
E. 津液耗伤过度　（长春中医药大学,2004）

14. 属瘀血的病理表现是
A. 面部黧黑　　B. 胸胁胀痛
C. 肌肤甲错　　D. 瘀斑
E. 肿块　（长春中医药大学,2004）

15. 痰液形成后多停积于
A. 肠胃　　B. 脏腑
C. 胸胁　　D. 肌肤
E. 筋骨　（长春中医药大学,2004）

16. 火邪伤人生风动血,临床可见
A. 高热神昏　　B. 抽搐
C. 角弓反张　　D. 出血
E. 痈疽　（长春中医药大学,2005）

17. 可使人体腠理开泄而致汗出的邪气是
A. 风邪　　B. 暑泄
C. 燥邪　　D. 火邪
E. 寒邪　（长春中医药大学,2003）

18. 结石多发于
A. 大肠　　B. 胃
C. 胆　　D. 膀胱
E. 肾　（湖南中医药大学,2005）

19. 大量汗出易于损伤的是
A. 精　　B. 气
C. 血　　D. 精汁
E. 津　（湖南中医药大学,2002）

20. 火热邪气的致病特点是
A. 其性炎热　　B. 传变迅速
C. 易生风动血　　D. 易伤津耗气
E. 火性急迫　（湖南中医药大学,2002）

21. 饮的致病特点是
A. 多汗　　B. 胸胁胀满
C. 咳喘不得平卧　　D. 肠鸣
（黑龙江中医药大学,2006）

22. 疠气的致病途径
A. 空气传染　　B. 从口鼻而入
C. 随饮食入里　　D. 通过蚊虫叮咬
（湖北中医药大学,2001）

23. 张景岳提出的“千般疢难,不越三条”是指
A. 经络受邪入脏腑
B. 天之常气,冒之则自经络流入
C. 人之常气,动之则先自脏腑郁发
D. 四肢九窍,血脉相传,壅塞不通
E. 房室、金刃、虫兽所伤
（浙江中医药大学,2001）

24. 饮食偏嗜是指
A. 五味偏嗜
B. 多食偏寒性的食物
C. 多食偏热性食物
D. 多食温度过高食物
E. 多食太寒冷食物　（浙江中医药大学,2001）

25. 下列不属湿邪的性质和致病特点是
A. 湿性善行　　B. 湿邪易伤津
C. 湿邪黏滞　　D. 湿邪重浊
E. 湿邪趋下,易袭阴位
（浙江中医药大学,2001）

26. 瘀血可致体内癥块,其特点是
A. 时聚时散　　B. 柔软喜按
C. 腹胀喜暖　　D. 位置固定
E. 质硬拒按　（浙江中医药大学,2001）

27. 津液排泄与输布障碍,主要产生哪些病理改变
A. 湿浊困阻
B. 皮肤干燥,甚则皲裂
C. 痰饮凝聚
D. 水液贮留
E. 气滞血瘀　（浙江中医药大学,2001）

28. 疠气又称
A. 异气　　B. 戾气
C. 乖戾之气　　D. 疫气
（浙江中医药大学,2003）

29. 六淫中易伤津气的邪气是
A. 燥邪　　B. 热邪
C. 暑邪　　D. 风邪
（浙江中医药大学,2003）

30. 瘀血所致出血的特点是
A. 血色淡红　　B. 血色紫暗
C. 血色鲜红　　D. 夹有血块

【拍纪念照】驾车游欧洲的女士站在希腊的一处倒地石柱古迹前拍纪念照。“千万别把汽车拍进去,”她大声说,“不然我丈夫一定会说是我把柱子给撞倒的。”

E. 出血量多　（浙江中医药大学,2004）

31. 疠气的致病特点是
A. 发病急骤　B. 病情重笃
C. 一气一病　D. 症状相似
E. 具有强烈的传染性
（浙江中医药大学,2004）

32. 与痰饮形成有关的是
A. 外感六淫　B. 饮食不节
C. 七情内伤　D. 三焦水道不利
E. 肺脾肾功能失常　（河南中医学院,2006）

33. 疠气的致病特点是
A. 发病急骤　B. 病情较重
C. 症状相似　D. 传染性强
E. 易于流行　（河南中医学院,2005）

34. 伤津耗气的淫邪有
A. 风　B. 火
C. 暑　D. 湿
E. 燥　（山东中医药大学,2004）

35. 水湿痰饮的致病特点有
A. 阻滞气机　B. 变化多端
C. 病势缠绵　D. 易扰神明
E. 易致肿块　（山东中医药大学,2004）

36. 伤阳气的淫邪有
A. 风　B. 寒
C. 暑　D. 湿
E. 燥　（山东中医药大学,2004）

37. 七情的致病特点有
A. 皆从心而发　B. 直伤内脏
C. 影响脏腑气机　D. 多发为情志病
E. 影响病势变化　（山东中医药大学,2004）

38. 属病理产物的致病因素是
A. 痰饮　B. 瘀血
C. 寄生虫　D. 饮食
E. 结石　（山东中医药大学,2004）

39. 疠气的致病特点是
A. 传染性强　B. 发病急骤
C. 症状相似　D. 病情危笃
E. 一气一病　（山东中医药大学,2004）

40. 形成瘀血的原因有
A. 气虚　B. 血寒
C. 气滞　D. 血热
E. 外伤　（山东中医药大学,2005）

41. 在中医文献中疠气又称为
A. 疫气　B. 戾气
C. 毒气　D. 恶气
E. 异气　（山东中医药大学,2005、2006）

42. 湿邪的性质有
A. 重浊　B. 黏滞
C. 凝滞　D. 趋下
E. 收引　（山东中医药大学,2005、2006）

43. 七情的致病特点有
A. 因外感而发　B. 直伤内脏
C. 影响脏腑气机　D. 多发为情志病
E. 影响病情　（山东中医药大学,2005、2006）

44. 结石多发于
A. 肝　B. 肾
C. 胆　D. 胃
E. 膀胱　（山东中医药大学,2005、2006）

45. 风邪的致病特点
A. 为百病之长　B. 善行
C. 数变　D. 主动
E. 开泄　（山东中医药大学,2005、2006）

46. 水湿痰饮的形成原因有
A. 外感六淫　B. 内伤七情
C. 饮食不节　D. 劳逸不当
E. 感受疫疠之气　（山东中医药大学,2006）

47. 劳神过度易损伤的内脏为
A. 心　B. 肺
C. 脾　D. 肝
E. 一气一病　（山东中医药大学,2006）

48. 痰饮的致病特点有
A. 阻滞气血运行　B. 影响水液代谢
C. 易于蒙蔽心神　D. 致病广泛
E. 变化多端　（山东中医药大学,2006）

49.《灵枢·百病始生》认为,百病之始生也,皆生于

医著精要

治疗气病的大法,分为补、疏、升、降四类。其虚则补,气滞则疏,气陷则升,气逆则降。（秦伯未《谦斋医学讲稿·气血湿痰治法述要》）

A. 风雨　B. 喜怒
C. 寒暑　D. 清湿
E. 饮食　（山东中医药大学,2004）

50. 火热之邪的性质和致病特点是
A. 易袭阳位　B. 易扰心神
C. 易耗津液　D. 易致肝风
E. 易致出血　（山东中医药大学,2004）

51. 六淫中,可与热邪同时致病的有
A. 风邪　B. 暑邪
C. 湿邪　D. 燥邪
E. 寒邪　（山东中医药大学,2004）

52. 由无形之痰所致的病症是
A. 瘰疬　B. 痰迷心窍
C. 痰核　D. 梅核气
E. 喘咳、咯痰　（山东中医药大学,2004）

53. "三因学说"中的不内外因包括
A. 饮食所伤　B. 疠气所伤
C. 劳逸所伤　D. 外伤
E. 情志所伤　（山东中医药大学,2004）

54. 瘀血病症的共同特点是
A. 面色黧黑　B. 局部疼痛喜按
C. 舌色紫暗　D. 出血鲜红
E. 肿块　（山东中医药大学,2004）

55. 六淫致病的共同特点有
A. 发病急骤、症状相似
B. 与季节气候和居处环境有关
C. 多从肌表或口鼻侵入
D. 可单独致病或合邪致病
（中医综合试题 X 型题,2007,111 题）

56. 寒邪的致病特点为
A. 易伤阳气　B. 易凝滞气血
C. 易致筋脉挛急　D. 易致腠理不密
（中医综合 X 型题,2009,125 题）

57. 心血瘀阻的原因主要是
A. 阳气不足,血脉寒滞
B. 痰浊凝聚,血脉不畅
C. 心肝火旺,灼伤心阴
D. 劳倦感寒或情志刺激
（中医综合 X 型题,2009,127 题）

58. 湿邪的性质和致病特点是
A. 其性凝滞,易闭阻血脉
B. 其性属阴,易阻遏气机
C. 其性黏滞,病多缠绵难愈
D. 其性趋下,易袭阴位
（中医综合 X 型题,2010,128 题）

59. 形成亡阴病机的因素是
A. 热邪炽盛,迫津外泄
B. 大吐大下,阴液大伤
C. 燥邪侵袭,耗损津液
D. 温邪羁留,耗伤阴液
（中医综合 X 型题,2010,129 题）

60. 呃逆的病因病机是
A. 寒邪客胃　B. 热邪客胃
C. 宿食内停　D. 胃气衰败
（中医综合 X 型题,2010,133 题）

61. 寒邪的性质特点有
A. 易致腠理不密　B. 易致气血凝滞
C. 凝结阻滞　D. 收缩牵引
（中医综合 X 型题,2011,128 题）

62. 形成亡阳病机的因素有
A. 过用汗法,汗出过多
B. 元气耗散,虚阳外越
C. 邪盛正衰,正不敌邪
D. 寒湿侵袭,损伤阳气
（中医综合 X 型题,2011,129 题）

63. 下列各项中,反映湿性重浊表现的有
A. 头晕胀痛　B. 面垢眵多
C. 肢体重浊　D. 小便混浊
（中医综合 X 型题,2012,127 题）

64. 下列各项中,与痰饮形成有关的有
A. 火邪伤人,煎灼津液
B. 恣食肥甘,湿浊内生
C. 七情内伤,气郁水停
D. 外感湿邪,留滞体内
（中医综合 X 型题,2012,128 题）

65. 痰饮的致病特点有

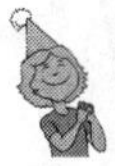

轻松一刻

有一天一个波霸出了车祸,她很快地跑去医院看医生,可是她不知道要看哪一科。
波霸问一个护士:小姐,请问我要看哪一科?
护士看了她一眼:"两颗都看啊！看哪一颗?"

A. 阻滞气血运行　　B. 影响水液代谢
C. 易于蒙蔽心神　　D. 病证变幻多端
（中医综合 X 型题,2013,128 题）

66. 引起嗳气的原因有
A. 宿食内停　　B. 胃气虚弱
C. 寒邪客胃　　D. 肝气犯胃
（中医综合 X 型题,2013,132 题）

67. 可导致潮热的原因有
A. 阳明腑实　　B. 邪入少阳
C. 湿遏热伏　　D. 阴虚火旺
（中医综合 X 型题,2013,134 题）

68. 下列选项中,提醒"火性炎上"的有
A. 目赤肿痛　　B. 口舌生疮
C. 牙龈肿痛　　D. 两目上视
（中医综合 X 型题,2014,127 题）

69. 下列各项中,可形成血瘀的有
A. 血热　　B. 血寒
C. 气滞　　D. 气虚
（中医综合 X 型题,2014,128 题）

70. 下列各项中,属于瘿病病理因素的有
A. 气滞　　B. 痰凝
C. 血瘀　　D. 水饮
（中医综合 X 型题,2014,161 题）

三、填空题

1. 饮食失宜的因素有____、____、____。
（长春中医药大学,2004）

2. 暑邪的性质和致病特点是____、____、____。
（长春中医药大学,2005）

3. 在病因学方面提出著名的"三因学说"的是宋代的____。（长春中医药大学,2003）

4. 寒邪易致疼痛,是因寒邪____、____所致。
（湖南中医药大学,2002）

5. 风性善行,是指风邪致病具有____和____的特征。
（山东中医药大学,2006）

6. 湿邪为病易阻遏气机,且易____,易____。
（湖南中医药大学,1999）

7. 水湿痰饮就其形质而言____为痰,____为饮。
（黑龙江中医药大学,2002）

8. 诸____,皆属于湿;诸____、____皆属于燥。
（黑龙江中医药大学,2001）

9. 诸____,皆属于脾;诸____皆属于肝。
（黑龙江中医药大学,2001）

10. 寒气入经____,____,____,____,故猝然而痛。
（黑龙江中医药大学,1996、1997、1999、2001）

11. 饮食失宜包括____,____,____。
（黑龙江中医药大学,2001）

12.《素问·阴阳应象大论》曰"清气在上,则____,浊气在下,则____"。
（黑龙江中医药大学,2002）

13. 与神志关系最密切的内脏是____和____。
（黑龙江中医药大学,2006）

14. 易伤津耗气的邪气是____和____。
（黑龙江中医药大学,2006）

15. 悲则心系急,____,____,____,热气在中,故____矣。（黑龙江中医药大学,1999）

16. 诸____,皆属于湿。
（黑龙江中医药大学,1999）

17. 清气____,则生____;浊气____,则生____。
（黑龙江中医药大学,1998）

18. 情志影响脏腑气机时,怒则____,惊则____,思则____。（黑龙江中医药大学,1997）

19. 暑邪的性质和致病特点是____、____、____、____。
（天津中医药大学,1999）

20. 瘀血致病的临床表现的共同特点是____、____、____、____、____。
（天津中医药大学,1999）

21. 诸____,皆属于风。（黑龙江中医药大学,1996）

22. 脾为生痰之____,肺为贮痰之____。
（黑龙江中医药大学,2000）

23. 炅则腠理____,____,____,故____矣。
（黑龙江中医药大学,2000）

24. 诸寒收引,皆属于____。
（黑龙江中医药大学,2000）

25. 诸痉项强,皆属于____。
（黑龙江中医药大学,2000）

医著精要

太阳病,发热,汗出,恶风,脉缓者,名为中风。(《伤寒论·辨太阳病脉证并治》)

26. 明代吴又可在《____》提出"瘟疫"的病原"非风非寒非暑非湿,乃天地间别有一种____所成"。(浙江中医药大学,2001)

27.《素问·风论》曰:____者,百病之长也。《素问·太阴阳明论》曰:故伤于____者,上先受之。(浙江中医药大学,2001)

28.《素问·举痛论》曰:劳则____耗,《素问·宣明五气篇》曰:久卧伤____。(浙江中医药大学,2001)

29.《素问·遗篇·刺法篇》说五疫"不相染者,____存内,邪不可干,避其毒气"。《素问·评热论篇》曰:"邪之所凑,其____必虚。"(浙江中医药大学,2001)

30. 过劳包括劳力过度,____和____三方面。(浙江中医药大学,2003)

31. 明代吴有性在《瘟疫论》中指出:"瘟疫之为病,非风非寒非暑非湿,乃天地间别有一种____所感",传染途径多从____而入。(浙江中医药大学,2004)

32.《素问·举痛论》云:"喜则____,____通利"。(浙江中医药大学,2004)

33.《素问·至真要大论》云:"诸风____,皆属于肝","诸热____,皆属于火"。(浙江中医药大学,2004)

34. 春善病____,仲夏善病____,长夏善病____,秋善病____。(黑龙江中医药大学,2000)

35. 诸病水液,____,皆属于寒。(黑龙江中医药大学,2000)

36. 情志影响脏腑气机时,悲则____,恐则____,喜则____。(黑龙江中医药大学,1999)

37.《素问·生气通天论》中说:"大怒则形气绝,而____,使人薄厥"。(河南中医学院,2006)

38. 燥邪的性质致病特点为____、____。(山东中医药大学,2005)

39. 药邪的致病特点主要表现在____、____方面。(山东中医药大学,2005)

40. 表里两经同时感邪为病,称为____,病邪在卫分或气分未能透解,迅速深入营分或血分者,称为____。(湖南中医药大学,2002)

四、改错题

1. 燥邪最易伤津耗气。(湖南中医药大学,1999)
2. 六淫致病与工作环境无关。(湖南中医药大学,1999)
3. 寒邪伤人,病见恶寒踡卧,为寒性凝滞所致。(湖南中医药大学,1999)
4. 瘀血所致体内癥积,质软,位置常游走不定。(浙江中医药大学,2003)

五、名词解释

1. 疫疠 (长春中医药大学,2003;黑龙江中医药大学,1996;河南中医学院,2005)
2. 瘀血 (长春中医药大学,2003)
3. 六气 (长春中医药大学,2003)
4. 暑邪 (湖南中医药大学,2005)
5. 异气 (黑龙江中医药大学,2002;山东中医药大学,2004)
6. 六淫 (黑龙江中医药大学,2006;山东中医药大学,2005、2006)
7. 怒则气上 (黑龙江中医药大学,2006)
8. 瘖瘂 (黑龙江中医药大学,1997)

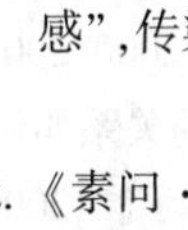

【医学笑话】一位年过70的老妇人,有一次中了1000万美元的大奖。不过,最先得知此事的她的儿子和女儿都急坏了,因为老妇人有着非常严重的心脏病,绝对不能受一点刺激。于是他们一起去和老妇人的私人医生商量。医生知道后,绞尽脑汁终于想出了个办法。过了几天,老妇人来检查身体,这位医生就坐到了她的身边。

"亲爱的太太,我们来玩个叫'假装'的游戏好吗?"

"当然好啦,我的医生!"

"如果你中了1000万美元的大奖,你首先会做什么?"

"我会把其中的三分之二给你!因为这么多年来,你对我都照顾得很周到,医生!"话还没完,医生就一下子摔到了地板上。经检查,医生死于心脏病。

9. 痰饮（黑龙江中医药大学，1997）
10. 寒邪（湖北中医药大学，2001）
11. 败血（黑龙江中医药大学，1996）
12. 湿性重浊（湖北中医药大学，2000）
13. 内伤七情（黑龙江中医药大学，2005）
14. 凉燥（湖北中医药大学，2002）
15. 中寒（浙江中医药大学，2003）
16. 重浊（浙江中医药大学，2003）
17. 寒性凝滞（浙江中医药大学，2004）
18. 诸病水液，澄澈清冷，皆属于寒（请注释带“____”的词。浙江中医药大学，2004）
19. 寒则气收（黑龙江中医药大学，2000）
20. 湿性黏滞（黑龙江中医药大学，2000）
21. 温燥（黑龙江中医药大学，1999）
22. 善行数变（山东中医药大学，2004、2006）
23. 风为百病之长（山东中医药大学，2006）

六、简答题

1. 什么是瘀血？临床表现有哪些？（湖南中医药大学，2005）
2. 结石的致病特点主要是哪些？（湖南中医药大学，2002）
3. 过劳包括哪些内容？所伤各有何不同？（黑龙江中医药大学，1995、2002）
4. 风邪的致病特点是什么？（黑龙江中医药大学，2002；湖北中医药大学，2001；长春中医药大学，2003）
5. 六淫致病的共同特点有哪些？（黑龙江中医药大学，2006）
6. 何谓痰饮？痰和饮的病证特点如何？（黑龙江中医药大学，1999）
7. 怎样理解湿性重浊，其性趋下？（黑龙江中医药大学，1997）
8. 瘀血形成的原因及病证的共同特点有哪些？（黑龙江中医药大学，1997、1999、2002、2005；长春中医药大学，2004、2005）
9. 情志致病的特点有哪些？（黑龙江中医药大学，1996；河南中医学院，2005）
10. 暑邪有哪些性质和致病特点？（黑龙江中医药大学，1996）
11. 寒邪的性质、致病特点是什么？（黑龙江中医药大学，2000；山东中医药大学，2004）
12. 痰、饮致病可引起哪些不同的临床表现？（湖北中医药大学，2000）
13. 试述火邪的性质及致病特点（湖北中医药大学，2002；山东中医药大学，2005、2006）
14. 何谓六淫？其致病特点如何？（黑龙江中医药大学，1999）
15. 怎样理解风为阳邪，其性开泄？（黑龙江中医药大学，1999）

七、论述题

1. 何为“药邪”、“医过”？其形成、致病特点各是什么？（湖南中医药大学，2002）
2. 湿邪的性质及致病特点如何？试举例说明。（黑龙江中医药大学，2000、2001）
3. 痰饮、瘀血、结石三种病理产物之间的关系如何？（河南中医学院，2006）
4. 结石是如何形成的？（河南中医学院，2005）
5. 寒邪与湿邪皆为阴邪，其致病特点有何异同？（黑龙江中医药大学，2006；山东中医药大学，2006）
6. 燥有内、外、温、凉之分，各有何不同？（湖南中医药大学，1999）

（于　森）

医著精要

心病最难医。（宋·陆九渊《陆九渊集·语录下》）

第七章　发　　病

板书与教案栏——浓缩教材精华，打破听记矛盾

- 概述
  - （一）概念
    1. 疾病——是在一定致病因素作用下，人体稳定有序的生命活动遭到破坏，出现阴阳失调、形质损伤或机能障碍，表现为一系列临床症状和体征的生命过程
    2. 发病——是指疾病的发生过程，即机体处于病邪的损害和正气抗损害之间的矛盾斗争过程
    3. 发病学说——是研究疾病发生的途径、类型、机制、规律以及影响发病诸因素的理论
  - （二）疾病发生的原因
    1. 机体自身的功能紊乱和代谢失调
    2. 外在致病因素对机体的损害和影响

    两者在发病过程中相互影响
  - （三）发病认识的历史沿革
    - 发病机理
      1. 《内经》外内合邪发病观——“外内合邪”；“邪之所凑，其气必虚”；“两虚相得，乃客其形”
      2. 《金匮要略》既重视正气在发病中的主导作用，也不忽视邪气的重要作用——“五脏元真通畅，人即安和”，“客气邪风，中人多死”
      3. 《诸病源候论》强调邪气的重要性——“人感乖戾之气而生病”
      4. 《温疫论》提出正气不足是病邪侵入和发病的内在因素——“本气充实，邪不能入”，“本气亏虚，呼吸之间，外邪因而乘之”
    - 发病类型
      1. 《素问》提出“冬伤于寒，春必病温”，为“伏气学说”奠定了基础
      2. 《伤寒论》提出“伏气”概念
      3. 元·王履提出发病类型之所以不同，与正气强弱、感邪轻重、邪留部位有关

第一节　发病原理

一、发病的基本原理

- （一）正气不足是疾病发生的内在因素
  - 1. 正气的基本概念
    - （1）正气——是一身之气相对邪气时的称谓，是指人体内具有抗病、祛邪、调节、修复等作用的一类细微物质

【区别】妻子生了一对双胞胎，丈夫对她说：“她们看上去一模一样，我怎么才能分得出哪一个是哪一个呀？”

5岁的儿子眨了眨眼，说：“我有个好主意，给她们起不同的名字，等学会说话时，她们就能告诉你她们是谁了”。

- (一) 正气不足是疾病发生的内在因素
  - 1. 正气的基本概念
    - (2) 一身之气——又称人气，是构成人体和维持人体生命活动的细微物质，其在体内的运行分布，既有推动和调节人体生长发育及脏腑机能的作用，又有抗邪、祛邪、调节、修复等能力
    - (3) 【正气的充盛】取决于精血津液等精华物质的充沛以及呼吸机能的完好
      - ↑↓
      - 【精血津液的化生和气体的正常交换】依赖脏腑生理机能的正常发挥和相互协调
    - (4) 正气
      - 阴气——有凉润、宁静、抑制、沉降等作用，抵抗阳邪的侵袭，并能抑制阳邪，阻止阳热病证的发展和祛除阳邪以使病情向愈
      - 阳气——有温煦、推动、兴奋、升发等功能，并能抵抗制约阴邪，阻止阴寒病证的传变和祛除阴邪以使之康复
  - 2. 正气的防御作用（“正气存内，邪不可干”）
    - 抵御外邪入侵
    - 祛除病邪
    - 修复调节能力
    - 维持脏腑经络功能的协调
  - 3. 正气在发病中的作用（“邪之所凑，其气必虚”）
    - 正虚感邪而发病
    - 正虚生“邪”而发病
    - 正气的强弱可决定发病的证候性质
- (二) 邪气是发病的重要条件
  - 1. 邪气的概念——泛指各种致病因素，简称为邪，包括存在于外界或人体内产生的种种具有致病作用的因素
  - 2. 邪气的侵害作用
    - (1) 导致生理机能失常——阴阳失调，精气血津液的代谢及功能障碍，以及脏腑经络的功能失调等
    - (2) 造成脏腑组织的形质损害——损伤皮肉筋骨、脏腑器官，亏耗精气血津液
    - (3) 改变体质类型——改变个体体质特征，影响其对疾病的易罹倾向
  - 3. 邪气在发病中的作用
    - (1) 邪气是导致发病的原因
    - (2) 影响发病的性质、类型和特点
      - 外感六淫发病始起多有卫表证候
      - 七情内伤多直接伤及内脏，首先作用于心
    - (3) 影响病情病位
      - 感邪轻者病情轻，感邪重者病情重
      - 受邪浅者成表证，受邪深者成里证，表里同受成两感
      - 风邪轻扬多在肺，湿易阻气多伤脾，疠气发病急骤易入里
    - (4) 某些情况下在发病中起主导作用：疠气、高温、枪弹伤、虫兽伤等

医著精要

六经症状虽不能概括百病，但六经方剂尽可应用于百病。吾人应从六经的实质精神理解方剂的作用，从而以之应用于百病，不为伤寒一病所限，不为六经一证所拘，达到异病同治、同病异治的作用，并达到辨证论治与辨病施治辩证的结合。（姜春华《伤寒论识义·〈伤寒论〉六经若干问题》）

（三）邪正相搏的胜负决定发病与不发病
- 1. 决定发病与否
  - 正胜邪却则不发病
  - 邪胜正负则发病
- 2. 决定证候类型——发病后，证候类型、病变性质、病情轻重与正邪都有关。正盛邪实，多成实证；正虚邪衰，多成虚证；正虚邪盛，多虚实夹杂

二、影响发病的主要因素

（一）环境与发病
- 1. 环境——指与人类生存密切相关的自然环境与社会环境而言，主要包括气候变化、地域因素、生活工作环境等
- 2. 环境与发病
  - （1）气候因素——不同的季节，可出现不同的易感之邪和易患之病
  - （2）地域因素——不同地域的气候特点、水土性质、生活习俗导致地域性的多发病和常见病
  - （3）生活工作环境——不良的生活工作环境可导致疾病的发生与流行，如职业病、矽肺、空调综合征、急慢性中毒等
  - （4）社会环境——人在社会中的政治地位、经济状况、文化程度、家庭情况、境遇变迁、人际关系等与疾病的发生有一定的联系

（二）体质与发病
- 1. 决定发病倾向——体质强则不易感邪发病，体质弱则易感邪发病
- 2. 决定对某种病邪的易感性——阳虚易感寒邪，阴虚易感热邪
- 3. 决定某些疾病发生的证候类型——同感湿邪，阳盛则热化成湿热证，阳虚则寒化成寒湿证

（三）精神状态与发病
- 1. 突然强烈的情志刺激可扰乱气机、伤及内脏而致疾病突发
- 2. 长期持续性的精神刺激易致气机郁滞或逆乱而致缓慢发病

此外，遗传因素对发病也有一定的影响：遗传因素不仅可成遗传病，也可影响体质状态而与发病有关。

第二节 发病类型

（一）感邪即发
- 概念——又称卒发、顿发。指感邪后立即发病，发病迅速之意
- 临床常见（均可感邪即发）
  - 1. 新感外邪较盛——外感风寒之邪
  - 2. 情志剧变——暴怒大悲
  - 3. 毒物所伤——服毒自杀、毒蛇咬伤
  - 4. 外伤
  - 5. 感受疠气

（二）徐发
- 概念——指感邪后缓慢发病，又称为缓发
- 临床常见
  - 1. 外感湿邪，因湿性重着黏滞，故湿邪伤人多为缓发
  - 2. 内伤邪气，思虑过度，忧愁不解，房事不节，嗜酒成癖，久成虚劳

（三）伏而后发
- 概念——感邪后，病邪在机体内潜伏一段时间，或在诱因作用下，过时而发病
- 临床常见于外感性疾病和某些外伤
  - 1. 破伤风、狂犬病——均经一段潜伏期后才发病
  - 2. 伏暑、伏气温病——常需经过一定的潜伏期

（四）继发
- 概念——指在原发病的基础上继而发生新的疾病
- 临床举例
  - 1. 久疟之后——继发疟母
  - 2. 肝阳上亢——日久发为中风
  - 3. 肝胆疾病——日久发为癥积、结石
  - 4. 小儿食积——日久发为疳积
  - 5. 哮喘——日久发为肺精气虚、心血瘀阻

- （五）合病与并病
  - 合病
    - 概念——两经或两个部位以上同时受邪所出现的病证
    - 临床举例
      - 伤寒太阳与少阳合病、太阳与阳明合病
      - 温病卫气同病、气血两燔、气营两燔
  - 并病的概念——感邪后某一经的证候未了，又出现另一经的病证
  - 两者的区别——合病感受一种邪气，可致多部位侵害，出现多部位病证，并病是指在疾病过程中病变部位的传变，而原始病位依然存在
- （六）复发
  - 1. 概念
    - 含义——疾病初愈或疾病缓解阶段，在某些诱因作用下，引起疾病再度发作或反复发作的一种发病形式
    - 复病——由复发引起的疾病
    - 引起复发的机理——余邪未尽，正气未复，同时有诱因的作用
  - 2. 复发的基本特点
    - （1）临床表现类似于初病，但不完全是原有病理过程的再现，比初病的病理损害更复杂、更广泛、病情更重
    - （2）复发的次数愈多，静止期恢复就愈不完全，预后愈差，容易留下后遗症
    - （3）大多有诱因
  - 后遗症——是指主病在好转或痊愈过程中未能恢复的机体损害，是与主病有着因果联系的疾病过程
  - 3. 复发的主要类型
    - （1）疾病少愈即复发——多见于较重的外感疾病，如湿温
    - （2）休止与复发交替——治疗后症状体征消失，宿根未除，在诱因作用下复发，如休息痢
    - （3）急性发作与慢性缓解期交替——实际上是指临床症状的轻重交替，如哮喘
  - 4. 复发的诱因
    - （1）重感致复——因感受外邪致疾病复发者。其机理是新感之邪助长体内病邪，或引动旧病病机，从而干扰或损害了人体正气，使原来的病理过程再度活跃
    - （2）食复——因饮食不和而致复发者。饮食不节可致脾胃病复发，鱼、虾、海鲜可致瘾疹和哮喘病复发，饮酒和过食辛辣之品可致痔疮、淋证复发
    - （3）劳复——若形神过劳，或早犯房事而致复病者。过劳可致子宫脱垂、中风、胸痹心痛等复发
    - （4）药复——病后滥施补剂，或药物调理运用失当，而致复发者
    - （5）情志致复——因情志因素引起疾病复发者。如癔病、癫狂、梅核气。另外某些气候因素、地域因素也可成为复发的诱因

测试与考研栏——驰骋考研战场，成就高分能手

一、单项选择

1. 疾病发生与否，取决于

A. 正气强弱　B. 邪气胜衰　C. 邪侵部位　D. 体质因素

医著精要 清阳出上窍，浊阴出下窍；清阳发腠理，浊阴走五脏；清阳实四肢，浊阴归六腑。（《素问·阴阳应象大论第五》）

E. 正邪胜负 （山东中医药大学，2005）

二、多项选择

1. 正气抗邪主要表现于
   A. 抵抗外邪入侵 B. 病位的深浅
   C. 疾病不药而愈 D. 病情的轻重
   E. 影响发病的证候类型
   （湖南中医药大学，2005）
2. 体质与发病的关系可反映以下几个方面
   A. 体质的强弱决定发病与否
   B. 体质因素决定某些病邪的易感性
   C. 体质因素决定疾病的倾向性
   D. 体质因素决定某些病邪性质
   E. 体质因素决定某些疾病的证候类型
   （湖南中医药大学，2005）
3. 正邪盛衰关系到疾病的
   A. 发生 B. 发展
   C. 转归 D. 虚实
   （黑龙江中医药大学，2006）
4. 疾病发生后，产生不同病证主要取决于
   A. 正气的强弱 B. 病邪性质的不同
   C. 邪中部位不同 D. 感邪的轻重不同
   （黑龙江中医药大学，2006）
5. 邪气对疾病的影响
   A. 发病的性质 B. 病情的轻重
   C. 证候类型 D. 疾病部位
   （湖北中医药大学，2000）
6. 邪气对正气的损害，主要表现在
   A. 导致机能失常 B. 情志过极
   C. 改变体质特征 D. 性格改变
   E. 造成形质损伤 （河南中医学院，2006）
7. 疾病复发的诱因是
   A. 复感新邪 B. 食复
   C. 劳复 D. 药复
   E. 伏邪 （河南中医学院，2005）
8. 正气的防御作用有
   A. 抵御外邪 B. 驱邪外出
   C. 修复调节 D. 维持脏腑功能协调
   E. 维持经络功能协调
   （山东中医药大学，2005、2006）
9. 发病的类型有
   A. 感邪即发 B. 伏而后发
   C. 继发 D. 复发
   E. 合病 （山东中医药大学，2005、2006）
10. 影响发病的主要因素有
    A. 气候因素 B. 地域因素
    C. 体质因素 D. 情志因素
    E. 生活工作环境 （山东中医药大学，2006）
11. 体质因素对发病的影响表现为
    A. 影响发病倾向
    B. 对病邪的易感性
    C. 影响证候类型
    D. 影响病位病情
    E. 影响发病性质 （山东中医药大学，2006）

三、填空题

1. ____是决定发病的主要因素，____发病的主要条件。 （长春中医药大学，2004）
2. 正气不足是疾病发生的____，邪气是发病的____。 （长春中医药大学，2005）
3. 疾病初愈，若____，或____而致复病者，称为“劳复”。 （浙江中医药大学，2004）

四、名词解释

1. 正气
   （长春中医药大学，2004、2005；湖北中医药大学，2001）
2. 食复
   （湖南中医药大学，2005；山东中医药大学，2004、2005）
3. 劳复 （黑龙江中医药大学，2002）
4. 邪气 （浙江中医药大学，2003）

五、简答题

疾病复发的诱因有哪些？
（黑龙江中医药大学，2002）

六、论述题

试述外环境与发病。 （山东中医药大学，2004）

（周妍妍）

【催眠】深夜，睡着了的孩子又哭了起来。父亲决定唱一段催眠曲。刚开了个头，隔壁人家就抗议了：“还是让孩子哭吧”。

第八章　病　　机

板书与教案栏——浓缩教材精华，打破听记矛盾

一、病机

- 病机
  - 含义：即疾病发生、发展与变化的机理
  - 意义：是用中医理论分析疾病现象，从而得到的对疾病内在本质规律性的认识，是防治疾病的依据

二、病机学说

- 病机学说
  - 含义：是研究疾病发生、发展和变化的机理，并揭示其规律的中医基础理论分支学科
  - 形成
    - 病机理论源于《内经》
    - 《素问·至真要大论》的"病机十九条"奠定了（脏腑病机、六气病机）理论基础
  - 发展
    - 《伤寒杂病论》发展了六经病机，发挥了脏腑、经络、气血、痰饮病机
    - 《诸病源候论》为最早的中医病因病机专著
    - 《小儿药证直诀》奠定了儿科病机理论基础，阐明了儿科病机特点
    - 刘完素认为"六气皆从火化"
    - 李东垣确立"阴火"的病机概念
    - 朱震亨提倡"相火论"，提出"阳有余、阴不足"及阐发"六郁"病机
    - 温病学派阐发了卫、气、营、血病机传变规律与三焦传变机理
    - 《医林改错》丰富了瘀血病机理论
    - 《血证论》对血证与脏腑病机作出了突出的贡献
  - 主要内容
    - 基本病机——邪正盛衰、阴阳失调、精气血津液失常、内生五邪
    - 系统病机——经络、脏腑病机等
    - 疾病病机——六经病机、卫气营血病机、三焦病机等
    - 病证病机——感冒、哮证、痰饮等的病机
    - 症状病机——疼痛、发热、健忘等的病机
    - 本教材：基本病机、疾病传变
  - 特点
    - 立足整体联系的病机观——整体观
    - 以整体联系和运动变化观点认识和研究疾病——辩证观
  - 近几十年新病机理论：病机层次说、痰瘀同源说、体质病机说等

心者，君主之官也，神明出焉。肺者，相傅之官，治节出焉。肝者，将军之官，谋虑出焉。胆者，中正之官，决断出焉。膻中者，臣使之官，喜乐出焉。脾胃者，仓廪之官，五味出焉。大肠者，传道之官，变化出焉。小肠者，受盛之官，化物出焉。肾者，作强之官，伎巧出焉。三焦者，决渎之官，水道出焉。膀胱者，州都之官，津液藏焉，气化则能出矣。（《素问·灵兰秘典论》）

第一节　基本病机

一、邪正盛衰

- （一）邪正盛衰与虚实变化
  - 1. 虚实病机
    - 实的病机（邪气盛则实）
      - 含义：实，主要指邪气盛，是以邪气亢盛为矛盾主要方面的一种病理状态
      - 特点：正邪斗争激烈，病理反映比较剧烈的、有余的证候
      - 形成：外感六淫和疠气致病的初、中期，或痰、食、血、水滞留于体内的内伤病
      - 表现：体质壮实、壮热狂躁、声高气粗、腹痛拒按、二便不通、脉实有力、舌苔厚腻等
    - 虚的病机（精气夺则虚）
      - 含义：虚，指正气不足，以正气虚损为矛盾主要方面的一种病理反映
      - 特点：抗病力低下，正邪斗争不剧烈表现出的一系列虚弱、衰退和不足的证候
      - 形成
        - 先天禀赋不足
        - 病后亏虚
        - 多种慢性病损耗
        - →气、血、津、液、阴阳耗伤；气化功能减退，精气血津液生化不足；气化功能亢奋，但消耗精微过多
      - 表现
        - 邪气损害
        - 神疲体倦、气短、面色无华、自汗、盗汗、二便失禁、五心烦热、畏寒肢冷、脉虚无力等
  - 2. 虚实变化
    - （1）虚实错杂
      - 含义：指疾病过程中，邪盛与正虚同时并存的病理状态
      - 形成
        - 实性病变失治，邪久留、损正气，形成邪实正虚的虚实错杂病变
        - 正气不足，无力驱邪外出；或本正虚，兼内生痰、食、瘀血、水湿凝滞的正虚邪实的虚实错杂病变
      - 表现
        - 虚中夹实——指病理变化以正虚为主，又兼夹实邪为患的病理状态
        - 实中夹虚——指病理变化，以邪实为主，又兼有正气虚损的病理状态
    - （2）虚实转化
      - 由实转虚——实邪久留而损伤正气的病理转化过程
      - 由虚转实——正气不足而致实邪积聚的病理转化过程
    - （3）虚实真假
      - 真虚假实 至虚有盛候
        - 含义：病机的本质为“虚”，表现为“实”的临床假象
        - 形成：正气虚弱，脏腑气血不足，推动、激发功能减退所致
        - 表现：纳食减少，疲乏无力，舌淡嫩，又兼腹满、腹痛等假象
      - 真实假虚 大实有羸状
        - 含义：病机的本质为“实”，表现为“虚”的临床假象
        - 形成：邪气亢盛，结聚于内，阻滞经络，气血不能畅达于外
        - 表现：如热结胃肠，便秘腹痛拒按，潮热谵语又兼面色苍白，四肢逆冷，精神委顿等状似虚寒的假象

- (二) 邪正盛衰与疾病转归
  - 1. 正胜邪退
    - 含义:正气奋起抗邪,正气日趋强盛,邪日衰,疾病向好转或痊愈方向发展的一种病理变化
    - 形成:患病机体正气较盛,抗邪能力较强;或邪气较弱;或治疗正确及时
    - 转归:为疾病向好转或痊愈发展的最常见的转归
  - 2. 邪胜正衰
    - 含义:邪气亢盛,正气虚弱而抗邪无力,疾病向恶化、危重、甚至向死亡转归的一种病理变化
    - 形成
      - 受邪机体正气愈虚,病势急重,无力抗邪
      - 病邪愈盛毒力愈强,功能衰惫,病情趋向恶化,阴阳离决,如“亡阴亡阳”
    - 转归:邪盛正虚,正不敌邪,病势恶化,甚至死亡
  - 3. 邪正相持
    - 邪正相持
      - 含义:疾病过程中,正气不甚虚弱,邪气亦不亢盛,二者相持不下,病势迁延的病理状态
      - 形成:多见于病之中期,或慢性病迁延期
      - 转归:正气不能完全驱邪外出,病邪稽留于一定部位(邪留、邪结),或为慢性病证
    - 正虚邪恋
      - 含义:正气已虚,余邪未尽,因正气难复,致病处缠绵难愈的病理过程。为邪正相持的特殊病机
      - 形成:多见于疾病后期,急性转为慢性;或慢病久不愈,正虚驱邪无力而致
      - 转归
        - 积极治疗和调理,正气增强,余邪散尽,疾病趋向好转或痊愈
        - 调养失当、正气难复、无力驱邪,或病邪黏滞缠绵、难以速除,使正气久而不复则转为迁延性或慢性病证,或留下后遗症

二、阴阳失调

- 阴阳失调
  - 概念:指机体在疾病发生、发展过程中,由于致病因素的影响,致机体阴阳双方失去相对协调平衡,形成阴阳偏胜、偏衰、互损、格拒、亡失等的病理变化。同时,阴阳失调又是脏腑、经络、营卫、气血等关系失调,以及表里出入、上下升降等运动失常的概括
  - 表现:主要为阴阳偏胜、阴阳偏衰、阴阳互损、阴阳格拒、阴阳转化和阴阳亡失
- 阴阳偏胜
  - 含义:指人体阴阳双方中的某一方的病理性亢盛状态
  - 表现
    - 阴胜则寒(实寒)
    - 阳胜则热(实热)
  - 转归
    - 阴胜则阳病
    - 阳胜则阴病

医著精要

正治又称逆治法,逆着病情性质治;真热假寒寒凉用,是谓寒因寒用法;真寒假热温阳用,热因热用假热清。

反治又称从治法,顺从疾病假象治;真虚假实本为虚,塞因塞用治其本;真实假虚本为实,通因通用细思之。

治病求本是总则,寒热虚实平衡之。缓则治本急治标,标本俱急则兼治。

- （一）阴阳偏胜
  - 1. 阳偏胜
    - 含义：指机体在疾病过程中所出现的一种阳气病理性偏盛，机能亢奋，机体反应性增强，热量过剩的病理状态
    - 特点：一般多表现为阳盛而阴未虚（或虚亏不甚）的实热病证
    - 形成原因
      - 多因感受温热阳邪
      - 感受阴邪从阳化热
      - 五志过极化火
      - 气滞、血瘀、食积郁而化热
      - 机理
        - 阳邪入侵，从阳化热
        - 邪自内生，气郁化火
        - → 阳热亢盛
    - 表现
      - 热——壮热、面红、目赤
      - 动——脉数、心烦、躁扰
      - 燥——口渴、便干、苔黄
      - → 阳胜则热——转归
        - 实热兼阴亏病证
        - 虚热病证（由实转虚）
  - 2. 阴偏胜
    - 含义：指机体在疾病过程中所出现的一种阴气病理性偏盛，机能抑制，热量耗伤过多，病理性代谢产物积聚的病理状态
    - 特点：一般多表现为阴寒偏盛而阳气未虚（或虚损不甚）的实寒病证
    - 形成原因
      - 感受寒湿阴邪——阴寒邪盛
      - 过食生冷——寒湿内聚
    - 表现
      - 寒——恶寒、喜暖、肢冷实寒兼阳虚
      - 静——舌淡、脉迟、蜷卧
      - 湿——水肿、泄泻、痰液清冷虚寒证
      - → 阴胜则寒——转归
        - 实寒兼阳虚
        - 虚寒证
- （二）阴阳偏衰
  - 含义：指机体阴或阳虚衰不足的病理状态
  - 表现
    - 阳虚则寒、阳虚则阴盛——虚寒证
    - 阴虚则热、阴虚则阳亢——虚热证
  - 1. 阳偏衰
    - 含义：即阳虚。指机体阳气虚损，机能衰退或衰弱，代谢缓慢，产热不足的病理状态
    - 特点：一般多表现为机体阳气不足，阳不制阴，阴气相对偏亢的虚寒证
    - 形成原因
      - 先天禀赋不足
      - 后天饮食失养、劳倦内伤
      - 久病伤阳
      - → 机体阳气虚损，以脾肾阳虚为主，尤以肾阳虚最为重要
    - 表现
      - 畏寒肢冷、脘腹冷痛、面色㿠白、舌淡脉迟等温煦作用减退的寒象
      - 神疲、喜静蜷卧，小便清长，下利清谷等温养兴奋不足的虚象
      - → 阳虚则寒 以虚为主
  - 2. 阴偏衰
    - 含义：指机体阴气不足，阴不制阳，阳气相对偏盛，机能虚性亢奋的病理状态
    - 特点：一般多表现为阴气不足、阳气相对亢盛的虚热证
    - 形成原因
      - 阳邪伤阴
      - 五志过极化火伤阴
      - 久病伤阴
      - → 阴气不足 阴液亏耗
    - 表现
      - 骨蒸潮热、盗汗、五心烦热
      - 颧红升火、消瘦、咽干口燥
      - 舌红少津、脉细数等
      - → 阴虚则热
        - 火旺
        - 阳亢

【学音乐的好处】詹姆斯很得意地对朋友说："我的女儿学习声乐，太令我高兴了。"

"怎么，是她使你听到美妙的歌声了吗？"

"你想不到吧，她使我买到了邻居的房子，而且价钱便宜了一半。这家人前天已经搬走了。"

- （三）阴阳互损
  - 含义：指阴或阳任何一方虚损到相当程度，病变发展影响及相对的一方，形成阴阳两虚的病机
  - 形成：由于阴阳互为根本，故阴或阳之间可以发生互损；由于肾之阴阳为人体阴阳之本，均以肾中精气为基础，故无论阴虚或阳虚，多在累及肾阴或肾阳，及肾本身阴阳失调时，才易发生阴阳互损
  - 表现
    - 阴损及阳——阴虚到相当程度，累及阳气生化不足，继而致以阴虚为主的阴阳两虚病理状态
    - 同时具有阳偏衰及阴偏衰的表现
    - 阳损及阴——阳虚较重，无阳则阴无以生，导致阴虚，形成阳虚为主的阴阳两虚证
    - 同时具有阳偏衰及阴偏衰的表现
- （四）阴阳格拒
  - 概念：即阴盛格阳，阳盛格阴。在阴阳偏盛基础上由阴阳双方相互排斥而出现寒热真假病变的一类病机
  - 形成
    - 阴或阳中的一方偏盛至极
    - 阴或阳中一方极端虚弱
    - → 双方盛衰悬殊，盛者壅于内，将另一方排斥格拒于外，迫使阴阳间不相维系，出现真寒假热或真热假寒之病机
  - 表现
    - 阴盛格阳
      - 含义：又称格阳。指阴寒偏盛至极，壅闭于内，迫阳浮越于外，相互格拒的一种病理状态
      - 特点：阴寒内盛是疾病本质。因格阳于外，出现真寒假热证
      - 表现
        - 阳极虚之虚寒证：可见面色苍白，四肢逆冷，精神委靡，畏寒蜷卧，脉微细欲绝
        - 假热证：突然面红，烦热、口渴、脉大无根等
    - 阳盛格阴
      - 含义：又称格阴。指邪热极盛，深伏于里，阳气被遏、郁闭于内，不得外达四肢而格阴于外的病理状态
      - 特点：阳盛于内，邪热炽盛为疾病的本质。由于阳气壅遏深伏于内，格阴于外，出现真热假寒证
      - 表现
        - 外感热病，实热炽盛：壮热、面红、气粗、烦躁、舌红、脉数有力
        - 假寒：突然四肢厥冷，脉象沉伏
- （五）阴阳亡失
  - 概念：指机体由于阴气或阳气突然大量亡失，致属阴或阳的功能突然衰竭，出现生命垂危的病理状态
  - 表现：亡阳
    - 含义：指机体阳气发生大量脱失，致全身属阳的功能突然严重衰竭的一种病理状态
    - 形成
      - 邪气太盛，阳损太多
      - 素体阳虚，疲劳过度
      - 汗吐下甚，气随津脱
      - 大量失血，气随血脱
      - 慢性病长期大量耗阳
      - → 阳气亏损殆尽；属阳的功能突然严重衰竭
    - 特点：全身属阳的功能都会衰竭，而以温煦、推动、兴奋、卫外功能衰竭尤为突出
    - 表现：大汗淋漓、肌肤手足逆冷、面色苍白、精神委靡、畏寒蜷卧、脉微欲绝
  - 表现：亡阴
    - 含义：机体阴气发生大量亡失，使属阴的功能突然严重衰竭的一种病理状态
    - 形成
      - 邪热炽盛伤阴
      - 邪热久留，严重伤阴
      - 长期慢性消耗
      - → 阴气耗竭；属阴的功能突然严重衰竭
    - 特点：全身属阴的功能都衰竭，以宁静、滋润与内守功能衰竭最明显
    - 表现：烦躁不安、口渴欲饮、气喘、手足虽温但大汗欲脱、脉数疾等

医著精要

风胜则动，热胜则肿，燥盛则干，寒胜则浮，湿胜则濡泻。（《素问·阴阳应象大论第五》）

三、精气血失常

（一）精的失常

- 来源：先天之精、水谷之精
- 功能：生殖之精、脏腑之精
- 1. 精虚
  - 含义：肾精和水谷之精不足，及其功能低下所产生的病理变化
  - 形成
    - 先天禀赋不足、后天失养、过劳伤肾、脏腑精亏不足——肾精不足
    - 脾失健运、饮食不当——水谷之精不足
    - ——脏腑之精不足，肾精为最
  - 临床表现
    - 肾精亏虚：生长发育不良、女子不孕、男子精少不育或滑遗过多、精神委顿、耳鸣、健忘、体弱多病、未老先衰
    - 脾运之水谷之精不足：面黄无华、肌肉瘦削、头昏目眩、疲倦乏力等
- 2. 精的施泄失常
  - 精的施泄方式：分藏于各脏腑之中而为脏腑之精；化为生殖之精以适度排泄——藏精是排精的基础，排精也是藏精的生理功用之一
  - （1）失精
    - 含义：生殖之精和水谷之精大量丢失的病理状态
    - 形成
      - 房劳过度、久病及肾过度劳累——伤及肾气，肾气虚弱，封藏失职
      - 素体阳盛，性欲过旺，相火偏亢，内扰精室，肝气疏泄太过
      - ——生殖之精过度排泄而成失精或精脱
    - 蛋白尿、乳糜尿、慢性腹泻——营养物质长期随大小便排泄，导致水谷之精大量丢失
    - 临床表现
      - 生殖之精大量丢失：精液排泄过多，或兼有滑精、梦遗、早泄，并有精力不支、思维迟钝、失眠健忘、少气乏力、耳鸣目眩等症
      - 水谷之精大量丢失：长期蛋白尿或乳糜尿，并兼有少气乏力，精力不支、面黄无华、肌肉瘦削、失眠健忘等
    - 治疗
      - 生殖之精大量丢失：补肾气、填肾精，偏实者泻肝火兼滋肾阴
      - 水谷之精大量丢失：补脾气以摄精
  - （2）精瘀
    - 含义：指男子精滞精道，排精障碍
    - 形成
      - 房劳过度、久旷不交、惊恐伤肾、瘀血、败精、湿热瘀阻、手术所伤
      - 若肾气虚、推动无力、肝气郁结疏泄失职——精泄不畅而瘀
    - 临床表现：排精不畅或排精不能，精道疼痛、睾丸小腹重坠、精索小核如串珠、腰痛、头晕
    - 治疗：补气或补肾、疏肝、活血化瘀、祛痰利湿等，临床随证审因论治

（二）气的失常

- **1. 气虚：气的生化不足或耗散过多的病理状态**
  - 含义：指一身之气不足及其功能低下的病理状态
  - 形成
    - 气之化生不足——与后天失养、先天禀赋不足、肺、脾、肾功能失调有关
    - 气之耗损过多——劳倦内伤、久病不复，使气过多消耗
  - 表现：气虚则功能减退
    - （1）肺气虚则呼吸功能减退、气短；肺卫气虚则怕冷、自汗、易感冒
    - （2）脾气虚则清阳不升，清窍失养而精神委顿，头昏、耳鸣等
    - （3）心气虚则行血无力而心悸、血瘀。肝气虚则出血、疲乏无力
    - （4）肾元之气虚则生长发育迟缓、生殖功能低下、生理功能减弱
    - （5）宗气虚则见动则心悸、呼吸气短
    - 以上均见：面色㿠白，舌淡脉虚

- **2. 气机失调：气的某些功能减退及运动失常，形成气滞、气逆、气陷、气虚、气闭或气脱的病理变化**
  - （1）气滞
    - 含义：即气的流通不畅，郁滞不通的病理状态
    - 形成
      - 1）情志抑郁不舒
      - 2）痰、湿、食积、瘀血阻滞
      - 3）脏腑功能失调
      - 4）气虚运行无力
    - 表现
      - 肺气壅滞：胸闷、咳喘
      - 肝气郁滞：胸胁胀满，少腹胀痛，矢气则舒
      - 脾胃气滞：脘腹胀痛，时作时止，嗳气则舒
  - （2）气逆
    - 含义：气升之太过，或降之不及，以脏腑之气逆上为特征的病理状态
    - 形成
      - 情志内伤
      - 饮食冷热不适
      - 外邪侵犯
      - 痰浊壅滞
      - 因虚而气上逆（肺、胃、肝虚）
    - 表现
      - 肺气上逆——咳逆上气
      - 胃气上逆——恶心、呕吐、呃逆、嗳气
      - 肝气上逆——头胀痛、面红、目赤、易怒
  - （3）气陷
    - 含义：是在气虚基础上发生的以气的升清功能不足，气的升举无力为主要特征的病理状态。与脾气虚关系最密切
    - 形成：素体虚弱、病久耗伤 → 脾气虚损 → 清气不升、中气虚陷
    - 表现
      - 上气不足则头目失养致头晕、眼花、耳鸣
      - 中气下陷：胃、肾、子宫、肛门位置下移、少腹胀坠、便频、兼气虚
  - （4）气闭
    - 含义：即气机闭阻，外出严重障碍，以致清窍闭塞，出现昏厥的一种病理状态
    - 形成
      - 情志刺激
      - 外邪侵犯
      - 痰浊阻塞
    - 表现
      - 触冒秽浊之气致闭厥
      - 突然情志刺激致气厥
      - 剧烈疼痛致痛厥
      - 痰闭气道致痰厥
      - 以上均为：气不外出，清窍闭塞，神失所主
  - （5）气脱
    - 含义：指气不内守，大量亡失，以致机能突然衰竭的病理状态
    - 形成
      - 正不敌邪、正气骤伤
      - 慢性病，正气长期消耗
      - 汗吐下太过，大出血，致气随津血脱泄
      - 以上均致：气不内守，大量外脱功能突然衰竭
    - 表现：面色苍白、汗出不止、目闭口开、全身软瘫、手撒、二便失禁、脉微欲绝等

- （三）血的失常
  - 一为血的生化不足或耗伤太过，血的濡养功能减退，形成血虚
  - 二是血的循行失常，出现的血瘀、出血等病理变化
  - 1. 血虚
    - 含义：指血液不足，血的营养和滋润功能减退的病理状态
    - 形成
      - 损耗过多
        - 久病不愈、营血暗耗
        - 失血过多，新生之血不及补充
      - 化源不足
        - 饮食营养摄取不足
        - 脾运无力，精微化生不及
      - 生血功能减退，五脏皆衰，尤以肾中精气为甚
    - 血液亏虚表现
      - (1) 血亏则气虚疲乏无力、头晕眼花、动则气短心悸等
      - (2) 血虚失养，面淡白，唇、舌、爪甲淡白无华，伴气虚
      - (3) 皮肤干燥、毛发枯槁、手足麻木、运动无力、肢节屈伸不利
      - (4) 血不养神则心悸怔忡、多梦失眠、健忘、甚则痴呆
  - 2. 血运失常
    - (1) 血瘀
      - 含义：指血液循行迟缓，或流行不畅，甚则血液停滞的病理状态
      - 形成
        - 气机郁滞
        - 气虚
          - 推动无力
          - 统藏失职，血离经脉未及时消散
        - 痰浊阻滞脉道
        - 寒侵血分，血寒而瘀
        - 热邪入血，煎灼津液出血；热与血互结
        - 产后恶露不下或不尽，外伤
      - 表现
        - 痛有定处
        - 肿块
        - 肌肤甲错，唇舌紫暗、瘀点、瘀斑或血缕
        - 血瘀
          - 兼气滞—肢体麻木
          - 津液运行不畅—局部组织肿胀
    - (2) 血寒
      - 含义：指血脉受寒，血流滞缓，乃至停止不行的病理状态
      - 形成
        - 寒邪侵犯血脉
        - 阳气失于温煦
      - 表现：恶寒怕冷、冷痛、真心痛、皮青紫、痛经、闭经、癥积等
    - (3) 出血
      - 含义：指血液逸出脉外的病理状态
      - 形成
        - 血热
          - 外感温邪、疠气入血分
          - 外感寒邪入里化热伤血
          - 五志化火，郁于血分
          - 阴虚火旺而致血热
          - → 血行加速，脉络扩张，迫血妄行而出血，兼热象
        - 气虚统藏失职，血离经脉 / 外伤瘀血内阻，不循常道 → 出血
    - (4) 血热
      - 含义：指热入血脉之中，使血行加速，脉络扩张，或迫血妄行而致出血的病理状态
      - 形成
        - 邪热入血
          - 外感温邪、疠气入血分
          - 外感寒邪，入里化热伤血
        - 情志内伤，肝气郁久化热，致内火炽盛，郁于血分阴虚火旺
      - 表现
        - 1) 热象：多为实热证
        - 2) 动血：面红、目赤，舌红绛
        - 3) 出血：出现吐衄，尿血，月经量多
        - 4) 扰神：血热扰神则心神不安、心烦、躁扰发狂
        - 5) 伤阴：可致血液黏而瘀滞

- （四）精气血关系失调
  - 1. 精与气血关系的失调
    - (1) 精气两虚：形成｛精气并虚；气伤及精；精伤及气｝表现：生长、发育迟缓，生殖功能障碍、早衰
    - (2) 精血不足：形成｛久病伤及肝肾；肝病及肾；肾病及肝｝表现｛面色无华、眩晕耳鸣、神疲健忘、毛发脱落稀疏，腰膝酸软；男子精少、不育；女子月经延期、经少、不孕等｝
    - (3) 气滞精瘀、血瘀精阻｛互为因果、同时并存——表现：｛阴部胀痛重坠；血精，阴部小核硬结｝；排精不畅或排精不能｝
  - 2. 气血关系失调
    - (1) 气滞血瘀
      - 含义：气的运行郁滞不畅，血行障碍而血瘀的病理状态
      - 形成｛情志内伤，抑郁不遂；闪挫外伤，伤及气血｝表现｛气滞血瘀则胸胁胀满疼痛、瘀斑、癥瘕；心肺瘀阻则咳喘、心悸、胸痹、唇舌青紫｝
    - (2) 气虚血瘀
      - 含义：指气虚推动血行无力而血行不畅甚至瘀阻不行的病理状态
      - 形成｛心气虚运血无力则全身血瘀；年高气虚或气虚则血行无力｝表现｛惊悸怔忡、喘促、水肿；气虚血滞则瘫软不用，甚或萎缩；气虚血不运于经络，肢体失养而半身不遂｝
    - (3) 气不摄血
      - 含义：气虚不足，统摄血液的生理功能减弱，血不循经，逸出脉外致各种出血的病理状态
      - 形成｛脾气虚统血无权；肝肾气虚、肺胃气虚｝统摄功能减弱｝表现为多种出血证伴气虚证
    - (4) 气随血脱
      - 含义：指大量出血的同时，气随血的突然流失而脱散，致气血并脱的危重病理状态
      - 形成｛外伤出血呕血；妇女崩中；产后大出血｝表现｛精神委靡、眩晕或晕厥；大汗淋漓、四肢厥冷；或有抽搐、口干、脉芤或微细｝
    - (5) 气血两虚
      - 含义：指气虚和血虚同时存在的病理状态
      - 形成｛久病耗伤；先失血，气随血耗；气虚血无以生化｝表现｛面色淡白或萎黄，少气懒言，乏力瘦怯；心悸、失眠，肌肤干燥、肢体麻木甚则痿废不用｝

医著精要

女子七岁，肾气盛，齿更发长。二七而天癸至，任脉通，太冲脉盛，月事以时下，故有子。三七肾气平均，故真牙生而长极。四七，筋骨坚，发长极，身体盛壮。五七，阳明脉衰，面始焦，发始堕。六七，三阳脉衰于上，面皆焦，发始白。七七，任脉虚，太冲脉衰少，天癸竭，地道不通，故形坏而无子也。（《素问·上古天真论第一》）

四、津液代谢失常

- （一）津液不足
  - 含义：指津液数量亏少，内则脏腑、外则孔窍、皮毛失于濡润、滋养致一系列干燥枯涩的病理状态
  - 形成
    - 热盛伤津：外感热邪、阴虚内热、气郁日久化火——耗伤津液
    - 丢失过多：严重汗吐下、大面积烧伤——损失津液
    - 慢性疾病：久病体弱生成不足、阴虚内热更耗津液
  - 表现
    - 伤津（失水）
      - 吐泻太过：轻者目眶内陷、十指螺瘪、尿少口舌干燥、皮肤弹性差，甚则目眶深陷，啼哭无泪、无尿；重则面色苍白、四肢不温、脉微欲绝
      - 高热，汗出过多则口干欲饮、便干、尿少而黄
      - 气候干燥，肺津受伤皮肤干燥鼻咽干
    - 脱液（失精微）：严重热病后期、恶性肿瘤晚期、大面积烧伤——形瘦骨立、大肉尽脱、毛发枯槁、手足震颤、肌肉瞤动、舌光红无苔或少苔
- （二）津液的输布排泄障碍
  - 含义
    - 输布障碍：津液得不到正常的传输和布散，导致津液在体内环流迟缓，或在体内某一局部发生滞留
    - 排泄障碍：津液转化为汗液或尿液的功能减退，而致水液贮留体内，外溢于肌肤而为水肿
  - 形成
    - 输布障碍：肺失宣发和肃降，津液不得正常布散；脾失健运，致水饮不化；肝失疏泄，气机不畅，气滞津停；三焦水道不利，影响津液环流与排泄
    - 排泄障碍：肾气的蒸发作用失常——主导作用；肺的功能减弱，引起水液贮留
  - 病变结果
    - 1）湿浊困阻
      - 成因：脾气虚衰，运化功能减退，津液不能转输布散
      - 表现：胸闷、脘痞、呕恶、腹胀、便溏、苔腻等
    - 2）痰饮凝聚
      - 成因：脾、肺等脏腑机能失调，津液停而为饮，饮凝成痰
      - 表现：痰饮停于胸胁为“悬饮”，留于肺为“支饮”等
    - 3）水液贮留
      - 成因：肺、脾、肾、肝等脏腑机能失调，气不行津，津液代谢障碍，贮留于肌肤或体内
      - 表现：水肿或腹水
- （三）津液与气血的关系失调
  - 水停气阻——水湿停贮，阻碍气机
    - 水饮阻肺则肺气壅滞而胸满咳嗽，喘促不能平卧
    - 水饮凌心则阻遏心气而心悸、心痛
    - 水停中焦则脾胃升降失常，头昏困倦、腹胀、纳呆、呕恶
    - 水饮停于四肢则阻滞经脉气血而浮肿，四肢沉困胀痛
  - 气随液脱——汗、吐、下太过致严重伤津，气随津液外泄而暴脱亡失
  - 津枯血燥——高热、烧伤、阴虚痨热致津液亏乏或枯竭
    - 血燥虚热内生而心烦、鼻咽干燥、口渴喜饮、消瘦、尿少
    - 血燥生风而皮肤干燥、瘙痒、落屑
  - 津亏血瘀——高热、烧伤、汗吐下太过致津液亏少，血滞不畅而血瘀，兼舌质紫黯、瘀点、瘀斑
  - 血瘀水停——血脉瘀阻导致津液障碍而水液停聚
    - 心阳虚血脉瘀阻则心悸、气喘、口唇爪甲青紫，胁下痞块、舌有瘀斑
    - 水湿停聚则下肢、面目浮肿

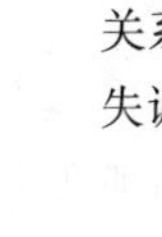

轻松一刻

【体重】某妇人体重接近120kg，她深以为忧，决心去看医生。

“你最轻的时候有多重？”医生问。

妇人感到有点困惑，答道：“3.5kg。”

五、内生“五邪”

1. 风气内动
   - 含义：内风主要指体内阳气亢逆变动而致的病理状态。内风与肝关系密切，故称肝风内动或肝阳化风
   - 形成
     - 肝阳化风：形成
       - 肝气郁结、化火亢逆
       - 暴怒伤肝、肝气亢逆
       - 劳伤耗伤肝肾、水不涵木
       - 亢阳化风
         - 肝阳上亢之证
         - 筋惕肉瞤、肢体震颤、眩晕欲仆
         - 甚者口眼㖞斜、半身不遂、卒然厥仆
     - 热极生风：形成
       - 火热亢盛化风
       - 邪热煎灼津液、燔灼肝经、筋失柔顺
         - 痉厥、抽搐、鼻翼煽动、目睛上吊
         - 高热、神昏、谵语
     - 阴虚风动：形成
       - 热病后期
       - 久病耗伤
       - 致
         - 津液枯竭、阴气大伤
         - 筋失濡润、阴不制阳
         - 阴竭：低热起伏、舌光少津、脉细如丝
         - 动风：筋挛肉瞤、手足蠕动
     - 血虚生风：形成
       - 生血不足
       - 失血过多
       - 久病耗伤
       - 血不荣络
         - 肢体麻木不仁、筋肉跳动
         - 手足拘挛不伸
     - 血燥生风：形成
       - 久病耗血
       - 年老精亏血少
       - 长期营养缺乏
       - 瘀血内结、新血不生
       - 血少津枯、肌肤失养
         - 皮肤干燥、肌肤甲错
         - 皮肤瘙痒或落屑
2. 寒从中生
   - 含义：指机体阳气虚衰，温煦气化功能减退，虚寒内生，或阴寒之气弥漫的病理状况
   - 形成
     - 先天禀赋不足
     - 久病伤阳
     - 外感寒邪伤阳、过食生冷伤阳
     - 阴寒内盛
       - 表现
         - 面色苍白、畏寒喜热、肢末不温
         - 舌质淡胖、苔白滑润、脉沉迟弱
         - 阳不化水则尿频清长、涕唾、痰涎、稀薄清冷或泄泻、水肿，血脉迟滞则血流不畅、疼痛、遇寒加重或经脉拘挛
3. 湿浊内生
   - 含义：指由于脾的运化功能和输布津液的功能障碍，从而引起湿浊蓄积停滞的病理状态
   - 形成
     - 过食肥甘、嗜烟好酒、恣食生冷——脾失健运
     - 喜静少动、素体肥胖、情志抑郁——气机不利
     - 表现
       - 湿犯上焦则胸闷咳嗽
       - 湿阻中焦则腹胀、食欲不振、口甜腻、舌苔厚腻
       - 湿滞下焦则腹胀便溏、小便不利
       - 水湿犯溢皮肤则水肿
4. 津伤化燥
   - 含义：指机体津液不足，人体各组织器官和孔窍失其濡润，而出现干燥苦涩的病理状态
   - 形成
     - 久病伤阴
     - 汗、吐、下太过
     - 亡血失精
     - 热病伤阴耗津
     - 表现
       - 肌肤干燥、起皮脱屑、口燥咽干、舌上无津、龟裂、鼻干、目涩少泪、爪甲脆折、大便燥结、小便短赤
       - 肺燥则干咳无痰、甚则咳血
       - 胃燥则食少、舌光红无苔
       - 肠燥则便秘
5. 火热内生
   - 含义：指由于阳盛有余，或阴虚阳亢，或气血郁滞，或病邪郁结而产生的火热内扰，机能亢奋的病理状态
   - 形成
     - （1）阳气过盛化火——阳气过盛，机能亢奋——“壮火”
     - （2）邪郁化火
       - 外感六淫——外感寒湿，郁滞而从阳化热化火
       - 体内的病理代谢产物（痰、瘀血、结石）食积、虫积
       - 气机郁滞，生热化火
     - （3）五志过极化火：情志刺激，影响脏腑精气阴阳失调，气机郁结或亢逆而化火
     - （4）阴虚火旺：津亏阴伤，阳相对亢盛，阳亢化火，虚热虚火内生

第二节　疾病传变

- 传变
  - 传变的含义：疾病在机体脏腑经络等组织中的传移和变化
  - 决定
    - 传变与否、传变方向、传变速度——邪正斗争及盛衰变化
      - 正盛邪衰：传变慢或不传，易愈
      - 邪盛正衰：传变速、易恶化或亡
      - 正邪俱盛：病情剧烈，但不易恶化
      - 正邪俱衰：传变慢，病缠绵

一、疾病传变的形式

传变方式——病位传移、病性变化两个方面。

- (一) 病位传变
  - 1. 表里出入
    - 表病入里
      - 含义：外邪侵袭人体，首先停留于机体的肌肤卫表层次而后内传入里，病及脏腑的病理传变过程
      - 形成：正虚抗邪无力；或邪盛；或失治误治，表邪不解入里（正不抵邪）
      - 表现：常见于外感病初、中期，为病向纵深发展的反映；风寒表不解，影响肺、胃等功能
    - 里病出表
      - 含义：病本在脏腑经络，由于正邪斗争，邪由里透达于外的传变过程
      - 形成：素体正气充盛，治疗护理得当，驱邪外出，由里达表
      - 表现：为邪有出路，病势有好转或向愈之机；热病疹、瘩发于外等
  - 2. 外感病传变
    - （1）六经传变
      - 含义：疾病的病位在六经之间的相对转移
      - 形式
        - 阴阳经传变
          - 由阳入阴——阳气由盛而衰，多见于外感病由轻到重的过程
          - 由阴出阳——正气由衰而盛，疾病由重到轻的好转过程
        - 表里经传变——发生于表里相合经脉间的病位转移，即经脉表里相传
        - 手足经传变——病位在手经与足经之间的转移
    - （2）三焦传变
      - 顺传：上下相传
      - （上中下三焦传）
        - 由上而下
          - 肺卫受邪传至脾胃肝肾
          - 病由轻而重，或恶化
        - 由下而上
          - 脾胃受邪，正确治疗后气化由肺出
          - 好转、向愈之兆
      - 逆传：邪由肺卫直传厥阴心包。病势趋恶化
    - （3）卫气营血传变
      - 多为顺传渐传
        - 卫分——温病初期阶段，病在肺卫
        - 气分——温病中期，病在肺、胃、肠、胆、脾
        - 营分——温邪深入于里，温病严重阶段，病在心与心包
        - 血分——温病的晚期，病在心、肝、肾
      - 逆传——多为暴发形成——邪入卫分后，不经气分而直接深入营血分
  - 3. 内伤病传变
    - 脏与脏传变：病变传变发生于五脏之间
    - 脏与腑传变
      - 脏病及腑、腑病及脏——其形式按脏腑间表里关系而传
    - 腑与腑传变——病位在六腑间发生传移变化
    - 形脏内外传
      - 含义：主要指外邪通过形体而内传相关之脏腑，及脏腑病变影响形体
      - 形式
        - 形体组织病变久则传入所合内脏
        - 病变由脏腑传至经脉，亦可反映于体表

- （二）病性转化
  - 1. 寒热转化
    - 含义
      - 由寒化热——疾病或病证的性质本属寒，继而转为热性的病理过程
      - 由热转寒——疾病或病证的性质本属热，继而转为寒性的病理过程
    - 寒热转化的因素
      - 主要由于病邪“从化”的缘故
      - 其次与邪气侵入部位、时间及治疗得当与否有关
    - 寒热转化规律
      - 阳盛阴虚体质——易热化、燥化
      - 阴盛阳虚体质——易寒化、湿化
      - 邪入脏腑经络属阳——多从阳化热、化燥
      - 邪入脏腑经络属阴——多从阴化寒、化湿
      - 误治伤阳从寒化；误治伤阴从热化
      - 预后
        - 由寒化热示正气强，阴病出阳为顺
        - 由热转寒示正不胜邪，阳病转阴为逆
  - 2. 虚实转化
    - （1）因实转虚
      - 含义：病或证本为邪盛为主的实性病变，继而转为以正虚为主的虚性病变的过程
      - 机理
        - 主要是邪过盛，正不抵邪，正气耗损
        - 失治、误治致病程迁延，邪去正伤
    - （2）因虚转实
      - 含义：病证本为正虚的虚性病变，转变为邪气盛较突出的病变过程
      - 机理
        - 脏腑机能衰减致气血津液不足或功能障碍，气化失司，痰、食、血、水留滞的病理
        - 病情迁延失治，邪留损正，或复感新邪而致

二、影响疾病传变的因素

- 影响传变的因素
  - 体质因素
    - 较大程度上影响正气之强弱，决定发病和传变的迟速
    - 对病邪的“从化”具重要决定作用
      - 素体阳盛，邪易从火化
      - 素体阴盛，邪易从寒化
  - 病邪因素
    - 传变的迟速与邪气性质有关，阳邪传变快、阴邪传变慢
    - 传变的路径不同
      - 外感病因多表里传变、伤寒多六经传变
      - 疠气传变急速
      - 温病多卫气营血、三焦传变
      - 内伤病因多脏腑传变、亦可表里相及
    - 病邪从化由体质因素决定
  - 地域气候因素
    - 病性的变化与病邪的属性有联系
    - 地高干燥，久晴少雨——热重于湿，易化热、燥、伤阴津
    - 居处卑湿，阴雨连绵——湿盛热微，易伤气、伤阳或转寒湿证
  - 生活因素——情志、饮食、劳逸、房事作用于正气而影响传变
  - 治疗情况
    - 正确治疗——及时阻断，中止发展，转危为安而愈
    - 失治误治——伤正气，助邪气，则变证迭起

医著精要

水气上逆，得阳煎熬则稠而成痰，得阴凝聚则稀而成饮，然水归于肾，而受制于脾，治者必医脾肾为主。（清·陈修园《医学三字经·痰饮》）

测试与考研栏——驰骋考研战场，成就高分能手

一、单项选择

1.《素问·五脏生成》说："多食酸则
A. 脉涩泣而变色"　　B. 皮槁而毛拔"
C. 筋急而爪枯"　　D. 肉胝䐢而唇揭"
E. 骨痛而发落"（中医综合A型题,1991,7题）

2.《临证指南医案》指出："内风"的机理均属于
A. 体内气机的逆乱
B. 体内阴血的不足
C. 体内阳气之变动
D. 诸风掉眩，皆属于肝
E. 体内筋脉失常
（中医综合A型题,1991,8题）

3.《素问·生气通天论》所说："味过于甘"则
A. 肝气以津，脾气乃绝
B. 大骨气劳，短肌，心气抑
C. 脾气不濡，胃气乃厚
D. 心气喘满，色黑，肾气不衡
E. 筋脉沮驰，精神乃央
（中医综合A型题,1992,13题）

4."寒从中生"的主要机理是
A. 肺气不足，寒饮内停
B. 胸阳不振，阴寒内生
C. 恣食生冷，寒伤中阳
D. 脾肾阳气不足，阴寒内盛
E. 痰湿内阻，从阴化寒
（中医综合A型题,1993,6题）

5. 少阳经脉气血衰竭可出现
A. 戴眼反折瘛疭，其色白，绝汗乃出
B. 耳聋百节皆纵，目寰绝系
C. 口目动作，善惊妄言，色黄，其上下经盛，不仁
D. 面黑齿长面垢，腹胀闭，上下不通
E. 腹胀闭不得息，善噫善呕
（中医综合A型题,1993,7题）

6."故水病者，下为胕肿大腹，上为喘呼不得卧"的病机是
A. 肾病及心，水气凌心
B. 脾肾阳虚，水湿泛滥
C. 肺脾气化失司，不能输布津液
D. 肾病及肺，其本在肾，其末在肺
E. 以上都不是（中医综合A型题,1993,9题）

7.《素问·五脏生成》说："多食甘则
A. 脉涩泣而变色"　　B. 皮槁而毛拔"
C. 筋急而爪枯"　　D. 肉胝䐢而唇揭"
E. 骨痛而发落"
（中医综合A型题,1994,12题）

8. 阴损及阳的病机主要是指
A. 阴虚不足，虚阳上亢
B. 外感阴寒之邪，伤及阳气
C. 阴液亏损，虚热内生
D. 阴寒壅盛，阳气浮越于外
E. 阴液亏损，累及阳气生化不足
（中医综合A型题,2004,7题）

9."大怒则形气绝而血菀于上"的确切病机是
A. 气不摄血　　B. 气机逆乱
C. 血随气逆　　D. 血随气脱
E. 血随气结（中医综合A型题,1996,7题）

10. 脾的阳气失调病机，下列哪项是不确切的
A. 健运无权，气血生化不足
B. 运化失职，津液代谢失常
C. 升举无力，中气下陷
D. 受纳失调，消谷善饥
E. 统血无权，血溢脉外
（中医综合A型题,1996,8题）

11. 经络的哪种变化可以致厥
A. 经络气血偏盛偏衰
B. 经络气血逆乱
C. 经络气血运行不畅
D. 经络气血衰竭

【火上加油】法官："他在打你以前，你有没有设法阻止他？"

原告："有啊！我用各种最恶毒最难听的语言去阻止他，可是他仍然狠狠地揍了我一顿"。

E. 以上都不是

（中医综合 A 型题，1996，10 题）

12. 最宜导致阴虚阳亢的脏是

A. 肺脾肾　　B. 心脾肾

C. 心肝肾　　D. 肺肝肾

E. 肺脾肝

（中医综合 A 型题，1996，11 题；2002，14 题）

13. 《金匮要略心典》说："吐下之余，定无完气"的病机是

A. 气不固津　　B. 气随津脱

C. 脾胃气虚　　D. 津停气阻

E. 以上都不是

（中医综合 A 型题，1996，13 题）

14. "实"的病机最根本的方面是

A. 邪气亢盛　　B. 正气旺盛

C. 气血瘀滞　　D. 水液蓄积

E. 痰浊壅滞　（中医综合 A 型题，1996，14 题）

15. 由于实邪结聚，阻滞经络，气血不能外达，而出现的病机是

A. 由实转虚　　B. 虚实夹杂

C. 真虚假实　　D. 真实假虚

E. 因虚致实　（中医综合 A 型题，1997，11 题）

16. 《素问·生气通天论》说："味过于苦"则

A. 肝气以津，脾气乃绝

B. 大骨气劳，短肌，心气抑

C. 脾气不濡，胃气乃厚

D. 心气喘满，色黑，肾气不衡

E. 筋脉沮弛，精神乃央

（中医综合 A 型题，1999，11 题）

17. 在导致肾阴亏虚的原因中，较为次要的是

A. 久病伤阴，累及于肾

B. 五志过极化火，耗及于肾

C. 幼年肾气虚弱，老年精气衰退

D. 他脏为病，累及于肾

E. 房劳过度，耗伤于肾

（中医综合 A 型题，1999，12 题）

18. "味过于酸"，则

A. 大骨气劳，短肌，心气抑

B. 肝气以津，脾气乃绝

C. 心气喘满，色黑，肾气不衡

D. 脾气不濡，胃气乃厚

E. 筋脉沮弛，精神乃央

（中医综合 A 型题，2000，10 题）

19. 《素问·五脏生成》说："多食辛"，可致

A. 脉凝泣而变色　　B. 皮槁而毛拔

C. 筋急而爪枯　　D. 肉胝䐢而唇揭

E. 骨痛而发落（中医综合 A 型题，2001，9 题）

20. 阳损及阴的病机，主要指

A. 阳气虚损，气化不利，水湿积聚

B. 外感温热阳邪，伤及阴液

C. 阳虚不能制阴，阴寒内盛

D. 阳气虚损，阴液化生不足

E. 阳热遏伏，拒阴于外

（中医综合 A 型题，2001，11 题）

21. 未老先衰，头发枯萎，早脱、早白的病机是

A. 肝失疏泄　　B. 肾精不足

C. 肾气不固　　D. 脾虚不运

E. 肺气虚衰　（中医综合 A 型题，2001，13 题）

22. 《素问·五脏生成》说"多食咸"可致

A. 脉凝泣而变色　　B. 皮槁而毛拔

C. 筋急而爪枯　　D. 肉胝䐢而唇揭

E. 骨痛而发落

（中医综合 A 型题，2002，10 题）

23. 虚证与气陷证的鉴别点在于有无

A. 神疲乏力　　B. 内脏下垂

C. 少气懒言　　D. 头晕目眩

E. 自汗　　（中医综合 A 型题，2006，8 题）

24. 《内经》所说"味过于辛"，则

A. 肝气以津，脾气乃绝

B. 大骨气劳，短肌，心气抑

C. 脾气不滞，胃气乃厚

D. 心气喘满，色黑，肾气不衡

E. 筋脉沮弛，精神乃央

（中医综合 A 型题，2003，12 题）

25. 久病卧床不起，周身疼痛，多由于

A. 寒邪凝滞经络

盖医道之难，所难在理之不明。医理之难，尤难在脉理之不精。（清·曾鼎《医宗备要·卷中·四言举要》）

B. 湿热疫毒,阻滞气血
C. 气血亏虚,经脉失养
D. 气滞血瘀,经脉不和
E. 风湿损伤营卫
（中医综合 A 型题,2003,14 题）

26. “虚”的主要病机是
A. 正气不足　B. 功能减退
C. 抗病能力下降　D. 气血虚亏
E. 津液亏耗　（中医综合 A 型题,2004,5 题）

27. “至虚有盛候”是指
A. 虚中夹实　B. 实中夹虚
C. 真虚假实　D. 真实假虚
E. 虚实转化　（中医综合 A 型题,2005,5 题）

28. 阳盛格阴是指
A. 真热假寒　B. 表寒里热
C. 热证转寒　D. 真寒假热
E. 表热里寒　（中医综合 A 型题,2006,8 题）

29. 导致“上气不足”的病机是
A. 气滞　B. 气逆
C. 气陷　D. 气脱
E. 气闭　（山东中医药大学,2006）

30. 阳病治阴适于
A. 阳虚则寒　B. 阴虚则热
C. 阳胜则热　D. 阴胜则热
（黑龙江中医药大学,2006）

31. 疾病寒热病机,主要取决于
A. 气血失调　B. 津液失调
C. 阴阳失调　D. 正邪盛衰
（黑龙江中医药大学,2006）

32. 疾病寒热真假病机主要是
A. 阳阳格拒　B. 阳盛格阴
C. 阴盛格阳　D. 阴阳转化
（黑龙江中医药大学,2005）

33. 疾病的虚实病机取决于
A. 气血失调　B. 津液失调
C. 阴阳失调　D. 正邪盛虚
（黑龙江中医药大学,2005）

34. 气机失调,下降不及,可出现
A. 气郁　B. 气逆
C. 气结　D. 气陷
（黑龙江中医药大学,2005）

35. “大实有羸状”的病理机制为
A. 邪气亢盛,正气不足
B. 实邪结滞,气血不达
C. 气血不足,运行无力
D. 正气强盛,邪气有余
E. 邪实正虚,虚实错杂
（湖南中医药大学,1999）

36. 气失内守而致散逸于外,从而导致功能突然衰竭者,病机应为
A. 气陷　B. 气逆
C. 气脱　D. 气乱
E. 气闭
（天津中医药大学,1997）

37. 阴盛格阳出现真寒假热证,下列哪项为假象
A. 畏寒倦卧
B. 四肢厥冷,冷不过肘膝
C. 面红如妆
D. 言语较多　（天津中医药大学,1998）

38. 下述何种情况应先补后攻
A. 真实假虚证
B. 虚实夹杂而正虚不耐攻伐之证
C. 虚实皆甚而病邪胶痼不易扩散之证
D. 真虚假实证
E. 正虚不甚,邪势方张
（天津中医药大学,2003）

39. 气不能外达而郁阻于内时可形成
A. 气结　B. 气脱
C. 气陷　D. 气逆
（长春中医药大学,2003）

40. 最能说明因大量吐下而导致气脱的病理是
A. 气不化津　B. 津不化气
C. 气不摄津　D. 气随液脱
（长春中医药大学,2003）

41. 不属于气陷的临床表现是
A. 内脏下垂　B. 脘腹胀满重坠

轻松一刻

【猪的笑话】一男养一猪,特烦它,就想把它给扔了,但是此猪认得回家的路,扔了好多次都没有成功。某日,此人驾车弃猪,当晚打电话给他的妻子问:“猪归否?”其妻曰:“归矣。”男非常气愤,大吼道:“快让它接电话,我迷路了”。

C. 里急后重　　D. 子宫脱垂

（长春中医药大学，2003）

42. 五更泄泻是由于

A. 脾气虚　　B. 脾不升清

C. 脾胃不和　　D. 命门火衰

（长春中医药大学，2003）

43.《素问·汤液醪醴论》所述水肿的病机为

A. 五脏阳气虚弱

B. 五脏阳气竭乏

C. 五脏阳气阻遏

D. 五脏阳气失调

E. 五脏阳气外越　（山东中医药大学，2004）

44. 形成气虚证的病机表示

A. 邪胜正衰　　B. 邪胜正未衰

C. 正虚邪不胜　　D. 正虚邪恋

E. 正胜邪退　（山东中医药大学，2005）

45. 阴盛格阳致

A. 真寒假热证　　B. 真热假寒证

C. 实热证　　D. 虚热证

E. 虚寒证　（山东中医药大学，2004）

46. "益火之源，以消阴翳"治法是根据阴阳的何种关系制定？

A. 互根互用　　B. 对立制约

C. 消长平衡　　D. 交感相错

E. 相互转化　（山东中医药大学，2005）

47. 在阴虚的病机中，最为关键的是

A. 脾阴虚　　B. 肾阴虚

C. 肝阴虚　　D. 心阴虚

E. 肺阴虚　（山东中医药大学，2006）

48. A. 戴眼反折瘛疭

B. 耳聋百节皆纵，目寰绝系

C. 口目动作，善惊妄言

D. 腹胀闭不得息，善噫善呕

E. 中热嗌干，善溺心烦，舌卷卵缩

足太阳之脉终绝，可见

足太阴之脉终绝，可见

（中医综合 B 型题，1996，78 题）

49. A. 咳逆上气

B. 恶心呕吐

C. 头痛、头胀、面红目赤

D. 胃脘痛

E. 脘腹有重坠感

中气下陷可引起

胃气上逆可引起

（中医综合 B 型题，1997，77、78 题）

50. A. 心主神志　　B. 脾主运化

C. 二者均有　　D. 二者均无

肝的疏泄功能异常，可影响

肾的藏精功能失常，可影响

（中医综合 C 型题，2002，99、100 题）

51. A. 肌肤口唇舌咽干燥，尿少便干

B. 形体消瘦，五心烦热，盗汗，脉细数

C. 二者均是

D. 二者均非

伤阴的临床表现是

伤津的临床表现是

（中医综合 C 型题，2004，97、98 题）

52. 真寒假热证的病机是

A. 阴盛格阳　　B. 阳气暴脱

C. 阴盛阳虚　　D. 阴阳俱衰

（中医综合试题 A 型题，2007）

53.《临证指南医案》指出"内风"的病机是

A. 气机之逆乱　　B. 阴血之不足

C. 阴气之变动　　D. 筋脉之失养

（中医综合试题（基础）A 型题，2007）

54. A. 充气耗损，脏腑功能衰退

B. 气机不畅，脏腑经络功能障碍

C. 气机失常，脏腑之气逆上

D. 气虚升举无力，脏腑位置下移

气滞的病机是

气陷的病机是

（中医综合 B 型题，2007，78、79 题）

55. A. 肝阳化风　　B. 热极生风

C. 阴虚风动　　D. 血虚生风

症见筋挛肉瞤、手足蠕动，其病机是

症见肢麻不仁，其则手足拘弯不伸，其病机是

（中医综合 B 型题，2008，83、84 题）

56. A. 心阴不足　　B. 心血亏损

百病脉滑，无论病之轻重，皆为顺利之脉。（清·徐灵胎《脉诀启悟注释·脉滑》）

C. 肝阴不足　　D. 肝血亏虚

症见五心烦热、神志不宁,其病机是

症见肢麻不仁、眩晕、目花干涩,其病机是

(中医综合B型题,2008,85、86题)

57. 下列选项中,与亡阳证形成无关的是

A. 阳气虚衰基础上的恶化

B. 阴寒极盛而暴伤阳气

C. 大汗、大泻、大失血而致阳随阴脱

D. 气机阻滞而血行不畅

(中医综合A型题,2009,27题)

58. 足阳明经"气不足"病机的表现是

A. 消谷善饥　　B. 身以前皆寒栗

C. 溺色黄　　D. 狂癫

(中医综合A型题,2010,10题)

59. 导致心无所倚、神无所归、虑无所定的病机是

A. 惊则气乱　　B. 恐则气下

C. 悲则气消　　D. 喜则气缓

(中医综合A型题,2010,11题)

60. 真虚假实中假象出现的机制是

A. 脏腑功能虚损,水液内停

B. 脏腑气血失调,功能障碍

C. 脏腑阴阳失调,功能失常

D. 脏腑气血不足,运化无力

(中医综合A型题,2010,12题)

61. 导致孔窍干涩的病机是

A. 火热内生　　B. 暑热伤津

C. 津伤化燥　　D. 风气内盛

(中医综合A型题,2010,13题)

62. 阴病治阳的具体应用是

A. 诸寒之而热者,应壮水之主

B. 诸热之而寒者,应益火之源

C. 虚则补之

D. 寒者热之　(中医综合A型题,2010,14题)

63. 导致心气涣散不收的病机是

A. 悲则气消　　B. 恐则气下

C. 惊则气乱　　D. 喜则气缓

(中医综合A型题,2011,11题)

64. 因实邪结聚,阻滞经络,气血不能外达的病机是

A. 由实转虚　　B. 虚实夹杂

C. 真虚假实　　D. 真实假虚

(中医综合A型题,2011,12题)

65.《临证指南医案》所谓"阳气之变动"指的是

A. 风气内动　　B. 气机逆乱

C. 火热内生　　D. 暑热扰神

(中医综合A型题,2011,13题)

66. A. 太阳之脉终绝　　B. 太阴之脉终绝

C. 少阳之脉终绝　　D. 少阴之脉终绝

耳聋百节皆纵的病机是

腹胀闭不得息、善噫的病机是

(中医综合B型题,2011,85、86题)

67. A. 胃阴不足,津不上承

B. 胃火亢盛,循经上蒸

C. 肺胃热盛,火毒熏蒸

D. 肾阴亏虚,虚火上炎

咽部色红,肿痛不显者,其病机是

齿龈红肿疼痛者,其病机是

(中医综合B型题,2011,87、88题)

68. 根据《素问·宣明五气》所述,"久行"易伤的是

A. 血　　B. 筋

C. 骨　　D. 肉

(中医综合A型题,2012,10题)

69. 阴寒极盛,阳气浮越于外所反映的是

A. 阴阳偏盛　　B. 阴阳亡失

C. 阴阳互损　　D. 阴阳格拒

(中医综合A型题,2012,11题)

70. A. 肝火上炎　　B. 肝不藏血

C. 肝阳上亢　　D. 肝血不足

情志不遂,气郁日久易致

房事劳倦,肾阴耗伤易致

(中医综合B型题,2012,85、86题)

71. A. 热极生风　　B. 血虚生风

C. 阴虚风动　　D. 肝阳化风

导致肢体麻木不仁、筋肉跳动的病机是

导致肢体麻木震颤、眩晕欲仆的病机是

(中医综合B型题,2014,83、84题)

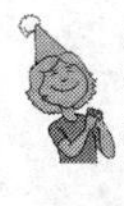

轻松一刻

【看内科】一个人在训练场看表演射箭。忽然一箭飞来,误中了此人的手臂。此人便请外科医生医治。医生用小锯将露在外面的箭杆锯掉,便要了诊病的钱想走。这人问:"里面那半截箭怎么办呀?"医生答:"这是内科医生的事了,你找他去吧!"

二、多项选择

1. 导致津液输布障碍的原因，主要为
   A. 三焦水道失于通利
   B. 肺宣发肃降功能障碍
   C. 肝疏泄功能失调
   D. 脾运化功能障碍
   (中医综合 X 型题，1991，124 题；1992，122 题)
2. 胃的功能失调病机，主要是指
   A. 受纳障碍　　B. 腐熟水谷功能异常
   C. 和降失常　　D. 胃气上逆
   (中医综合 X 型题，1991，125 题)
3. 导致女子胞功能失调的主要原因是
   A. 气血不和
   B. 心、肝、脾、肾功能障碍
   C. 冲、任气血不足
   D. 督、带经气失和
   (中医综合 X 型题，1991，126 题)
4. 形成亡阳病理状态的主要因素有
   A. 过用汗法或汗出过多
   B. 邪盛正衰，正不敌邪
   C. 虚阳外越
   D. 寒湿之邪伤阳
   (中医综合 X 型题，1992，121 题；1998，125 题)
5. 阴阳偏衰的治疗原则是
   A. 壮水之主，以制阳光
   B. 阴中求阳，阳中求阴
   C. 益火之源，以消阴翳
   D. 虚则补之　(中医综合 X 型题，2006，102 题)
6. "寒从中生"是指
   A. 寒邪直中三阴
   B. 阳气虚衰，温煦功能减退
   C. 恣食生冷，伤及中阳
   D. 阳不化阴，水湿痰浊壅盛
   (中医综合 X 型题，1992，123 题)
7. 影响冲任二脉气血充盈的因素是
   A. 肾中精气不足　　B. 阳明脉衰少
   C. 肝失疏泄　　D. 脾失健运
   (中医综合 X 型题，1992，124 题)
8. 脏腑失调病机主要表现于
   A. 脏腑功能太过或不及
   B. 先天禀赋不足脏腑衰弱
   C. 脏腑本身阴阳气血失常
   D. 气血津液生成不足
   (中医综合 X 型题，1992，125 题)
9. 导致胆汁分泌排泄障碍的主要原因是
   A. 气机失调　　B. 食滞中阻
   C. 湿热熏蒸　　D. 胆郁痰扰
   (中医综合 X 型题，1992，126 题)
10. "心肾不交"主要是
   A. 心阴不能下降于肾
   B. 心阳不能下降于肾
   C. 肾阳不能上济于心
   D. 肾阴不能上济于心
   (中医综合 X 型题，1992，27 题)
11. "水气凌心"主要由于
   A. 心阳虚衰　　B. 胃阳虚衰
   C. 肾阳虚衰　　D. 脾阳虚衰
   (中医综合 X 型题，1993，124 题)
12. 导致胆汁分泌排泄障碍的主要原因是
   A. 情志所伤　　B. 痰湿内蕴
   C. 脾胃湿热　　D. 阴虚火旺
   (中医综合 X 型题，1993，125 题)
13. 脾气虚损病机，主要是指
   A. 运化无权，纳食不化
   B. 升清作用减弱，升降失司
   C. 健运失职，气血生化无源
   D. 统摄失权，血溢脉外而出血
   (中医综合 X 型题，1993，127 题)
14. 阴偏盛的病机是指
   A. 阴邪偏盛
   B. 阳不化阴，滋生痰湿
   C. 阳气被遏而寒盛
   D. 阳不制阴，虚寒内生
   (中医综合 X 型题，1995，123 题)
15. 形成心血瘀阻的主要原因是
   A. 胸阳不振　　B. 寒客胸中

医著精要

凡辨证，必于独异处着眼。（清 · 徐灵胎《伤寒论类方 · 杂法方类》）

C. 痰浊阻滞　　D. 宗气虚衰

（中医综合 X 型题,1995,128 题）

16. 三焦气化失司,主要包括了

A. 气血生化失常

B. 有关脏腑气机不利

C. 血液运行失常

D. 全身水液代谢障碍

（中医综合 X 型题,1995,130 题）

17. 心阳偏亢可导致

A. 心神不足　　B. 心阴不足

C. 神识痴呆　　D. 血热而脉流薄疾

（中医综合 X 型题,1997,125 题）

18. 阴偏衰的病机,是指

A. 精血津液不足

B. 滋养、宁静功能减退

C. 阳气相对亢盛

D. 阳热偏盛而伤阴

（中医综合 X 型题,2003,113 题）

19. 营分证候的病机特点是

A. 营阴受损　　B. 津液耗竭

C. 心神被扰　　D. 阴伤动风

（中医综合 X 型题,1998,131 题）

20. 寒热证的互相转化可反映

A. 邪盛正衰　　B. 正盛邪衰

C. 邪正俱衰　　D. 邪盛正不衰

（中医综合 X 型题,1998,132 题）

21. 津液不足的病理表现有

A. 形瘦肉瞤　　B. 口渴引饮

C. 皮肤干燥　　D. 目陷螺瘪

（中医综合 X 型题,2002,126 题）

22. 气脱可见

A. 面色苍白,汗出不止

B. 目闭口开

C. 全身瘫软,手撒

D. 二便失禁

E. 脉微　　（山东中医药大学,2006）

23. 虚性病机主要表现为

A. 邪气不盛

B. 脏腑经络的生理功能减弱

C. 精气血津液亏少

D. 机体抗病力低下

E. 出现较剧烈的病理反应

（山东中医药大学,2006）

24. 正邪盛衰关系到疾病的

A. 发生　　B. 发展

C. 转归　　D. 虚实

（黑龙江中医药大学,2006）

25. 阳偏衰的病机主要表现于

A. 机体阳气虚损　　B. 机能衰减

C. 热量不足　　D. 阳虚不制阴

（黑龙江中医药大学,2006）

26. 阴偏衰的主要病机表现是

A. 体内精血津液亏损

B. 机能虚亢

C. 热量不足

D. 阴虚不制阳　　（黑龙江中医药大学,2005）

27. 针对虚实真假病变的两个治法是

A. 以寒治寒　　B. 以补开塞

C. 以热治热　　D. 以通治通

E. 寒因寒用　　（湖南中医药大学,2002）

28. 气的固摄无力可致血液运行的哪些病理改变

A. 血瘀　　B. 血溢

C. 血逆　　D. 血逸

E. 血脱　　（湖南中医药大学,2002）

29. 邪气对正气的损害,主要表现在

A. 导致机能失常　　B. 情志过极

C. 改变体质特征　　D. 性格改变

E. 造成形质损伤　　（河南中医学院,2006）

30. 实证的症状表现常见

A. 壮热狂躁　　B. 腹痛拒按

C. 颧红盗汗　　D. 二便不通

E. 脉实　　（长春中医药大学,2003）

31. 可造成实性病理变化的有

A. 经络闭塞

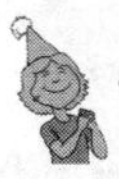

轻松一刻

【快叫医生】约翰先生坐火车出远门,坐在旁边一位年轻人对着一个小男孩恳切地说:"叫医生,快叫医生!"

约翰先生看到这种情况,便关心地问年轻人:"你感到不舒服?"

"不,我很好,"年轻人回答,"而且刚刚从医学院毕业……"

B. 久病耗精
C. 脏腑功能亢奋
D. 气机阻滞
E. 脏腑功能减退,病理产物凝结
（河南中医学院,2006）

32. 在疾病过程中,其病理状态属邪盛与正衰同时并存的是
A. 大实有羸状　B. 至虚有盛候
C. 由虚转实　D. 虚中夹实
E. 实中夹虚　（河南中医学院,2006）

33. 阴盛格阳,其病症的寒热本质是
A. 假热象　B. 寒热错杂证
C. 很重的虚寒证　D. 实寒证
E. 真热假寒证　（河南中医学院,2005）

34. 气机失调可导致
A. 血液上逆　B. 呼吸困难
C. 血行迟缓　D. 津液停滞
E. 汗出不止　（河南中医学院,2005）

35. 气机郁滞多见于
A. 肺　B. 肝
C. 脾　D. 胃
E. 肾　（山东中医药大学,2005）

36. 发热的病人,其病机可以是
A. 阴虚　B. 阳虚
C. 阴盛　D. 阳盛
E. 阴阳俱虚　（山东中医药大学,2006）

37. 脏腑失调的病机主要表现为
A. 脏腑功能的太过或不及
B. 脏腑相互关系的失调
C. 脏腑阴阳的失调
D. 脏腑气血的失调　（中医综合 X 型题,2007）

38. 脏腑失调病机,主要是指
A. 脏腑功能太过　B. 脏腑功能不及
C. 脏腑阴阳失调　D. 脏腑气血失调
（中医综合 X 型题,2008）

39. 形成心血瘀阻的原因有
A. 津液不足　B. 寒客胸中
C. 痰浊阻滞　D. 宗气虚衰
（中医综合 X 型题,2008）

40. 脉道不利的病机是
A. 津液枯涸,脉失濡润
B. 固摄失职,血逸脉外
C. 痰浊内阻,气机不畅
D. 寒凝血瘀,经脉阻滞
（中医综合 X 型题,2008）

41. 热证形成的主要原因是
A. 外感阳热之邪　B. 五志过极
C. 饮食积滞　D. 过食辛辣
（中医综合 X 型题,2009,137）

42. 气分证的脏腑病位是
A. 大肠　B. 胸膈
C. 肺　D. 胆
（中医综合 X 型题,2009,138 题）

43. 形成亡阴病机的因素是
A. 热邪炽盛,迫津外泄
B. 大吐大下,阴液大伤
C. 燥邪侵袭,耗损津液
D. 温邪羁留,耗伤阴液
（中医综合 X 型题,2010,129 题）

44. 形成亡阳病机的因素有
A. 过用汗法,汗出过多
B. 元气耗散,虚阳外越
C. 邪盛正衰,正不敌邪
D. 寒湿侵袭,损伤阳气
（中医综合 X 型题,2011,129 题）

45. 胃阴亏虚病机的形成原因有
A. 温邪久羁,耗伤阴液
B. 久病不愈,消灼津液
C. 嗜食肥甘,伤及胃腑
D. 劳心过度,耗伤阴液
（中医综合 X 型题,2011,130 题）

46. 可导致女子胞功能失调的原因有
A. 脾气虚弱　B. 肝血不足
C. 肾精亏虚　D. 冲任失调
（中医综合 X 型题,2012,129 题）

47. 下列各项中,属于“损其有余”的有

冬伤于寒,春必温病;春伤于风,夏生飧泄;夏伤于暑,秋必痎疟;秋伤于湿,冬生咳嗽。（《素问·阴阳应象大论第五》）

A. 阳中求阴　　　　B. 热者寒之
C. 治寒以热　　　　D. 阳病治阴

（中医综合 X 型题,2013,129 题）

48. 气机失调可表现为
A. 气逆　　　　B. 气虚
C. 气陷　　　　D. 气脱

（中医综合 X 型题,2014,129 题）

三、填空

1. 诸寒收引,皆属于____。
（黑龙江中医药大学,2003）
2. 诸痉项强,皆属于____。
（黑龙江中医药大学,2003）
3. 表里两经同时感邪为病,称为____,病邪在卫分或气分未能透解,迅速深入营分或血分者,称为____。（湖南中医药大学,2002）
4. 在理论上可将气的运动归纳为____基本形式。
（天津中医药大学,1997）
5.《素问·通评虚实论》云:____则实,____则虚。
（天津中医药大学,1998）
6. 阴阳格拒的两种病理状态是____、____。
（山东中医药大学,2005）
7. 导致气虚的主要原因有两方面,一是____,二是____。（山东中医药大学,2006）
8. 阴虚则导致____证,治宜____。
（山东中医药大学,2006）

四、名词术语解释

1. 怒则气上　（黑龙江中医药大学,2006）
2. 阳病治阴　（黑龙江中医药大学,2003）
3. 至虚有盛候　（黑龙江中医药大学,2002）
4. 阴胜则阳病　（长春中医药大学,2003）
5. 阴病治阳　（山东中医药大学,2004）
6. 正虚邪恋　（山东中医药大学,2005）
7. 阳损及阴　（山东中医药大学,2006）
8. 热极生风　（山东中医药大学,2006）
9. 气化　（长春中医药大学,2005）
10. 亡阴　（长春中医药大学, 2005）

五、简答题

1. 如何理解"精气夺则虚"?
（黑龙江中医药大学,2006）
2. 如何理解"邪气盛则实"?
（黑龙江中医药大学,2005）
3. 试述气的固摄作用减弱将可能出现哪些临床表现。（天津中医药大学,1998）
4. 虚实错杂证是如何形成的?并指出其治法。
（天津中医药大学,1998）
5. 邪气盛衰对病势的趋向及转归有何影响?
（河南中医学院,2006）
6. 肝不藏血与脾不统血所致出血的主要表现及机理有何不同?（河南中医学院,2005）
7. 试述阴阳格拒的病机、证候及相应治法。
（山东中医药大学,2006）

六、论述题

1. 气机失常的病机及主要表现有哪些?
（黑龙江中医药大学,2006;长春中医药大学,2003）
2. 结合《素问·通评虚实论》的原文谈虚、实与邪正盛衰变化的关系,二者常见于何种病证?
（黑龙江中医药大学,2002）
3. 扶正与祛邪的原则应如何具体应用?
（黑龙江中医药大学,2002）
4."阳虚则寒"、"阳损及阴"、"亡阳亡阴"各自的病机特点如何?三者之间有何病机联系?
（湖南中医药大学,2005）
5. 病变性质的转化主要包括哪些内容?如何理解?并举例说明。（湖南中医药大学,2002）
6. 如何理解"至虚有盛候"?请举例(个人经历、或老师经历或古今医籍病案均可)析之,并指出其治法。（天津中医药大学,1997）
7. 如何调理五脏的阴阳气血失调?
（河南中医学院,2005）
8. 试述阴阳亡失的概念、形成原因及病理变化。
（山东中医药大学,2004）
9.《素问·至真要大论》是怎样论述火热病机的?
（山东中医药大学,2004）
10. 虚和实的病理机制及证候表现如何?
（长春中医药大学,2005）

（于　森）

【如此效果】"听说你在请精神科医生看病,你觉得对你有没有帮助?""当然有。几星期前,电话铃响我不敢接。但现在,电话铃响不响我都去接。"

第九章　防治原则

板书与教案栏——浓缩教材精华，打破听记矛盾

第一节　预　　防

- 预防与养生
  - 含义
    - 预防——采取一定的措施，防止疾病的发生与发展
    - 养生——又称“摄生”、“道生”、“保生”，即调摄保养自身生命，达到防病、延缓衰老的目的
  - 预防与养生关系（相互交融、相互补充、相互为用）
    - 养生：可通过调摄保养，增强体质，提高正气，从而减少和避免疾病的发生
    - 预防：可促进养生，维持体内阴阳平衡，增强对外界环境的适应能力和抗御外邪的能力，从而延缓衰老

一、未病先防

- （一）养生以增强正气
  - 1. 顺应自然：顺时养生（春夏养阳、秋冬养阴）以从其根——法于阴阳
  - 2. 养性调神（《素问·上古天真论》：“恬惔虚无，真气从之，精神内守，病安从来。”）
    - 避免不良刺激
      - 避免来自社会、自然、家庭等外界的不良刺激
      - 防止内源性不良刺激：如积极治疗躯体疾患
    - 提高自我心理调摄能力
      - 加强文化思想修养
      - 提高对情志疾病的耐受性
      - 心静则神安、气调，不病
  - 3. 护肾保精（精足则气旺，气旺则神全，神全则身健，身健则少病）
    - 房事有节
      - 不过分压抑——以防精气郁滞
      - 不有意放纵——以防耗竭肾精
    - 食疗保肾
    - 运动保健
    - 针灸药物调治
    - 按摩固肾

医著精要

阳气者，大怒则形气绝，而血菀于上，使人薄厥。（《素问·生气通天论第三》）

- （一）养生以增强正气
  - 4. 体魄锻炼
    - 作用：促进气血流畅，调节精神情志
    - 要点
      - （1）运动量适度，因人而异，形劳而不倦
      - （2）循序渐进，运动量由小到大
      - （3）持之以恒，方可收效
  - 5. 调摄饮食
    - （1）注意饮食宜忌
      - 1）饮食定时定量，不可过饥过饱
      - 2）注意饮食卫生，不吃不洁或腐败变质的食物或自死、疫死的家畜
      - 3）克服饮食偏嗜，寒温适宜，据体质而调配
        - 如
          - 体质偏热者——进食宜凉而忌温燥
          - 体质偏寒者——进食宜温而忌寒凉
      - 4）对某些病忌食“发物”
    - （2）药膳保健：因时制宜，药食结合，辨证施膳，以达防病健身作用
  - 6. 针灸、推拿、药物调养
    - （1）药物养生
      - 含义：通过药物的作用以补益正气，调理脏腑功能的养生方法
      - 基本原则——补益扶正，中心环节是调补肾脾
    - （2）推拿针灸
      - 含义：通过推拿、针刺、灸法等，以调节机体的生理、病理状况，达到治疗效果和保健强身的一种方法
      - 运用原则——辨证施术
        - 纠正异常解剖位置异常
        - 调整体内气血阴阳，使之恢复平衡
        - 调整脏腑系统功能
- （二）防止病邪侵害
  - 1. 避其邪气
    - 含义：谨慎躲避外邪的侵害
    - 方法（虚邪贼风　避之有时）
      - 夏防暑，秋防燥，冬防寒等
      - 避疫毒，防疠气之染易
      - 讲卫生，防止环境、水源和食物的污染等
      - 防止外伤与虫、兽伤
  - 2. 药物预防
    - 含义：事先服食某些药物，可提高机体的免疫功能，能有效地防止病邪的侵袭，从而起到预防疾病的作用
    - 方法
      - 人工免疫——人痘接种术预防天花
      - 中草药预防（用之有效　简便易行）
        - 板蓝根、大青叶预防流感、腮腺炎
        - 茵陈、贯众预防肝炎

二、既病防变

- 既病防变
  - 含义：在疾病发生的初始阶段，应力求做到早期诊断，早期治疗，以防止疾病的发展及传变
  - 内容
    - 早期诊治
    - 防止传变

- （一）早期诊治
  - 含义：疾病的初期，病位较浅，病情多轻，正气未衰，病较易治，因而传变较少
  - 意义：早期诊断，早期治疗，把疾病消灭于萌芽状态，防止其深入传变或危变
  - 要点：要掌握好不同疾病的发生、发展变化过程及其传变的规律，病初即能及时做出正确的诊断，从而进行及时有效和彻底的治疗

【取消预约】一位重病病人去找一位名医看病，护士对他说：“大夫的日程排得满满的，起码要3个星期后才能轮到你。”

“什么？要3个星期？”病人叫了起来，“没准我活不到那个时候呢！”

“哦，那没关系，”护士说，“到时候，你可让家里人代你取消预约。”

- （二）防止传变
  - 含义：在掌握疾病的发生、发展规律及其传变途径的基础上，早期诊断与治疗以防止疾病的发展
  - 内容
    - 阻截病传途径
      - 伤寒病的六经传变——太阳病阶段是早期诊治的关键
      - 温病的卫分证阶段——温病早期诊治的关键
    - 先安未受邪之地
      - 含义：以五行生克乘侮规律、五脏整体规律、经络相传规律等为指导，实施预见性治疗，控制疾病传变
      - 方法
        1. 治疗肝病，常配以调理脾胃的药物，使脾气旺盛而不受邪
        2. 温热病伤及胃阴时，在甘寒养胃阴方药中，加入咸寒滋养肾阴的药物，防止肾阴的耗损

第二节 治 则

- 概念
  - 治则
    - 含义：是治疗疾病时所必须遵守的基本原则
    - 内容：正治与反治、治标与治本、扶正与祛邪、调整阴阳、调理精气血津液、三因制宜等
    - 运用：原则性与灵活性相结合
  - 治法
    - 含义：在一定治则指导下制定的针对于疾病与证候的具体治疗大法及治疗方法
    - 内容：益气、滋阴、行气、活血等

	治 则	治 法
定义	是治疗疾病时指导治法的总原则，具有原则性和普遍性意义	是从属于一定治则的治疗大法、治疗方法及治疗措施，其针对性及可操作性较强，较为具体而灵活
举例	扶正	益气、养血、滋阴、扶阳等
	祛邪	发汗、清热、活血、吐下等
关系	治则统领具体的治法，而多种治法都是从属于一定的治则	

- 治病求本
  - 含义：在治疗疾病时抓住疾病的本质，并针对疾病的本质进行治疗。“本”是指病机，确立证候
  - 意义：治病求本是中医学治病的主导思想
  - 内容（整体观念和辨证论治在治疗中体现）
    - 正治与反治
    - 治标与治本
    - 扶正与祛邪
    - 调整阴阳
    - 调理精气血津液
    - 三因制宜

一、正治与反治

- 概念
  - 含义：指所用药物性质的寒热、补泻效用与疾病的本质、现象之间的从逆关系而言
  - 《素问·至真要大论》曰：“逆者正治，从者反治”

调治脾胃，须分阴阳。……脾阳不足，水谷固不化，脾阴不足，水谷仍不化也。（清·唐容川《血证论·男女异同论》）

- （一）正治
  - 含义：采用与疾病的证候性质相反的方药以治疗的一种治则，如热证用寒药，故又称“逆治”
  - 适用范围：疾病的征象与其本质相一致的病证。正治是临床上最常用的治疗原则
  - 内容及运用
    - 寒者热之：寒性病证用温热方药治疗
      - 表寒证——辛温解表方药
      - 里寒证——辛热温里方药
    - 热者寒之：热性病证用寒凉方药治疗
      - 表热证——辛凉解表方药
      - 里热证——苦寒清里方药
    - 虚则补之：虚损性病证用补益的方药治疗
      - 阳虚——温阳的药物
      - 阴虚——滋阴的方药
      - 气虚——益气的方药
      - 血虚——补血的药物
    - 实则泻之：实性病证用攻逐邪实的方法治疗
      - 水饮内停——逐水的方药
      - 瘀血——活血化瘀的方药
      - 湿盛——祛湿的方药
      - 食滞——消食导滞的方药
- （二）反治
  - 含义：顺从病证的外在假象而治的一种治疗原则。其采用的方药性质与病证中假象的性质相同，故又称为“从治”
  - 适用范围：疾病的征象与其本质不完全符合的病证
  - 内容及运用
    - 热因热用
      - 含义：以热治热，指用热性药物来治疗具有假热征象的病证
      - 适用范围：阴盛格阳的真寒假热证
      - 治法：用温热方药以治其本
    - 寒因寒用
      - 含义：以寒治寒，指用寒性药物来治疗具有假寒征象的病证
      - 适用范围：阳盛格阴的真热假寒证
      - 治法：用寒凉药清其内热
    - 塞因塞用
      - 含义：以补开塞，指用补益药物来治疗具有闭塞不通症状的虚证
      - 适用范围：因体质虚弱而出现闭塞症状的真虚假实证
      - 血虚而致经闭——当补益气血
      - 肾阳虚衰而致癃闭——当温补肾阳
      - 脾虚腹胀——当健脾益气
      - 治法：以补开塞，主要是针对病证虚损不足的本质而治
    - 通因通用
      - 含义：以通治通，指用通利的药物来治疗具有通泻症状的实证
      - 适用范围：因实邪内阻而出现通泻症状的真实假虚证
      - 食滞而致腹痛泄泻——当消食导滞
      - 瘀血内阻而致崩漏——当活血化瘀
      - 湿热下注而致淋证——当清热利湿
      - 治法：以通治通，针对邪实的本质而治
- （三）两者关系
  - 相同处：都是针对疾病的本质而治，故同属于治病求本的范畴
  - 不同处
    - 正治适用于病变本质与其外在表现相一致的病证
    - 反治适用于病变本质与临床征象不完全一致的病证

【近视眼】某日，一高度近视者手提棉花一包，乘坐公共汽车，巧遇另一高度近视者手提活鸡一只。提鸡者问道：“您手中的猪油真是不错，哪儿买的？”提棉花者嘲笑道：“您这眼神儿，还玩儿鹰呢！?”

二、治标与治本

- 标与本
  - 含义:标与本是相对而言的,标本关系常用来概括说明事物的现象与本质,在中医学中用来概括病变过程中矛盾的主次先后关系。二者为对举的概念,不同情况下标与本之所指不同
  - 例如
    - 正气为本,邪气为标
    - 病机为本,症状为标
    - 旧病为本,新病为标
    - 脏腑精气病为本,肌表经络病为标
  - 意义:掌握疾病的标本,分清主次,抓住治疗的关键,有利于从复杂的疾病矛盾中找出和处理其主要矛盾或矛盾的主要方面
  - 缓则治本
    - 适用范围:多用在病情缓和、病势迁延,暂无急重病的情况下,着眼于疾病本质的治疗
    - 举例
      - 痨病肺肾阴虚之咳嗽,应滋养肺肾以治本
      - 气虚自汗,应补气以治其本
      - 先病宿疾为本,后病新感为标
      - 新感已愈而转治宿疾,也属缓则治本
  - 急则治标
    - 标本取舍原则:标病急重,则当先治、急治其标
    - 举例:大出血的病人,应紧急止血以治标
    - 有时标病虽不危急,但若不先治,将影响本病的治疗,也应先治其标病
  - 标本兼治
    - 标本并重或标本均不太急时,当标本兼治
    - 如扶正祛邪、表里双解等

三、扶正与祛邪

- 扶正与祛邪
  - 含义:指扶助正气,祛除邪气,改变邪正双方力量的对比,使疾病早日向好转、痊愈的方向转化
  - 意义:正能胜邪则病退,邪能胜正则病进

- (一)
  - 扶正
    - 含义:用补法扶助正气,提高机体抗邪、抗病能力的一种治疗原则。主要用于虚证
    - 具体方法:如益气、滋阴、养血、温阳等
    - 实施手段:内服药、针灸、推拿、气功、食疗等
  - 祛邪
    - 含义:用攻法祛除邪气,排除及削弱病邪损害的一种治疗原则。主要用于实证
    - 具体方法:发汗、涌吐、攻下、清热、活血、消导等
    - 实施手段:同扶正

- (二)运用
  - 1. 运用原则
    - (1) 虚证宜扶正,实证宜祛邪
    - (2) 虚实并存时,根据矛盾的主次,决定运用扶正或祛邪的先后
    - (3) 扶正不留(助)邪,祛邪不伤正
  - 2. 运用方式
    - (1) 单独运用
      - 扶正
        - 适用于纯虚证、真虚假实证、正虚邪不盛 → 以正虚为主的病证
      - 祛邪
        - 适用于纯实证、真实假虚证、邪盛正不虚 → 以邪盛为主的病证
    - (2) 同时运用
      - 扶正兼祛邪:适用于以正虚为主之虚实夹杂证
      - 祛邪兼扶正:适用于以邪实为主之虚实夹杂证
    - (3) 先后运用
      - 先祛邪后扶正
        - 邪盛为主:急于补虚反会助邪
        - 正虚不甚:邪势方张,正尚耐攻
      - 先扶正后祛邪:正虚为主,虽有实邪但机体不耐攻伐

四、调整阴阳

- 含义：指纠正机体阴阳的偏盛偏衰，损其有余而补其不足，恢复阴阳的相对平衡
- 损其有余（偏盛）（实则泻之）
  - 泻其阳盛，治热以寒——适用于阳盛而阴相对未虚之实热证，兼阴虚佐以滋阴
  - 损其阴盛，治寒以热——适用于阴盛而阳相对未虚之实寒证，兼阳虚佐以扶阳
- 补其不足（偏虚）
  - 阴阳互制之调补阴阳
    - 滋阴以制阳——适用于阴虚阳亢的虚热证（阳病治阴）
    - 扶阳以制阴——适用于阳虚阴盛的虚寒证（阴病治阳）
  - 阴阳互济之调补阴阳
    - 阴中求阳——治疗阳偏衰时，在扶阳剂中适当佐用滋阴药
    - 阳中求阴——治疗阴偏衰时，在滋阴剂中适当佐用扶阳药
  - 阴阳并补——适用于阴阳两虚证。须分清主次来治疗
  - 回阳救阴——适用于阴阳亡失者
    - 亡阳：益气回阳固脱；亡阴：益气救阴固脱——一身之气的突然大量脱失，故治脱均要兼峻剂补气
  - 阴阳格拒——适用于
    - 阴盛格阳——真寒假热——热因热用
    - 阳盛格阴——真热假寒——寒因寒用

五、调理精气血津液

- （一）调精
  - 填精补髓——用于肾精亏虚，此精具有生殖、濡养、化气、生血、养神等功能，包括先天之精和后天之精
  - 固精
    - 用于遗精、滑精、早泄、甚至精泄不止的精脱之候
    - 病机——肾气不固
    - 治疗——补益肾气以摄精
  - 疏利精气
    - 用于
      - 阴器络脉阻塞，以致败精、浊精郁结滞留，难以排出
      - 肝失疏泄，气机郁滞而致的男子不排精之候
    - 治当疏利精气，通络散结
- （二）调气
  - 补气——用于较单纯的气虚证
  - 调理气机
    - 顺应脏腑气机的升降规律，如
      - 脾气主升，胃气主降
      - 肝宜升发，肺气肃降
    - 调理气机紊乱的病理状态，如
      - 气滞者行气
      - 气逆者降气
      - 气陷者补气升气
      - 气闭者顺气开窍通闭
      - 气脱者益气固脱
- （三）调血
  - 补血——用于较单纯的血虚证
  - 调理血运
    - 活血化瘀——适用于血瘀证
    - 清热凉血——适用于血热证
    - 补气理血——适用于气虚血瘀
    - 温经散寒行血——适用于血寒血瘀证
    - 各种止血法——适用于出血病证
- （四）调津液
  - 滋养津液
    - 适用——津液不足证
    - 实热伤津，宜清热生津
  - 祛除水湿痰饮
    - 适用——水湿痰饮证
    - 水湿痰饮的调治，多从肺、脾、肾、肝入手
    - 痰饮者，宜化痰逐饮

- （五）调理精气血津液的关系
  - 1. 调理气血关系
    - 气病及血
      - 气虚致血虚——补气为主，辅以补血
      - 气虚致血瘀——补气为主，佐以活血化瘀
      - 气滞致血瘀——行气为主，佐以活血化瘀
      - 气虚不摄血——补气为主，佐以收涩止血
    - 血病及气
      - 气随血脱——益气固脱止血
      - 血虚致气少——养血为主，佐以益气
  - 2. 调理气与津液的关系
    - 补气以生津
    - 补气、行气以行津
    - 补气以摄津
    - 化痰祛湿辅以行气导滞
    - 补气以固脱，辅以补津
  - 3. 调理气与精的关系
    - 气滞精阻——疏利精气
    - 精气亏虚——补气填精并用
  - 4. 调理精血津液的关系
    - 精血同源——治以补血填精补髓
    - 津血同源——治以补血养津或养血润燥

六、三因制宜

- 因时制宜
  - 含义：根据不同季节气候的特点，制定治疗用药的原则
  - 运用
    - 春夏——人体肌肤疏松而多汗，慎用辛温
    - 秋冬——人体的肌肤致密，阳气内敛，少用苦寒伤阳药
- 因地制宜
  - 含义：根据不同地区的环境特点，制定治疗用药原则
  - 运用
    - 西北地区——地势高而寒冷，病多风寒，治宜辛温
    - 东南地区——地势低而温热，病多湿热，治宜苦寒
- 因人制宜
  - 含义：根据病人年龄、性别、体质等特点，制定治疗用药原则
  - 运用
    - 年龄
      - 老人多虚，治宜补法——实邪须攻，应兼顾扶正（老年慎泻）
      - 小儿多伤食或寒温不调，慎用补法——勿投峻剂，药量宜轻（少年慎补）
    - 性别——妇女宜注意经带胎产等疾患
    - 体质——有强弱、偏寒偏热之别
      - 阳盛阴虚之体——慎用温热药
      - 阳虚阴寒之体——慎用寒凉药

测试与考研栏——驰骋考研战场，成就高分能手

一、单项选择

1.《内经》的“治未病”是指

A. 未病先防　　B. 既病防变

C. 两者皆是　　D. 两者皆非

（天津中医药大学，1997）

2.《金匮要略》的“治未病”是指

A. 未病先防　　B. 既病防变

C. 两者皆是　　D. 两者皆非

（天津中医药大学，1997）

3. 养静藏神之机制与下列何项有关

A. 心的生理特性　　B. 真气的状态

C. 肝的生理特性　　D. 宗气的状态

医著精要

用药治病，开必少佐以阖，阖必少佐以开，升必少佐以降，降必少佐以升。或正佐以成辅助之功，或反佐以作向导之用。阴阳相须之道，有如此者。（清·石寿棠《医原·用药大要论》）

E. 肾的生理特性 （河南中医学院,2006）

4. 下列各项中,属于从治法的是

A. 用寒远寒 B. 寒因寒用

C. 寒者热之 D. 阳中求阴

E. 阳病治阴 （山东中医药大学,2004）

5. “寒者热之”属于

A. 反治 B. 治病求本

C. 逆治 D. 阳中求阴

E. 阳病治阴 （甘肃中医学院,2006）

6. “寒因寒用”是指

A. 虚寒证用寒药

B. 假寒证用寒药

C. 实寒证用寒药

D. 真寒假热证用寒药 （甘肃中医学院,2004）

7. 寒因寒用,适用于下列何种病证

A. 实寒证 B. 虚寒证

C. 真寒假热证 D. 真热假寒证

E. 寒热错杂证 （山东中医药大学,2005）

8. 热因热用适用于

A. 真热假寒证 B. 真寒假热证

C. 里寒外热证 D. 上寒下热证

E. 上热下寒证 （山东中医药大学,2004）

9. 通因通用法适用于

A. 食积泄泻 B. 五更泄泻

C. 久泄脱肛 D. 肠虚滑脱

（甘肃中医学院,2004）

10. “热结旁流”的临床治疗,属于

精血虚少之便秘的临床治疗,属于

A. 热者寒之 B. 通因通用

C. 两者均是 D. 两者均非

（中医综合C型题,1993,101、102题）

11. 膀胱湿热所致的尿频、尿急、尿痛,采用的治法属于

久病精血不足所致的便秘,采用的治法属于

A. 热者寒之 B. 通因通用

C. 两者均是 D. 两者均非

（中医综合C型题,1999、2000,101、102题）

12. 用消积导滞的方法治疗腹泻,属于

用温热药治疗寒证的方法,属于

A. 热者寒之 B. 寒者热之

C. 热因热用 D. 塞因塞用

E. 通因通用

（中医综合B型题,2006,80、81题）

13. 气虚感冒之人,治应

A. 治标 B. 治本

C. 先治本后治标 D. 先治标后治本

E. 标本兼治 （山东中医药大学,2006）

14. 大出血,并见大汗淋漓、四肢厥冷、精神淡漠、脉微欲绝,当先

A. 缓则治本 B. 急则治标

C. 标本同治 D. 通因通用

E. 塞因塞用 （湖南中医药大学,2005）

15. 符合“用热远热”观点的是

A. 阴虚慎用热药 B. 夏季慎用热药

C. 阳虚慎用热药 D. 假热慎用热药

E. 实热慎用热药 （长春中医药大学,2005）

16. 用寒远寒属于

A. 因人制宜 B. 因时制宜

C. 因地制宜 D. 因病制宜

（黑龙江中医药大学,2001）

17. 以下哪种治法符合“用寒远寒”的原则

A. 阳虚慎用寒药 B. 阴盛慎用寒药

C. 假寒慎用寒药 D. 假热慎用寒药

E. 冬季慎用寒药

（山东中医药大学,2006;甘肃中医学院,2005）

18. “用热远热,用寒远寒”是指

A. 因人制宜,慎用寒热药物

B. 因地制宜,慎用寒热药物

C. 因时制宜,慎用寒热药物

D. 寒热夹杂,慎用寒热药物

E. 虚寒不用寒药,虚热不用热药

（湖南中医药大学,2002）

19. “用热远热”是指

A. 阴虚火旺慎用热药物

B. 阳虚阴盛慎用热药物

C. 阳邪偏胜慎用热药物

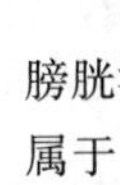

轻松一刻

【赝品的去处】画家沙金到一位暴发户家里去做客,主人出示收藏的画,十分得意。但画家一看画,这些统统都是赝品。主人表示要在死后把这些藏画捐出去。特地问沙金捐给什么机构最合适。画家懒洋洋地答道:“我看最好捐给国立盲人院。”

D. 夏季慎用热药 （甘肃中医学院，2004）

20.“壮水之主，以制阳光”主要是指

A. 以阳中求阴而调整阴阳

B. 以阴中求阳而调整阴阳

C. 以泻阳扶阴而调整阴阳

D. 以滋阴制阳而调整阴阳

E. 以补阳制阴而调整阴阳

（中医综合A型题，1994，13题）

21.“诸寒之而热者，取之阴”，是指

A. 阳病治阴　B. 阴中求阳

C. 寒因寒用　D. 热者寒之

E. 用寒远寒

（中医综合A型题，1997，13题；1998，14题）

22.“诸热之而寒者，取之阳”，是指

A. 阴病治阳　B. 阴中求阳

C. 因寒用热　D. 寒者热之

E. 用热远热

（中医综合A型题，1999，13题；1998，14题）

23. 春夏季节，不宜过用辛温发散药物，属于

A. 治病求本　B. 因地制宜

C. 标本兼治　D. 用温远温

E. 因人制宜 （湖南中医药大学，2005）

24.“用寒远寒”是指

A. 虚寒证慎用寒药

B. 实寒证忌用寒药

C. 气候寒冷慎用寒药

D. 寒热错杂慎用寒药

E. 寒从中生，忌用寒药

（中医综合A型题，1993，10题）

25.“寒因寒用，热因热用”属于

A. 逆治法

B. 阳病治阴，阴病治阳

C. 阳中求阴，阴中求阳

D. 扶阳配阴，扶阴配阳

E. 以上都不是（中医综合A型题，1991，10题）

26. A. 因人制宜　B. 治未病

C. 因时制宜　D. 寒因寒用

E. 因地制宜

“用温远温，用寒远寒”属于

“先安未受邪之地”属于

（中医综合B型题，1999，75、76题）

27. A. 因人制宜　B. 因地制宜

C. 因时制宜　D. 既病防变

E. 标本论治

“用热远热”、“用凉远凉”属于

见肝之病，当先实脾属于

（中医综合B型题，1992，77、78题）

28. 下列各项与因地制宜有关的是

A. 用温远温

B. 热因热用

C. 寒者热之

D. 西北之气，散而寒之

E. 标本兼治 （山东中医药大学，2004）

29. 辨证论治的原则是

《素问·五常政大论》所说“西北之气，散而寒之”，体现的原则是

A. 既病防变　B. 治病求本

C. 因人制宜　D. 因时制宜

E. 因地制宜

（中医综合B型题，2005，78、79题）

30. 治疗暑季感冒常配伍芳香化浊药，体现的治则是

A. 辨病论治　B. 急则治标

C. 因时制宜　D. 升清降浊

（中医综合A型题，2008，2题）

31.“诸寒之而热者，取之阴”指的是

A. 阳病治阴　B. 阴病治阳

C. 阴中求阳　D. 阳中求阴

（中医综合A型题，2009，13题）

32.《素问·阴阳应象大论》指出调整阴阳的具体应用，“其高者”的治法是

A. 因而越之　B. 引而竭之

C. 汗而发之　D. 散而泻之

（中医综合A型题，2009，14题）

33. 阴病治阳的具体应用是

A. 诸寒之而热者，应壮水之主

医著精要

病人胸满，唇痿舌青，口燥，但欲漱水不欲下咽，无寒热，脉微大来迟，腹不满，其人言我满，为有瘀血。（《金匮要略·惊悸吐血下血胸满瘀血病脉证治第十六》）

B. 诸热之而寒者，应益火之源
C. 虚则补之
D. 寒者热之　（中医综合 A 型题，2010，14 题）

34. 阳病治阴的具体应用是
A. 善补阳者，必于阴中求阳
B. 善补阴者，必于阳中求阴
C. 壮水之主，以制阳光
D. 益火之源，以消阴翳
（中医综合 A 型题，2011，14 题）

35. 脾虚运化无力而致脘腹胀满者，治宜
A. 以补开塞　　B. 攻补兼施
C. 消食导滞　　D. 以通为主
（中医综合 A 型题，2012，13 题）

36. 温热病伤及胃阴后，在甘寒养胃方药中加入咸寒滋肾之品，意在
A. 提高机体的抗邪能力
B. 先安未受邪之地
C. 早期治疗
D. 未病先防　（中医综合 A 型题，2012，14 题）

37. “阴病治阳”的含义
A. 阳中求阴　　B. 阴中求阳
C. 补阴以制阳　　D. 补阳以制阴
（中医综合 A 型题，2013，3 题）

38. 病人正虚邪实而又不耐攻伐时，其治疗原则是
A. 扶助正气　　B. 祛除邪气
C. 攻补兼施　　D. 先补后攻
（中医综合 A 型题，2013，13 题）

39. “法于阴阳，和于术数”属于
A. 顺应气机的调养原则
B. 顺应自然的调养原则
C. 顺应情志的调养原则
D. 顺应体质的调养原则
（中医综合 A 型题，2013，14 题）

40. 热病见寒的治则是
A. 扶正　　B. 治标
C. 从治　　D. 逆治
（中医综合 A 型题，2014，13 题）

41. “见肝之病，知肝传脾，当先实脾”属于
A. 先安未受邪之地　　B. 早期诊治
C. 扶正祛邪　　D. 未病先防
（中医综合 A 型题，2014，14 题）

42. A. 培土制水　　B. 抑木扶土
C. 实则泻其子　　D. 虚则补其母
肝火炽盛，有升无降的治法是
脾虚不运，水湿泛滥的治法是
（中医综合 B 型题，2010，83、84 题）

43. A. 益火补土法　　B. 金水相生法
C. 泻火补水法　　D. 培土制水法
肾阳虚损以致脾阳不振的治法是
肾阴不足，心火偏亢，心肾不交的治法是
（中医综合 B 型题，2011，83、84 题）

44. A. 以热治寒　　B. 以寒治热
C. 以寒治寒　　D. 以热治热
阴盛格阳者治宜
阴寒内盛者治宜
（中医综合 B 型题，2014，85、86 题）

二、多项选择

1. 下列属于“治未病”内容的是
A. 调养身体，增强体质
B. 人痘接种法
C. 咸寒滋肾
D. 肝病实脾　　（山东中医药大学，2004）

2. 中医学“治未病”是指
A. 未病先防　　B. 治标治本
C. 正治反治　　D. 扶正祛邪
E. 既病防变　　（长春中医药大学，2005）

3. 《素问·上古天真论》提出的养生原则是
A. 法于阴阳　　B. 和于术数
C. 饮食有节　　D. 起居有常
E. 不妄作劳　　（山东中医药大学，2004）

4. 提高正气的抗病能力，主要采取的措施是
A. 起居有常　　B. 调养精神

有一同学，因感冒去某校医院看病。医生仔细给他查了一番，说你这是盲肠发炎，要马上住院治疗。

——医生，请您再查一……

——你是医生还是我是医生？

——您是您是，可我的盲肠上次感冒就切掉了！

C. 加强锻炼　　D. 防止病邪侵害
（黑龙江中医药大学，2001）

5. 动形养生可达到
A. 促进血液流畅　　B. 舒筋活络
C. 调节情志　　D. 怡神、静神
E. 协调脏腑功能活动　（河南中医学院，2005）

6. 药膳的主要特点及运用要求是
A. 以药为主　　B. 以食为主
C. 药食结合　　D. 因时制宜
E. 辨证施膳　（河南中医学院，2005）

7. 中医治疗原则包括
A. 治病求本　　B. 扶正祛邪
C. 调整阴阳　　D. 三因制宜
（黑龙江中医药大学，2005）

8. 下列属于治法的是
A. 发汗　　B. 涌吐
C. 祛邪　　D. 扶正
E. 益气　（山东中医药大学，2005）

9. 下列各项中，属于从治法的是
A. 寒者热之　　B. 寒因寒用
C. 通因通用　　D. 用寒远寒
E. 热因热用　（长春中医药大学，2005）

10. 通因通用法不适用于
A. 脾虚泄泻　　B. 五更泄泻
C. 血瘀崩漏　　D. 肾虚癃闭
E. 热结旁流　（浙江中医药大学，2004）

11. 热因热用适用于
A. 真寒假热证　　B. 寒热错杂证
C. 真热假寒证　　D. 格阳证
E. 阴盛之实寒证　（河南中医学院，2006）

12. “热结旁流”的治疗原则应是
A. 实则泻之　　B. 热者寒之
C. 塞因塞用　　D. 通因通用
（中医综合 X 型题，2003，117 题）

13. “塞因塞用”治法适用于下列病证的有
A. 食积腹泻　　B. 脾虚腹胀
C. 瘀血崩漏　　D. 精血不足的便秘
E. 血枯冲任亏损的闭经
（甘肃中医学院，2005）

14. 塞因塞用的治则可用于
A. 瘀血所致的崩漏者
B. 因脾虚而致痞满且大便不畅者
C. 因实热壅积而致大便不通者
D. 因肾阳虚而致癃闭者
（天津中医药大学，2003）

15. “塞因塞用”适用于
A. 虚实夹杂　　B. 真实假虚
C. 表实里虚　　D. 真虚假实
E. 表虚里实　（湖南中医药大学，1999）

16. “塞因塞用”适用于
A. 脾虚腹胀　　B. 血枯经闭
C. 气郁胀满　　D. 肾虚癃闭
E. 阳虚便秘　（山东中医药大学，2004）

17. 针对虚实真假病变的两个治法是
A. 以寒治寒　　B. 以补开塞
C. 以热治热　　D. 以通治通
E. 寒因寒用　（湖南中医药大学，2002）

18. 下述何种情况应先补后攻
A. 真实假虚证
B. 虚实夹杂而正虚不耐攻伐之证
C. 虚实皆甚而病邪胶固不易扩散之证
D. 真虚假实证
E. 正虚不甚，邪势方张
（浙江中医药大学，2004）

19. 单纯使用扶正，适宜于下列何证
A. 纯虚证　　B. 正虚邪不盛
C. 真虚假实证　　D. 虚中夹实证
（湖北中医药大学，2000）

20. “阴虚则热”，其治法可为
A. 壮水之主，以制阳光
B. 阳病治阴
C. 阴中求阳
D. 滋补阴液　（湖北中医药大学，2000）

21. 阴阳偏衰的治疗原则是
A. 壮水之主，以制阳光
B. 阴中求阳，阳中求阴
C. 益火之源，以消阴翳
D. 虚则补之（中医综合 X 型题，2006，110 题）

肠痈者，少腹肿痞，按之即痛如淋，小便自调，时时发热，自汗出，复恶寒。其脉迟紧者，脓未成，可下之，当有血。脉洪数者，脓已成，不可下也。大黄牡丹汤主之。（《金匮要略·疮痈肠痈浸淫病脉证并治第十八》）

22. 阴阳偏盛的治疗,可选择
A. 壮水之主,益火之源
B. 实则泻之,因时制宜
C. 寒者热之,热者寒之
D. 兼顾不足,配合扶阳或益阴
(中医综合X型题,2002,128题)

23. 在下列治法中,以阴阳制约为理论依据的是
A. 寒者热之,热者寒之
B. 阳中求阴,阴中求阳
C. 阴病治阳,阳病治阴
D. 热因热用,寒因寒用
(中医综合X型题,1996,127题)

24. 下列治法中,体现阴阳制约理论的有
A. 寒者热之,热者寒之
B. 阳中求阴,阴中求阳
C. 阴病治阳,阳病治阴
D. 热因热用,寒因寒用
E. 用热远热,用寒远寒
(山东中医药大学,2006)

25. 下列属于因时制宜范畴的是
A. 夏季慎用温热 B. 冬季慎用寒凉
C. “夏不用麻黄” D. “春不用桂枝”
E. 暑邪致病应解暑化湿
(河南中医学院,2005)

26. 根据“因人制宜”原则,临床诊治疾病时应考虑病人的
A. 性别 B. 年龄
C. 体质 D. 生活习惯
(中医综合X型题,2006,113题)

27. “通因通用”适用于
A. 肝脾失调所致的泄泻
B. 食积不化所致的腹泻
C. 瘀血阻滞所致的崩漏
D. 湿热蕴结所致的痢疾
(中医综合X型题,2012,130题)

28. 下列各项中,属于“损其有余”的有
A. 阳中求阴 B. 热者寒之
C. 治寒以热 D. 阳病治阴
(中医综合X型题,2013,129题)

29. 下列关于“正治”的叙述中,正确的有
A. 正治又称为“从治”
B. 逆其病证性质而治
C. 顺从病证外在假象而治
D. 适于疾病本质与现象相一致的病证
(中医综合X型题,2013,130题)

30. 下列叙述中,体现“因人制宜”的有
A. 因病人处于盛夏季节,而慎用温热药
B. 病人体质强弱不同,治疗用药有别
C. 病人处于产后,慎用通泄走窜之品
D. 病人年幼,忌投峻攻,少用补益药
(中医综合X型题,2014,130题)

三、填空

1. 治未病包括____和____两个方面。
(浙江中医药大学,2001)

2.《素问·上古天真论》曰:“____,真气从之;____,病安从来。” (浙江中医药大学,2003)

3. 欲做好养性调神,一要____,二要____。
(山东中医药大学,2005)

4. 常用的正治法有寒者热之、热者寒之、____和____。 (山东中医药大学,2004)

5. 常用的反治法有寒因寒用、热因热用、____和____。 (山东中医药大学,2005、2006)

6. 通因通用,是用____的药物治疗具有____症状的实证。 (甘肃中医学院,2006)

7. 调气的主要内容包括____和____。
(山东中医药大学,2005)

四、改错

1. 在防治原则中,提出“先安未受邪之地”的医家是张景岳。 (天津中医药大学,1997)

2. “通因通用”,即是用通利之药治疗具有通泄症状的病证。 (天津中医药大学,1997)

五、名词解释

1. 正治
(浙江中医药大学,2003、2004;湖北中医药大学,2005)

2. 反治
(黑龙江中医药大学,2005;湖北中医药大学,2001)

祖母和孙女在诊室里。“解开衣服。”医生对漂亮的姑娘说。
“不,大夫,”老太太说,“我是病人。”
“是吗? 那么伸出舌头。”

3. 热因热用

（黑龙江中医药大学,2002;山东中医药大学,2004）

4. 热因热用

（请注释带“____”的词。浙江中医药大学，2001、2004）

5. 通因通用

（黑龙江中医药大学,2001;天津中医药大学,1997;河南中医学院,2005）

6. 塞因塞用

（湖北中医药大学,2000;湖北中医药大学,2002;山东中医药大学,2006）

7. 三因制宜　（山东中医药大学,2005）

8. 三因制宜

（请注释带“____”的词。浙江中医药大学,2001）

9. 用热远热

（天津中医药大学,1997;湖北中医药大学,2000）

10. 用热远热

（请注释带“____”的词。浙江中医药大学，2001、2004）

11. 用温远温　（长春中医药大学,2003）

12. 因人制宜　（山东中医药大学,2004）

六、简答题

1. 简述对标本的理解？（山东中医药大学,2005）
2. 何谓扶正祛邪？临床如何应用？

（黑龙江中医药大学,2002;山东中医药大学,2004）

3. 何谓因人制宜？在治疗疾病时如何因人制宜？

（湖北中医药大学,2001）

七、论述题

1. 试述标本的概念与标本治法的运用原则？

（山东中医药大学,2004）

2. 何谓“反治法”？举例说明之？

（长春中医药大学,2003）

3. 如何运用调整阴阳的治疗原则？

（长春中医药大学,2005）

（谢　宁）

医著精要

问曰：新产妇人有三病，一者病痉，二者病郁冒，三者大便难，何谓也？师曰：新产血虚，多汗出，喜中风，故令病痉；亡血复汗，寒多，故令郁冒；亡津液，胃燥，故大便难。（《金匮要略·妇人产后病脉证治第二十一》）

《中医基础理论笔记(第3版)》试题参考答案

注:只附选择题答案,余题答案或提示,或略。

绪　　论

一、单项选择

1. A　2. D　3. D　4. E　5. A　6. A　7. D　8. D　9. C　10. D

二、多项选择

1. ABD　2. BC

三、填空

整体观念　辨证论治

四、改错

×　张元素改为刘完素

第一章　中医学的哲学基础

一、单项选择

1. D　2. B　3. B　4. D　5. B　6. D　7. B　8. D　9. A　10. D　11. D　12. C　13. E　14. B　15. B　16. A　17. D　18. D　19. D　20. E　21. A　22. A　23. C　24. B　25. E　26. E　27. D　28. D　29. B　30. A　31. C　32. C　33. C　34. C　35. B　36. D　37. B　38. D　39. B　40. A　41. A　42. D　43. C　44. B　45. D　46. C　47. C　48. D　49. D　50. C　51. C　52. E　53. D　54. B　55. B　56. A　57. C　58. B　59. B　60. C　61. A　62. A　63. B　64. B　65. B　66. D　67. B　68. C　69. C　70. D　71. B　72. E　73. D　74. A　75. C　76. B　77. E　78. A　79. A　80. D　81. A　82. A　83. C　84. A、C　85. D、C　86. B、E　87. A、E　88. A、C　89. C、D　90. B　91. A　92. A　93. A　94. D　95. C　96. B　97. C　98. D　99. D　100. B　101. B　102. D、B　103. A、D　104. A、C　105. D、B

二、多项选择

1. BD　2. CD　3. AE　4. BCE　5. BCD　6. ABE　7. BCD　8. ABC　9. ACD　10. ACD　11. BCD　12. BD　13. CD　14. ABD　15. ABCD　16. ABC　17. ABC　18. ACD　19. ABD　20. ABD　21. ABCD　22. ABD　23. ABCD　24. ACDE　25. ABCDE　26. ABC　27. BD　28. AB　29. AB　30. AC　31. DE　32. ABC　33. BDE　34. DE　35. ABC　36. BCE　37. AC　38. D　39. BC　40. ABD　41. CD

三、填空

1. 所在部位和功能特点　2. 阴阳的对立制约　阴阳的互根互用　阴阳的消长平衡　阴阳的相互转化　3. 相互关联又相互对立的事物或现象　同一事物内部相互对立的两个方面　4. 阴阳二气　相互感应而交合　5. 阴无以生阳无以化　6. 阳之守也　阴之使也　7. 互根互用　8. 条件　9. 相互转化　10. 精神乃治　精气乃绝　11. 阴病　阳病　12. 阴盛格阳　阴盛格阳　13. 阳　阴　14. 高于正常水平　低于正常水平　15. 实则泻之　虚则补之　16. 热者寒之　寒者热之　17. 阴盛而阳未虚的实寒证　18. 虚热证　19. 阴阳　平　20. 阴中求阳　阳得阴助而生化无穷　21. 温肾阳以补脾阳　肾阳衰微而脾阳不振　22. 真热假寒　真虚假实　23. 从革　稼穑　24. 取象比类　推演络绎　25. 筋　骨　皮　肉　脉　26. 酸　咸　辛　甘　苦　27. 生　制　生则发育无由制则亢而为害　28. 制己所胜　侮所不胜　29. 太过导致的相乘　不及导致的相乘　30. 木火　31. 肺　肾　32. 虚则补其母　实则泻其子　33. 虚　实　34. 心火　肾水　火　水　35. 较为深重　较为轻浅　36. 轻浅　深重

四、改错

1. ×　事物的阴阳属性既有绝对性的一面的,又有相对性的一面　2. ×　五行相生是指木、火、土、金、水之间存在着有序的递相次第相资生、助长和促进的关系,故对人体而言属生理关系,相克指木、火、土、金、水之间存在着有序的递相克制、制约的关系,对人体而言也属生理关系。相乘是五行中某一行对其所胜一行的过度克制,对人体而言属病理关系　3. ×　“益火之源,以消阴翳”的治法最适用于阳虚则寒证　4. ×　按五行生克的规律,肝为脾之所不胜　5. ×　阳中求阴、阴中求阳不仅是一种药物配伍方法,而且是针对阴阳互损导致的阴阳两虚证的治疗方法　6. √

第二章　精、气、血、津液、神

一、单项选择

1. A　2. D　3. C　4. E　5. C、A　6. B　7. C　8. A　9. A　10. C　11. C　12. B　13. A　14. C　15. B　16. C　17. B　18. A、B　19. A、D　20. C　21. A　22. D　23. D　24. E　25. D　26. B　27. D　28. C　29. E　30. A　31. C　32. B　33. D　34. D　35. E　36. C　37. D　38. D　39. A　40. B　41. D　42. C

43. B 44. C 45. A 46. B 47. B 48. A

二、多项选择

1. BCD 2. AD 3. AB 4. BD 5. AC 6. ABCE 7. BD 8. ABCD 9. ACD 10. BCD 11. BD 12. AE 13. AE 14. ABCD 15. BD 16. ABCD 17. ABCDE 18. ABCDE 19. BE 20. ACE 21. ABCD 22. BCE 23. AC 24. ABCDE 25. ABCD 26. ABC 27. AD 28. AC 29. ABC 30. ABCD 31. ABCDE 32. ABCD 33. ABCD 34. ABD 35. ACE 36. BCD 37. ABCD 38. ABDE 39. ABCDE 40. DE 41. ACDE 42. AC 43. DE 44. ABCD 45. BCD 46. AC 47. ACD 48. BCD 49. ACD 50. BCD 51. BC 52. ACD 53. ACD 54. ABCD 55. ABC

三、填空

1. 构成人体 维持人体生命活动 2. 气的升降出入运动 3. 升降出入 4. 气机 升降出入 5. 先天之气 后天之气 6. 先天之精 精华的 7. 肾藏的先天之精 三焦 8. 胸中喉咙 心脉 呼吸 9. 谷气 清气 10. 泌其津液 注之于脉 11. 濡养化神 12. 气的推动 气的固摄 13. 推动与固摄 14. 脾胃运化功能 心阳、肺气化赤 15. 血菀于上 16. 滋润濡养 充养血脉 17. 滋润濡养 充养血脉 调节血液浓度 调节机体内外环境的阴阳 维持体温的相对恒定 18. 排出尿液 汗液

四、改错

1. √ 2. × 肝气改为宗气 3. √ 4. × 津液有排泄废物的功能

第三章 藏 象

第一节 藏象学说概论

一、单项选择

1. E 2. B

二、多项选择

BCD

三、填空

1. 藏精气而不泻也 满而不能实 传化物而不藏 实而不能满也 2. 化生和贮藏精气 受盛和传化水谷

四、改错

√

第二节 五 脏

一、单项选择

1. A 2. C 3. C 4. A 5. C 6. D 7. D 8. D 9. E 10. C 11. E 12. D 13. A 14. C 15. C 16. E 17. E 18. D 19. D 20. C 21. B 22. D 23. B 24. D 25. E 26. C 27. C 28. C 29. C 30. E 31. A 32. B 33. B 34. B 35. C 36. D 37. E 38. C 39. A 40. B 41. A 42. A 43. C 44. C 45. D 46. A 47. D 48. E 49. D 50. B 51. E 52. D 53. D 54. D 55. B 56. C 57. C 58. A 59. B 60. D 61. E 62. D 63. B 64. B 65. B 66. A 67. C 68. E 69. E 70. C 71. A 72. A 73. B 74. A、D 75. C、E 76. A、C 77. E、B 78. E、D 79. C、A 80. C、B 81. C、A 82. C、B 83. C、B 84. C、B 85. C、D 86. C、C 87. D 88. C 89. B 90. A 91. D 92. D 93. A 94. C 95. D 96. D 97. C 98. C,B 99. B 100. D,B 101. C

二、多项选择

1. BD 2. BC 3. ABC 4. ABCD 5. ABCD 6. ABCD 7. ABCD 8. ABCD 9. ABCD 10. ABCD 11. ABD 12. ABCD 13. ABCD 14. BD 15. ABDE 16. ABCDE 17. ABD 18. AD 19. ABCDE 20. ABCD 21. AC 22. AE 23. BD 24. BE 25. ABCD 26. ABCD 27. ABD 28. BD 29. ABCDE 30. BC 31. BE 32. D 33. ACD 34. ABCD 35. BCD 36. AC 37. BCD 38. ABCD 39. AC 40. ACD

三、填空

1. 两肾之间 右肾 2. 笑不休 悲 3. 舌能知五味矣 能知五谷矣 4. 宣发 肃降 5. 气的生成 对全身气机的调节作用 6. 心主血脉 心主神志 7. 关门不利 故聚水而从其类也 上下溢于皮肤 故为胕肿 8. 仓廪 五味 9. 作强 技巧 10. 肉唇 11. 源 器 12. 喜燥恶湿 13. 胃 肝 14. 肺肝 15. 运化食物 运化水液 16. 谋虑出焉 治节出焉 17. 肾气对参与水液代谢脏腑的促进作用 肾气的生尿和排尿作用 18. 皆属于肺 痛痒疮 19. 心 肾 20. 将军 谋虑 受盛 化物 21. 主根 22. 筋 血 23. 湿肿满口 口风掉眩 24. 君主 将军

四、改错

1. √ 2. × 皮毛组织也能够辅助呼吸 3. × 脾胃者,仓廪之官,五味出焉 4. √ 5. √

第三节 六 腑

一、单项选择

1. D 2. C 3. B 4. B 5. E 6. A 7. E 8. C 9. C 10. C 11. A 12. D 13. E 14. C 15. D 16. B 17. E 18. B 19. E 20. B 21. A 22. A

二、多项选择

1. AC 2. AC 3. AC 4. ABC 5. ABCD 6. ACD 7. ABCD 8. BCD 9. ABDE 10. BCD 11. AC 12. ABCD 13. BCD

三、填空

1. 实而不满 泻而不藏 2. 降 通 3. 飞门

户门 吸门 幽门 魄门 4. 受盛 5. 受盛化物 泌别清浊 6. 胃的降浊 肺气的肃降 肾的气化作用 7. 通行元气 运行水液 8. 决渎 水道

第四节 奇恒之腑

一、单项选择

1. C 2. D 3. E 4. D

二、多项选择

1. CE 2. ABD 3. ABCD 4. ABCD 5. ABC 6. ABCD 7. BD

第五节 脏腑之间的关系

一、单项选择

1. C 2. D 3. A 4. B 5. D 6. B 7. A 8. E 9. E 10. D 11. C 12. C 13. C 14. C 15. D 16. D 17. D 18. B 19. B 20. ED 21. C 22. B 23. A 24. B

二、多项选择

1. ABC 2. AE 3. AC 4. BD 5. BD 6. BC 7. BD 8. BD 9. BC 10. CE 11. AB 12. ABCD 13. ABCD 14. AD 15. AC 16. ABCD 17. AD 18. ABC 19. BC 20. ABD 21. AB CD 22. BCD

三、填空

1. 气机的升降和血液运行 2. 气的生成 水液代谢 3. 血液生成 血液运行 4. 疏泄 闭藏

第四章 经 络

一、单项选择

1. E 2. D 3. E 4. B 5. C 6. A 7. B 8. C 9. A 10. C 11. C 12. C 13. E 14. D 15. D 16. E 17. D 18. D 19. B 20. C 21. B 22. D 23. B 24. C 25. C 26. B 27. B 28. B 29. C 30. D 31. A 32. C 33. C 34. A 35. A 36. C 37. A 38. C 39. C 40. C 41. E 42. B 43. D 44. B 45. D 46. C 47. D 48. C 49. B、D 50. C、A 51. C、B 52. C、C 53. C、D 54. C、A 55. A 56. B 57. A 58. A 59. D 60. A 61. C 62. B 63. A 64. C 65. A 66. A 67. D

二、多项选择

1. AC 2. ABC 3. AD 4. BCD 5. BCD 6. AB 7. ABCD 8. ABCD 9. ABC 10. ABCE 11. ABCDE 12. ABCDE 13. BCD 14. ABD 15. DE 16. ABDE 17. ABCDE 18. ABDE 19. CE 20. ABE 21. ACDE 22. ACD 23. ADE 24. CD 25. CDE 26. ACDE 27. CD 28. AC 29. BD 30. ACD 31. ABD 32. BD 33. ABCD 34. ABC 35. ACD 36. ACD

三、填空

1. 足阳明胃经 手阳明大肠经 2. 下肢 内 后 3. 足阳明 足太阴 4. 中焦 手阳明大肠经 5. 胞中 会阴 6. 溢奇邪 通荣卫 7. 心 小肠 8. 大肠 足厥阴肝经 9. 手太阴肺经 足少阴肾经 10. 任脉、督脉 脾之大络 11. 手少阳三焦经 足少阳胆经 12. 手太阳小肠经 手少阳三焦经 足少阳胆经 13. 食指桡侧端(商阳) 鼻翼旁(迎香穴) 14. 约束诸经、固护胎儿、主司带下 内踝下照海穴 15. 出 入 16. 头面部 四肢末端 17. 经为直行的主干 络为侧行的分支

四、改错

1. √ 2. √ 3. √ 4. × 十二经脉的别络都是从肘膝以下分出的 5. √

第五章 体 质

一、多项选择

1. ABCDE 2. ABCE 3. ABD 4. ABCDE

二、填空

易感性 耐受性

第六章 病 因

一、单项选择

1. D 2. D 3. A 4. C 5. D 6. D 7. B 8. B 9. E 10. C 11. A 12. B 13. E 14. B 15. C 16. C 17. B 18. B 19. D 20. D 21. C 22. B 23. B 24. D 25. A 26. C 27. A 28. B 29. E 30. B 31. D 32. C 33. A 34. C 35. C 36. D 37. A 38. D 39. C 40. A 41. D 42. B 43. C 44. C 45. D 46. E 47. A 48. E 49. D 50. D 51. E 52. E 53. D 54. D 55. B 56. A 57. D 58. E 59. B 60. C 61. B 62. A 63. A 64. B 65. C 66. B 67. D 68. B 69. D 70. E 71. A 72. B 73. B 74. B 75. C 76. B 77. D 78. D 79. D 80. D、A 81. D 82. A 83. C 84. A 85. B 86. B 87. D、A 88. B、A 89. D、C

二、多项选择

1. BD 2. ABC 3. ABCD 4. ABC 5. AD 6. BD 7. ABCD 8. D 9. ABC 10. ABCD 11. BCD 12. BD 13. ABD 14. ACDE 15. ABCDE 16. ABCD 17. ABD 18. ABCDE 19. BCDE 20. BE 21. ACD 22. BCD 23. ABCD 24. ADE 25. ABCDE 26. CDE 27. DE 28. BCD 29. ABCD 30. BC 31. BD 32. ABCDE 33. ABCDE 34. ABCDE 35. BC 36. ABCD 37. BD 38. ABCDE 39. ABE 40. ABCDE 41. ABCDE 42. ABCE 43. ABD 44. BCDE 45. BCDE 46. ABCDE 47. ABCD 48. AC 49. ABCDE 50. AC 51. ABCDE 52. ABCD 53. BD 54. ACD 55. ACE 56. BCD 57. ABC 58. ABD 59. BCD 60. ABD 61. ABD 62. BCD 63. ABC 64. BCD 65. ABCD 66. ABCD 67. ABCD 68. ACD 69. ABC 70. ABCD 71. ABC

三、填空

1. 饮食不节　饮食不洁　饮食偏嗜　2. 暑为阳邪,其性炎热　暑性升散,扰神伤津耗气　暑多夹湿　3. 陈言(陈无择)　4. 寒性凝滞　寒性收引　5. 善动不居　轻扬开泄　6. 损伤阳气　袭阴位　7. 较稠浊的　清稀的　8. 痉项强　涩枯涸　干劲皲揭　9. 湿肿满　风掉眩　10. 而稽迟　泣而不行　客于脉外则血少　客于脉中则气不通　11. 饮食不节　饮食不洁　饮食偏嗜　12. 飧泄　䐜胀　13. 心　肝　14. 火邪　暑邪　15. 肺布叶举　而上焦不通　营卫不散　气消　16. 痉项强　17. 在下　飧泄　在上　䐜胀　18. 气上　气乱　气结　19. 暑为阳邪,其性炎热　暑性升散,扰神伤津耗气　暑多夹湿　20. 疼痛　肿块　出血　色紫暗　肌肤甲错,涩脉或结代脉　21. 暴强直　22. 源　器　23. 开　荣卫通　汗大泄　气泄　24. 肾　25. 湿　26. 温疫论　异气　27. 风　风　28. 气　气　29. 正气　气　30. 劳神过度　房劳过度　31. 异气　口鼻　32. 气和志达　营卫　33. 掉眩　瞀瘛　34. 䏚衄　胸胁　洞泄寒中　风疟　35. 澄澈清冷　36. 气消　气下　气缓　37. 血菀于上　38. 燥性干涩,易伤津液　燥易伤肺　39. 中毒　加重病情,变生他疾　40. 合病　并病

四、改错

1. ×　暑邪最易伤津耗气,燥邪易伤津液　2. ×　六淫致病与工作环境有关　3. ×　寒邪伤人,病见恶寒蜷卧,为寒邪易伤阳气所致　4. ×　瘀血所致体内癥聚、质硬、位置固定不移

第七章　发　　病

一、单项选择

1. E

二、多项选择

1. ACE　2. BCE　3. ABCD　4. ABCD　5. ABCD　6. ACE　7. ABCD　8. ABCDE　9. ABCDE　10. ABCDE　11. ABC

三、填空

1. 正气不足　邪气　2. 内在因素　重要条件　3. 形神过劳　或早犯房事

第八章　病　　机

一、单项选择

1. D　2. C　3. D　4. D　5. B　6. D　7. E　8. E　9. C　10. D　11. B　12. C　13. B　14. A　15. D　16. C　17. C　18. B　19. C　20. D　21. B　22. A　23. B　24. E　25. C　26. A　27. C　28. A　29. C　30. B　31. C　32. A　33. D　34. B　35. B　36. C　37. C　38. B　39. A　40. D　41. C　42. D　43. C　44. D　45. A　46. A　47. B　48. A、D　49. E、B　50. C、D　51. C、A　52. A　53. B　54. B、D　55. C、D　56. A、C　57. D　58. B　59. A　60. D　61. C　62. B　63. D　64. D　65. A　66. C、B　67. D、B　68. B　69. D　70. A、C　71. B、D

二、多项选择

1. ABCD　2. ABCD　3. ABC　4. ABC　5. BD　6. BD　7. ABCD　8. AC　9. AC　10. BD　11. AC　12. AC　13. ABCD　14. ABC　15. ABCD　16. BD　17. BD　18. ABC　19. AC　20. AB　21. BCD　22. ABCDE　23. ABCD　24. ABCD　25. ABCD　26. ABD　27. BD　28. BDE　29. ACE　30. ABDE　31. ACD　32. DE　33. AD　34. ABCDE　35. ABCD　36. ABDE　37. ABCD　38. ABCD　39. BC　40. ABCD　41. ABCD　42. ABCD　43. ABD　44. ABC　45. AB　46. ABCD　47. BC　48. ACD

三、填空

1. 肾　2. 湿　3. 合病　并病　4. 升、降、出、入　5. 邪气盛　精气夺　6. 阴盛格阳　阳盛格阴　7. 气的生成不足　气的消耗太过　8. 虚热　滋阴以抑阳/壮水之主,以制阳光

第九章　防 治 原 则

一、单项选择

1. A　2. B　3. A　4. B　5. C　6. B　7. D　8. B　9. A　10. C、D　11. C、D　12. E、B　13. E　14. B　15. B　16. B　17. E　18. C　19. D　20. D　21. A　22. A　23. D　24. C　25. E　26. C、B　27. C、D　28. D　29. B、E　30. C　31. A　32. A　33. B　34. C　35. A　36. B　37. D　38. D　39. B　40. C　41. A　42. B、A　43. A、C　44. D、D

二、多项选择

1. ABD　2. AE　3. ABCDE　4. ABC　5. ABCDE　6. BCDE　7. ABCD　8. ABE　9. BCE　10. ABD　11. AD　12. ABD　13. BDE　14. BD　15. CD　16. ABDE　17. BD　18. BCD　19. ABC　20. ABD　21. ABCD　22. BCD　23. ACD　24. ACD　25. ABCDE　26. ABC　27. BCD　28. BC　29. BD　30. BCD

三、填空

1. 未病先防　既病防变　2. 恬淡虚无　精神内守　3. 注意避免来自内外环境的不良刺激　要提高人体自身心理的调摄能力　4. 虚则补之　实则泻之　5. 通因通用　塞因塞用　6. 通利　通泄　7. 补气　调理气机

四、改错

1. ×　张景岳改为张仲景　2. √